ナーシング・プロフェッション・シリーズ

感染管理の実践

内田美保 編著

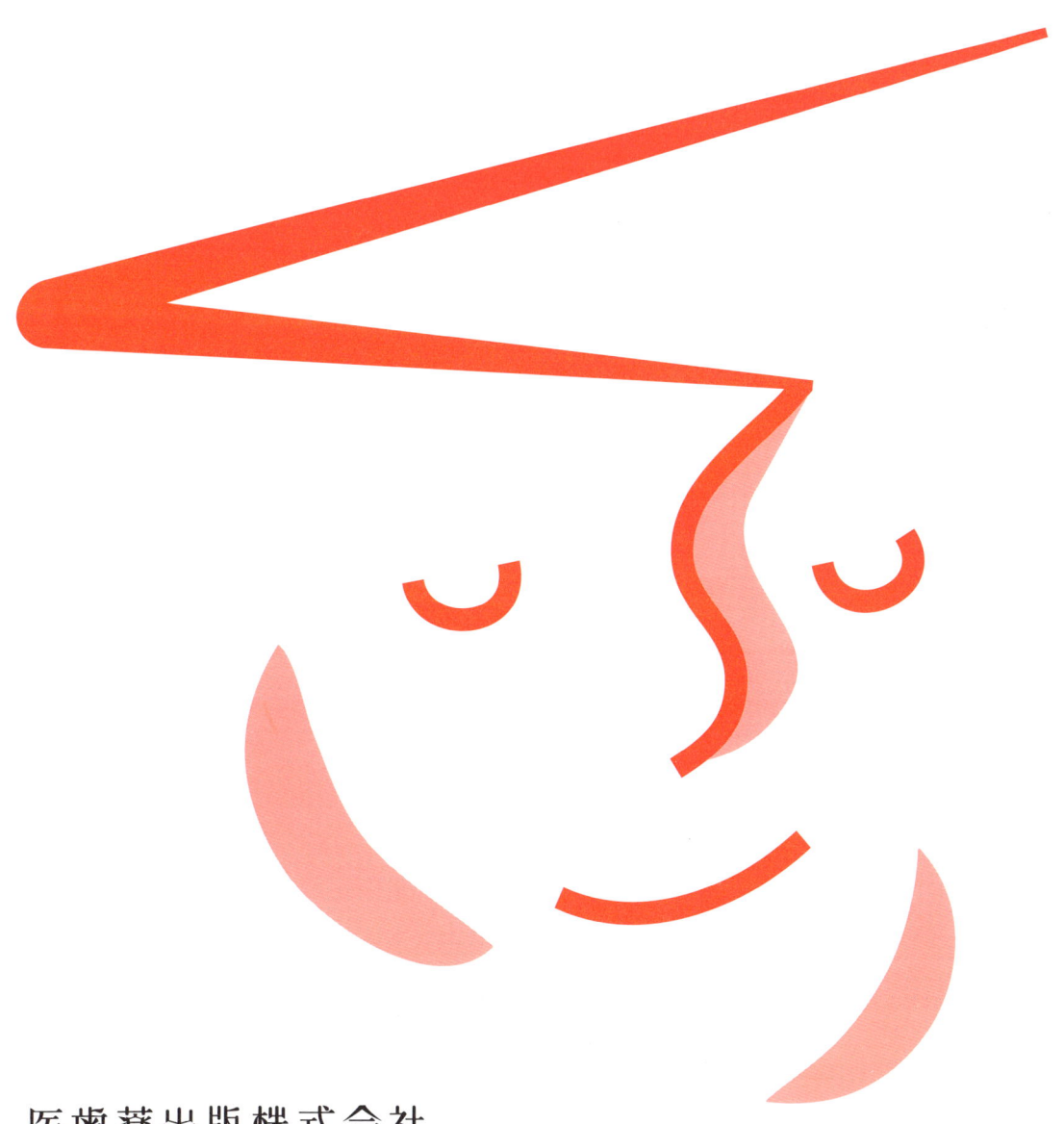

医歯薬出版株式会社

<執筆者一覧>

●編 集

内田　美保　東京大学医学部附属病院　副看護部長
　　　　　　感染対策センター　ICN

●執　筆（五十音順）

雨宮　良子　日野市立病院　医療安全管理室　ICN
伊藤智恵子　東京大学医学部附属病院　元看護師長
内田　美保　編集と同じ
奥川　　周　東京大学医学部附属病院　感染制御部　医師
加藤祐美子　信州大学医学部附属病院　副看護部長　ICN
黒須　一見　東京都保健医療公社荏原病院　感染対策室感染管理担当看護師長　ICN
新谷　良澄　東京大学医学部附属病院　消化器内科　医師
高尾ゆきえ　信州大学医学部附属病院　看護部
武内　龍伸　東京大学大学院医学系研究科看護管理学分野
成田　和彦　東京大学医学部附属病院　管理課　専門職員
西川美由紀　日本赤十字社医療センター看護部　ICN
藤木くに子　北里大学病院　感染管理室　ICN
眞柄　雄樹　東京都保健医療公社大久保病院　感染対策室　ICN
間平　珠美　東京大学医学部附属病院　看護部　看護師長　ICN
三澤　慶樹　東京大学医学部附属病院　感染制御部細菌検査室　検査技師
水内　　豊　長野赤十字病院　医療安全推進室　ICN
室井　洋子　福井大学医学部附属病院　感染管理師長　ICN
盛田　真弓　東京慈恵会医科大学附属第三病院　看護部　ICN

This book was originally published in Japanese under the title of：

NÂSHINGU PUROFESSYON SHIRÎZU

KANSEN KANRI-NO JISSEN

（Practices of Infection Control）

Editor：

UCHIDA, Miho, CN
　Vice Director, Infection Control Nurse,
　Department of Nursing, The University of Tokyo Hospital

© 2012　1st ed.

ISHIYAKU PUBLISHERS, INC.
　7-10, Honkomagome 1 chome, Bunkyo-ku,
　Tokyo 113-8612, Japan

はじめに

　この本は感染管理の実践者から医療の現場で働く実践者に向けたものです．
　現場で働く看護師をはじめ，多職種の実践者が手に取り不安や疑問を解決し安全で安心な医療を実践できる手助けになるようにという願いから書かれています．

　Part1は，患者が主役で，外来受診から入院，退院，在宅へ向かう一連の経過を想定し，それぞれの段階でどのような感染対策が必要になるのかという視点で書かれています．

　Part2は，職員を対象とした感染対策教育の具体の紹介です．すぐに参考になるツールが見つかるのではないでしょうか．私たちはたった一人が原因で，アウトブレイクに発展することを経験して知っています．それを防止するためには，施設で働くすべての職員が日頃より適切な知識に裏付けられた感染防止行動を実践できることが大切です．特に感染対策上，職員教育は重要な位置を占めます．

　Part3は，組織の中でどのように感染対策を実践していくかという視点で書かれたものです．感染対策は部署や職種に限定していては有効ではなく，チーム医療として院内横断的に活動することで成果を得ることができます．

　付録として，現場で役立つ情報が探せるリンク集とガイドラインをつけました．
　また全編を通じて現場で生じる数多くの問題事例をあげ，Q&A方式で答えています．

　実は医歯薬出版さんから本の編集，出版のお話を頂いてから様々な状況により完成できず，執筆開始してから現在まで4年以上がたちました．その間に医療情勢は目まぐるしく変化し続け，私たちは現場で日々発生する課題に取り組まなければならず，また感染対策に関する情報も次々に更新されました．今さら出版というのは内容が古くなってしまってはいないかと悩み，必要とされる確かな感染対策の知識と技術を提供するためには再度全体を見直す必要が生じました．
　そこへ「完璧といえなくともまず出版しましょう．本を育ててください」という編集者の一言に，私たちは感染管理の実践者を育てることができているのだろうかと，はっとさせられました．
　あふれる情報の洪水に浸され知識や情報に操られるのではなく，情報を選択し，自施設の問題を捉え，全体を見渡して感染管理を実践するためのヒントを得ることのできるような本があったらどんなに役にたつだろうか，そんな本作りを目指したい，その過程で私たちも共に成長していけたらどんなによいだろうかと考えます．

　臨床の現場からの声を表現する機会を与えてくださり，支え続けてくださった医歯薬出版株式会社の担当者の皆様に心より感謝いたします．

2012年5月　内田美保

もくじ

Part I 入院から退院まで 1

1. 外来における感染対策 2

外来における感染対策 2（間平珠美・内田美保）

1) 受付 2
2) 外来診療 4
3) 会計 5

ワンポイント learning　標準予防策 4
ワンポイント learning　病院における隔離予防策のためのガイドラインの歴史 5

2. 入院中の感染対策 7

1 — 微生物検査 7（三澤慶樹）

1) 検体の正しい採取・保存方法 7
　　尿 7 ／喀痰 8 ／糞便 9 ／血液 10
2) 検査結果の見方 11
　　菌名は横文字 12 ／菌量は（＋）プラスで表記 12 ／抗菌薬は略語で表記 13 ／MIC とは 13 ／カテゴリー 14

まとめ 14
　　ワンポイント learning　薬剤感受性試験とは 16

2 — 感染症の治療 17

1　耐性菌の種類と耐性化 17（新谷良澄）
　　メチシリン耐性黄色ブドウ球菌（MRSA）17 ／バンコマイシン耐性腸球菌（VRE）17 ／ペニシリン耐性肺炎球菌（PRSP）18 ／ベータラクタマーゼ非産生アンピシリン耐性インフルエンザ菌（BLNAR）18 ／ESBL 産生菌 18 ／メタロ β ラクタマーゼ産生菌 18 ／多剤耐性緑膿菌 18 ／フルオロキノロン耐性菌 19 ／マクロライド耐性菌 19 ／アミノグリコシド耐性菌 19 ／多剤耐性結核菌 20
　　ワンポイント learning　抗菌薬の開発された年と多剤耐性菌の報告 20
　　ワンポイント learning　β ラクタマーゼ産生菌はなぜ問題か 22
　　ワンポイント learning　届出が必要な感染症 22

2　抗菌薬の適正使用 24（奥川　周）
　　抗菌薬が必要な患者 24 ／最大限の治療効果を得る 24 ／副作用 25 ／耐性菌を防ぐ 26
　　ワンポイント learning　メチシリン耐性黄色ブドウ球菌（MRSA）27

3 — 入院中に問題となる主な感染症対策 28

1　肝炎ウイルス疾患 28（新谷良澄）
　　医療用器具の取り扱い 28 ／手袋, 予防衣などの着用 29 ／病室 29 ／患者の検体の取り扱い 29 ／救急処置時および観血的処置時の注意 29 ／環境整備 29 ／針刺し時の対処 30 ／

ワクチン接種 30

2 HIV感染症 31（加藤祐美子）
検査 31／日常の対策 31／感染経路 31／発生時の対策 32／接触者への対策（針刺し・血液曝露）33／事例 33

3 流行性角結膜炎 34（盛田真弓）
検査 34／日常の対策 34／感染経路 34／発生時の対策 34／接触者への対策 35／事例 35

4 感染性胃腸炎 37（盛田真弓）
検査 37／日常の対策 37／感染経路 38／発生時の対策―ノロウイルス 38／接触者への対策 39

5 伝達性海綿状脳症（TSE）―クロイツフェルト・ヤコブ病（CJD）など 40（新谷良澄）
検査 40／日常の対策 40／感染経路 40／TSEの診断が確定または強く疑われる患者の処置における原則 40／プリオンによる汚染器具の汚染除去方法 41

6 帯状疱疹 42（加藤祐美子）
検査 42／日常の対策－隔離方法 42／感染経路 42／発生時の対策 43／接触者への対策 43

7 単純疱疹 44（加藤祐美子）
検査 44／日常の対策 44／感染経路 44／発生時の対策 44／事例 45

8 インフルエンザ 46（西川美由紀）
検査 46／日常の対策 46／感染経路 47／発生時の対策 47／接触者への対策 48／インフルエンザを発症した職員への対応 48／事例 48

9 結核 50（西川美由紀）
検査 50／日常の対策 51／感染経路 51／発生時の対策 51／接触者への対策 52

4 手術室 53（雨宮良子）

1) 手術室入室の準備 53
患者 53／手術室スタッフ 53／環境 54

2) 手術中の感染対策 54
器械出し看護師・術者 54／外回り看護師・麻酔医師 55

3) 手術終了後 56
創部の被覆 56／手術室の清掃 56

4) その他，整備・環境 56
空調 56／物品の搬入・在庫管理 56

5 透析室 59（新谷良澄）

1) 血液浄化療法における感染防止上の注意点 59
処置における注意点 59／環境整備 60／感染症患者への対応 60

6 環境管理 61

1) 空調 61（藤木くに子）
空調管理を適切に行うためには 62／救命救急の空調 62／一般病室の空調 62／結核感染疑いの患者が発生したときの空調管理 63／点滴の調製 63

2）水・水道 64（藤木くに子）
手術室での手洗い水 64 ／飲料水として使う場合 65 ／シャワーヘッドの管理 66
3）清掃，ゾーニング 67（成田和彦）
病院の清掃とは 67 ／清掃と標準予防策・感染経路別予防策 67 ／ゾーニング 69 ／マニュアルの作成と清掃管理 70
4）医療廃棄物 71（成田和彦）
医療廃棄物の種類と分別法（感染性廃棄物の定義）71 ／感染性廃棄物の梱包容器 72 ／分別表の作成 75 ／医療環境の整備とゾーニング 75 ／管理状況のチェックと「排出事業者責任」76

3. 院内感染の監視 77

1 - 情報・状況の把握と報告 77（内田美保）
1）細菌検査室からの情報活用 77
2）感染症患者の情報把握 78
3）病院管理者への報告 78

2 - 医療器具関連感染症サーベイランス 80
1）サーベイランスの目的と準備 80（内田美保）
なぜサーベイランスを行うか 80 ／サーベイランスを実施する前の準備 80 ／データのフィードバックと活用方法 81
2）サーベイランスの具体例 81
  A．尿道留置カテーテルに由来した尿路感染症（catheter-associated urinary tract infection ; CAUTI） 81（内田美保）
    目的 81 ／期間 81 ／対象 81 ／方法 82 ／結果（例）82 ／考察 82
  B　血流感染サーベイランス（blood stream infection ; BSI） 84（雨宮良子）
    目的 84 ／期間 84 ／対象 84 ／方法－全体の流れ 84 ／結果（例）88 ／考察 88
  C　人工呼吸器関連肺炎（ventilator associated pneumonia ; VAP） 89（加藤祐美子）
    目的 89 ／方法 89 ／ポイント 89
  D　手術部位感染サーベイランス（surgical site infection;SSI） 91（間平珠美）
    目的 91 ／期間 91 ／対象 91 ／方法 91 ／結果 95 ／考察 95

4. 退院に向けて 97

在宅における感染対策 97（室井洋子）
1）在宅における感染対策のポイント 97
2）在宅における具体的な感染対策 97
手指衛生 98 ／医療処置に関連する感染対策 98 ／在宅における医療廃棄物処理 100

Part II　感染防止のためのスタッフ教育・指導　101

1. 感染予防の基本　102

手洗い・手指衛生　102（盛田真弓・内田美保）
1）手指衛生の目的　102
2）正しい手指衛生　102
3）手指衛生の選択　105
4）手指衛生のタイミング　105
5）定期的な観察　107
6）ポジティブな効果や行動変化のフィードバック　107

2. 職業感染対策　108

職業感染対策　108

1 針刺し・切創　108（内田美保）
　針刺し予防教育　108／静脈穿刺・採血時の注意点　108／廃棄時の注意点　109／発生状況の分析と傾向把握　109

2 小児ウイルス性疾患－麻疹, 風疹, 水疱, 流行性耳下腺炎　111（間平珠美）
　抗体検査とワクチン接種　111／抗体検査の方法　111

3 インフルエンザ　114（水内　豊）
　インフルエンザ予防に対する教育・啓蒙活動　114／インフルエンザHAワクチン接種の目的および副反応　115／効果的なワクチンの接種時期およびインフルエンザ流行状況の把握　116／インフルエンザの施設内への持ち込み防止　116／職員の健康管理　116

4 結核　118（黒須一見）
　施設の管理体制　118／職員の感染防止対策　119／職員の健康管理　122

3. 洗浄・消毒・滅菌　124

洗浄・消毒・滅菌　124

1 洗浄・消毒・滅菌　124（雨宮良子）
　概念　124／器材処理の基本的な考え方　124
　ワンポイントlearning　滅菌物の有効期限はどのように考えるか　127

2 病棟で消毒する物品　129（間平珠美）
　基本的な考え方　129／使用後器材の取り扱いルール　129

3 リネン・タオルの清潔　132（室井洋子）
　汚染リネンの処理　132／清拭タオルの清潔は保たれているか　133

4. 感染防止技術　135

1 尿道留置カテーテルの管理　135（内田美保）
1）CAUTIの発症経路　135
2）CAUTI予防に効果的な予防対策　135
3）尿道留置カテーテル留置の手順　137

　　　　留置の目的 137／適応 137／観察項目 137／尿道留置カテーテル挿入時の消毒手順 137
　　　　／尿道留置カテーテルの選択 138／尿道留置カテーテルの固定 138

2 ─ 血管内留置カテーテルの管理　139（雨宮良子）
1) 血管内留置カテーテルに関連した感染の原因　139
　　挿入時 140／留置中 140
2) 血管内留置カテーテルの管理　140
　　中心静脈ラインについて 141／末梢カテーテルについて 142
3) 輸液調製　142

3 ─ 気管挿管中の口腔ケア　143（高尾ゆきえ）
1) 口腔機能と口腔ケア　143
2) 気管挿管中の口腔機能と人工呼吸機器関連肺炎　143
3) 口腔ケアの実際とポイント　143
　　体位と開口保持 143／ブラッシングと洗浄 144／口腔内の乾燥予防 144

4 ─ 真空管採血方法　146（間平珠美）
1) 真空管採血の方法　146
　　必要物品 146／手順 147

5 ─ 吸引・吸入　148（室井洋子）
1) 気管吸引時の感染予防　148
　　気管吸引の種類と特徴 148／開放式気管吸引の清潔操作 149
2) 吸入器の種類と感染予防　149
　　吸入の種類と特徴 149／ネブライザーの洗浄と消毒 150

6 ─ 経腸栄養管理　152（水内　豊）
1) 栄養管理法の選択　152
2) 経腸栄養の利点　152
3) 経腸栄養における合併症　153
4) 経腸栄養における感染対策　153

Part III　組織で取り組む感染管理　155

1 ─ ICT活動とICNの役割　156（内田美保）
1) 医療の質の保障のために果たすチーム医療の重要性　156
2) ICT活動　156
　　ICTとは 156／主な活動内容 157／活動の具体例 157
3) 感染管理看護師の役割　161

2 実習生, 研修生を受け入れる際の留意事項 162（西川美由紀）
- 1) 教育 162
- 2) 病院感染から身を守る 162
  - ワクチン接種 162／血中ウイルス感染防止 163

3 看護師長が気をつける感染対策 164（伊藤智恵子）
- 1) 感染拡大を防止する 164
  - 入院予定患者の感染症罹患の有無の確認と入室ベッドの決定 164／感染対策に必要な物品の準備 165／看護師の受け持ち患者の考慮 166
- 2) フロア全体の体制整備 167
- 3) スタッフの教育 167

4 リンクナースの役割 169（眞柄雄樹）
- 1) ICT と病棟をつなぐ架け橋 169
- 2) 病棟における指導的役割 170
- 3) 感染は現場で起こってるんだ！ 171

5 医療安全と感染管理 172（内田美保）
- 1) 医療安全体制の必要性 172
- 2) 医療安全における感染管理 172
- 3) 医療の質向上のために 173

6 感染対策へのスタッフからのアプローチ 174（武内龍伸）
- 1) 必要な情報へのアクセス 174
- 2) 感染予防策を守れる環境 175

Appendix（付録） 177
- 1. 情報収集に役立つ関連リンク 177（間平珠美）
- 2. 知っておきたいガイドライン 179（内田美保）
- 3. 日本における法律・ガイドラインなど 180（内田美保）

索引 181

表紙／本文デザイン：小川さゆり

Part I 入院から退院まで

入院から退院の経過に沿って，押さえておきたい感染対策，感染対策上で発生する問題を取り上げる．

1. 外来における感染対策
2. 入院中の感染対策
3. 院内感染の監視
4. 退院に向けて

1. 外来における感染対策

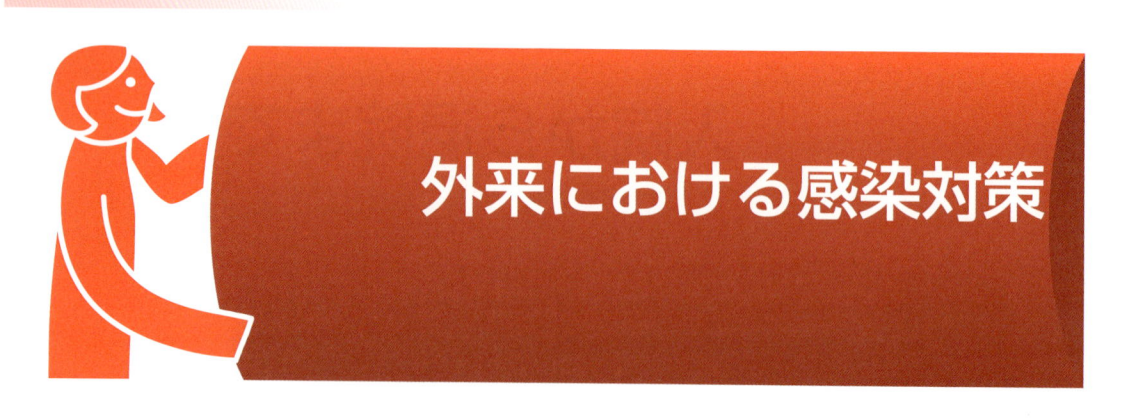

外来における感染対策

　外来は，まだ診断がついていない患者や未治療の患者が多く集まる場所であり，標準予防策（p.4参照）の実践が特に重要である．窓口対応の事務職員や採血をはじめとする検査部の職員など多職種の職員，ボランティアが働く場所でもあり，広範囲の医療従事者の連携による感染対策が必要とされる．

1）受 付（図1, 2）

　外来トリアージを行う．すなわち感染症の疑いのある人を発見したら迅速に対応する．ここでは事務職員，ボランティアに対する教育，情報共有が重要である．

　「咳エチケット」（図3, 4）として，咳をしている人がマスクをしていなければ，マスクを勧めたり，ハンカチ，ティッシュなどで口を押さえてもらったりする．

　その他に以下のような症状の人を見つけたら，医師，看護師へ報告して，優先して検査・治療を受けられるように配慮する．

- ・発熱などでふらふらしている
- ・原因がわからない発疹がある
- ・目がひどく充血している

　待ち時間は他の患者との接触をできるだけ避けられるように待合室の端の方に案内する（図5）．

　患者に触れる前後には手洗い，手指消毒を行う．

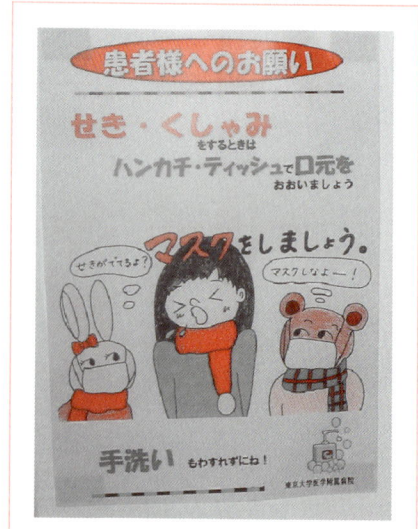

外来玄関などにポスターを掲示し，注意を喚起する．

図1　ポスター

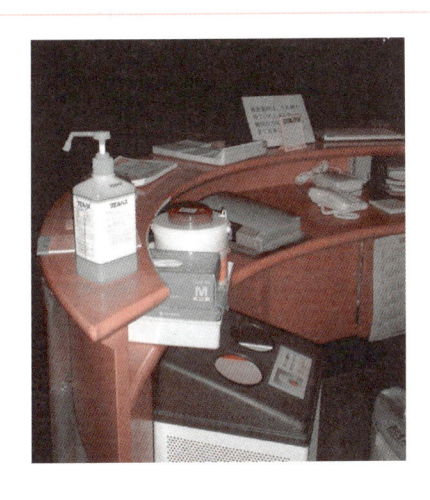

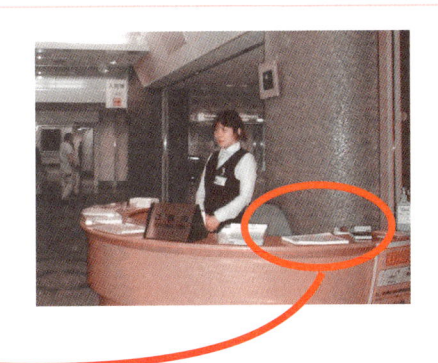

手指消毒薬，アルコール含有ガーゼ，
サージカルマスク，N-95マスク，手袋を常備

図2 総合案内カウンター

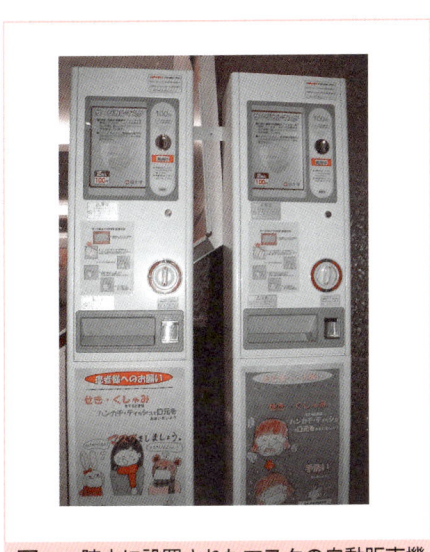

図3 院内に設置されたマスクの自動販売機

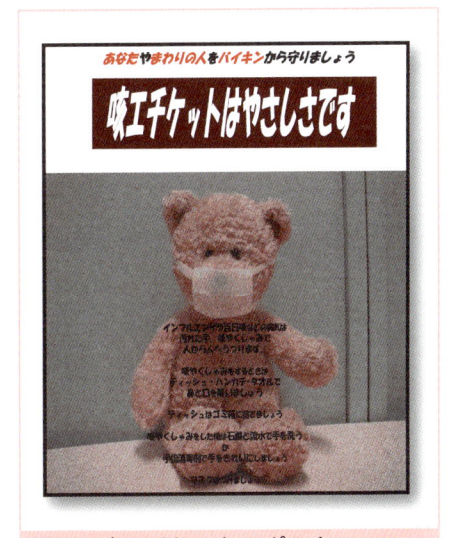

図4 咳エチケットのポスター

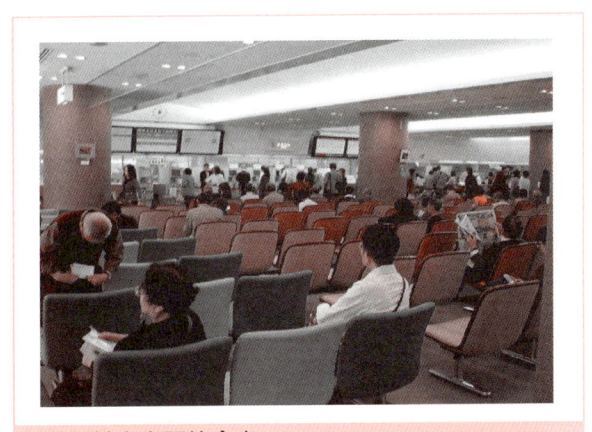

図5 外来玄関待合室

2) 外来診療

感染症の疑いのある人から他の患者への感染を防ぐ．外来診療では医療従事者を介しての感染を防ぐことが重要である．

受け付けから前記のような症状を呈している患者の連絡を受けたら症状を確認し，感染症の疑いがある場合は外来に滞在する時間をできるだけ短くして，他の患者と接触する機会を少なくする．

① 可能であれば専用の個室へ案内して，優先して診察・検査を行う．
② 個室がない場合は，他の患者から離れた場所を確保する．
③ 検査などで他部門に行く場合は，事前に受診する部門へ情報を提供する．
④ 他の患者と接する時間が少ないよう，待ち時間が少ないよう調整する．
⑤ 結核疑いのときの喀痰を採取する際は，専用のブースがあれば利用する（図6）．

ブースがない場合は，できるだけ他の患者から離れた場所で，HEPAフィルターの空気清浄機を設置した部屋や，窓を開けて換気できる部屋などで行ってもらう．痰採取時に介助が必要な場合，医療スタッフはN-95マスクを着用する．

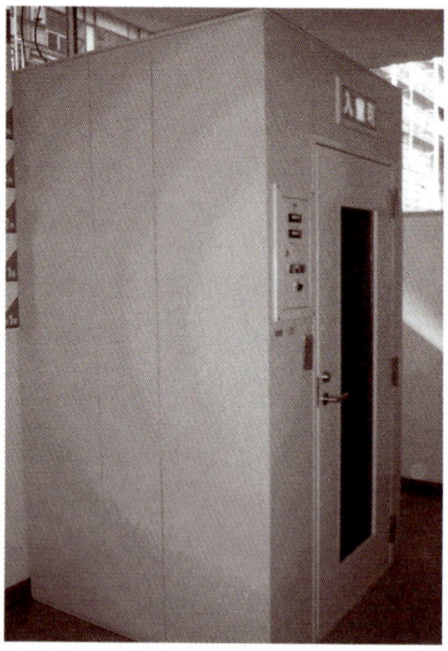

図6 採痰ブース

ワンポイント learning

標準予防策

感染予防策の基本は，標準予防策（スタンダードプリコーション）である．1996年にCDC（米国疾病管理予防センター）から「病院における隔離予防策のガイドライン」として示された．

標準予防策は，感染症の診断・有無にかかわらず，すべての患者に対して行う方策であり，血液，体液，汗を除く分泌物・滲出液，排泄物，正常でない皮膚，粘膜を感染の可能性がある対象とみなして対応する方法である．

2007年に新隔離予防策ガイドライン「隔離予防策のためのガイドライン：医療現場における感染微生物の伝播予防，2007年」が示されたが，標準予防策について基本方針に大きな変更はない．標準予防策は，患者と医療従事者の両方をも守ろうという考え方の上にあるが，2007年のガイドラインは，特に患者を守るということに焦点をあてて標準予防策が強化されている．

⑥感染症を疑う患者の診察にあたる医療従事者はマスクを着用する（結核を疑う場合はN-95マスク，麻疹・水痘を疑い，医療従事者が抗体をもっていない場合もN-95マスク）．
⑦診察の前後に手洗い・手指消毒を行う．
⑧目や正常でない皮膚に触れる場合は，手袋を着用する．
⑨再診の予定がある場合は，外来が混雑しない時間を予約するように配慮し，受診の際の感染対策として注意事項を説明をする（マスクを着用して来院する，患者さんが込み合っているところは避けて待つ，不必要にいろいろな場所に触れないなど）．
⑩診察後，環境の拭き掃除を行う．

3) 会 計

感染症の疑いのある人から他の患者への感染を防ぐために，診察が終了した患者は，他患者から離れた場所で待ってもらい，会計などの手続きは付き添いの家族らに依頼する．

ひとりで来院している患者の場合は，事務職員に協力を依頼するなど，施設内で体制を整えておくとよい．

ワンポイント learning 病院における隔離予防策のためのガイドラインの歴史

年（文献）	発刊された文書	コメント
1970年	「病院で使用する隔離手技」（第1版）	「病院における隔離技術」7つのカテゴリーから1つ選択して使用 1．厳重隔離：ジフテリア，ラッサ熱 2．接触隔離：MRSA，風疹，疥癬 3．呼吸隔離：麻疹，百日咳，ムンプス 4．結核隔離：結核 5．腸管予防策：コレラ，チフス 6．ドレナージ，分泌物予防策：EKC 7．血液・体液予防策：マラリア，梅毒
1975年	同上（第2版）	
1985〜88年	普遍的予防策 (universal precaution；UP)	・HIV/AIDSの流行に対応して発展した． ・感染の状態にかかわらず，すべての患者に血液および血性体液予防策を適用することが指示された． ・肉眼で見える血液によって汚染されていなければ，便，鼻汁，喀痰，汗，涙，尿，吐物には適用されない． ・粘膜曝露から医療従事者を守るために個人防護具が追加された．

			・手袋を外したらすぐに，手洗いすることが推奨された． ・針およびその他の鋭利器具の取り扱いについて特別な勧告を追加した． 〔問題点〕医療従事者が自分を感染から守ることが目的であり，患者間での感染が防げなかった．
	1987年	「生体物質隔離」(body substance isolation；BSI)	・血液が存在していなくても，汗以外のすべての湿性および潜在的感染性物質への接触を避けることが強調された． ・普遍的予防策とはいくつかの特徴が共有された． ・大きな飛沫または乾燥表面への接触によって伝播する感染症には弱点があった． ・空気媒介感染症を封じ込めるための特殊換気の必要性については強調されなかった． ・肉眼的な汚れがなければ，手袋を外した後の手洗いについては明確には記されなかった．
	1996年	「病院における隔離予防策のためのガイドライン」 標準予防策(standard precaution；SP) ＊UP・BSIの長所を組み合わせた． ＊7つのカテゴリー別隔離予防策を感染経路別とした． 標準予防策＋接触感染予防策 　　　　　　飛沫感染予防策 　　　　　　空気感染予防策	・医療感染制御業務諮問委員会(HICPAC)によって作成された． ・普遍的予防策および生体物質隔離の主な特徴を合併し，すべての患者に常に用いられる標準予防策に取り込まれた． ・3つの感染経路別予防策カテゴリー(空気，飛沫，接触)が含まれた． ・病因診断が確定するまでのエンピリックな隔離を指示する臨床症状が一覧表となった．
	2007年	「隔離予防策のためのCDCガイドライン　医療現場における感染性微生物の伝播の予防2007年」	

（間平珠美・内田美保）

■ **文献**
1) 矢野邦夫：CDC「新隔離予防策ガイドライン」の重要ポイント11. インフェクションコントロール，16 (10)：896-901, 2007.
2) 隔離予防策のガイドライン2007. ガイドラインの変更点（参考：吉田製薬 Y's Square）
3) CDC：Guideline for Isolation Precautions:Preventing Transmission of Infectious Agents in Healthcare Settings 2007.
   http://www.cdc.gov/hicpac/2007IP/2007isolationPrecautions.html
   http://www.cdc.gov/hicpac/2007IP/2007ip_ExecSummary.html
   http://www.cdc.gov/hicpac/pdf/isolation/Isolation2007.pdf

2. 入院中の感染対策

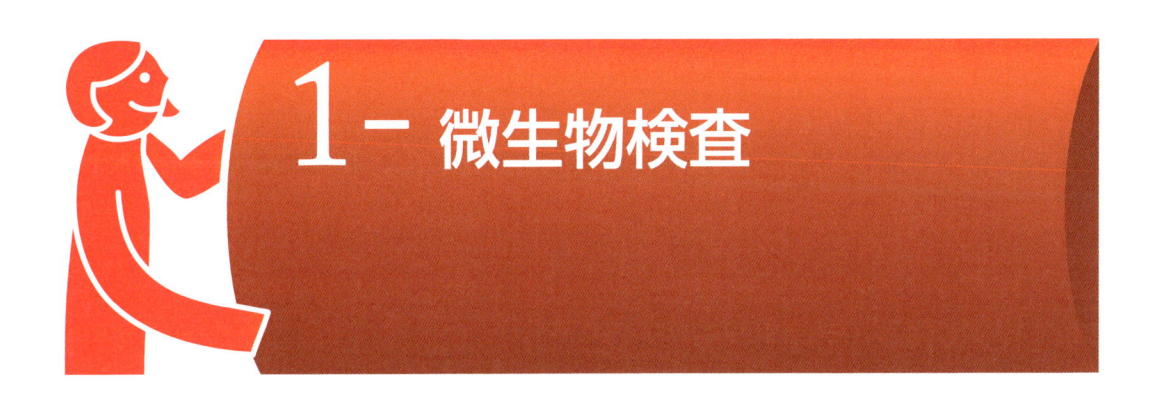

1 — 微生物検査

1) 検体の正しい採取・保存方法

　ヒトの体には無数の細菌が常在菌として共存している．例えば，皮膚にはブドウ球菌，口腔内にはレンサ球菌やナイセリア属，消化管には嫌気性菌や腸内細菌といった具合である．微生物検査室（または細菌検査室）では，これらの「常在菌」と感染を起こした「起炎菌」をさまざまな方法で選別しなければならない．起炎菌をより効率的，効果的に選別するためには，適切な検体の採取・運搬・保存を行い，常在菌を「混入させない，増やさない」ことが重要なポイントとなる．

　抗菌薬の投与により，培養しても菌が発育しないことがあるため，検体の採取は抗菌薬投与前に行うべきである．

(1) 尿

　尿はいわば液体培地と同じであるため，採取の仕方や保存方法により，検査結果が大きく異なる可能性がある．

　採取の際は，雑菌の混入を避け，尿道口を十分清潔にすることが重要となる．

❶ 中間尿採取方法

　女性の中間尿採取法
① 石鹸および水で手を十分に洗う．
② クレンジングコットンなどで前方から後方にこするようにして陰部を十分に清拭し，使用したコットンは捨てる．
③ 陰唇を開いて保持したまま新しいコットンで繰り返し同様に清拭する．
④ 最初の尿は採らず，排尿途中から滅菌した採尿容器に入れる．
⑤ 提出用試験管に移し替え，患者氏名など必要事項を記入のうえ，速やかに検査室へ提出する．

　男性の中間尿採取法
① 石鹸および水で手を十分に洗う．
② 亀頭をクレンジングコットンなどできれいに拭く．

③ 最初の尿は便器内に捨て，次いで残りを採尿容器に入れる．
　④ 提出用試験管に移し替え，患者氏名など必要事項を記入のうえ，速やかに検査室へ提出する．

❷ 採取上の注意
- 滅菌済みの採尿容器は，衣類などに触れないような方法で保持し，容器の内面やへりに指が触れないようにする．
- クラミジアの検査に用いる男性の初尿は，最後の排尿から2時間程度経過してから採取することが必要とされる．中間尿は細菌培養に用いられる．
- 中間尿の採取は，医師または看護師などの監督のもとに行うのが望ましい．

❸ 運搬・保存方法
- 採取後直ちに提出する（室温に2時間以上置かない）．すぐに提出できない場合は，必ず冷蔵保存する（24時間以内に提出）．

(2) 喀　痰

　起床時は，夜間，肺に溜まった膿を痰として最も出しやすい時間帯である．口腔内の常在菌を減らすために水でうがいをすること．採取したら，細菌性の下気道感染を疑う痰（黄緑色の膿性部分が多い痰）か，唾液様検体であるかを目視で確認する．抗酸菌検査の場合を除き，唾液様（黄緑色部分がほとんどない）のものは検査不適当検体である．

❶ 採取方法（図1）
　① うがいをする．
　② 水を飲む．水を飲むことで痰が柔らかくなり出しやすい．
　③ 肩の上げ下ろしや胸を張るなど，軽い体操をすることで力が抜け，空気が入りやすくなる．
　④ お腹を膨らませながら鼻から息を吸う．
　⑤ お腹をへこませながら口をすぼめて息をゆっくり吐く．
　　④⑤を繰り返すことで肺全体から痰を集めて出しやすくなる．
　⑥ 再度水を飲み，大きく深呼吸をした後，強く咳をして蓋つき滅菌容器に痰を出す．
　・胸または背中を軽くタッピングすると，痰が集まり出しやすくなる．
　⑦ ラベルを貼り，必要事項を記入のうえ，速やかに検査室へ提出する．

❷ 採取上の注意
- 唾液様のものは検査不適当検体である（抗酸菌検査の場合は例外）．
- 痰をティッシュに包んではならない．
- 喀出しにくいときは，ネブライザーで生理食塩水または3〜10％の食塩水25mlを吸入するとよい．

❸ 運搬・保存方法
- 長時間室温に放置しない（2時間以上置かない）．口腔内常在菌の増加に伴い，起炎菌の検出率が大幅に低下するだけでなく，口腔内酵素の作用により白血球が消化されてしまい，塗抹検査による起炎菌の推定が難しくなる．
- 採取後すぐに提出できない場合は，冷蔵保存する（24時間以内に提出）．

図1　喀痰の採取方法

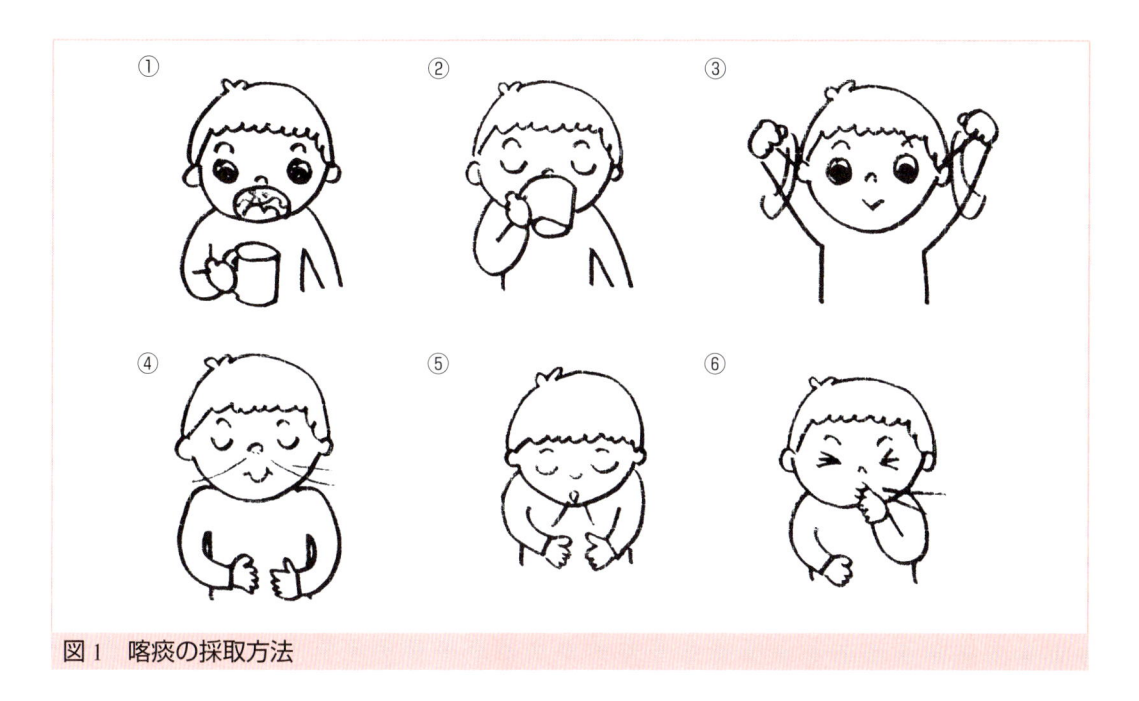

(3) 糞　便

　糞便中には無数の細菌が存在する．そのため，臨床症状や喫食物，発症までの日数や海外渡航歴などの情報をもとに，あらかじめ原因微生物を推定し検査を行うことが必要不可欠である．

　便の外観は推定微生物を決めるうえで重要な情報となるため，特別な場合でない限り，自然排出便を提出する必要がある．スワブによる採取はできる限り避ける．

❶ 採取方法

① 便器内に折りたたんだペーパーを敷き，排便後，滅菌された提出用容器に移す．または使い捨て紙膿盆を肛門にあてがい，紙膿盆に直接受けた後，提出用容器に移す．最近は，水に溶け，流せる便利な専用ペーパーが市販されている．

② よく観察し，膿様，粘液，血液部を親指頭大ぐらい（約1gぐらい）採取し，提出用容器へ移す．

③ 抗菌薬関連性腸炎を疑う場合は，粘血部をできるだけ多く採取する．

＜採取時の例外＞

・激しい下痢便または水様便の場合，専用ペーパーまたは容器に受け，スポイトで提出用容器へ移す．

・おむつの場合，防腐剤を使用しているおむつもあるため，排泄物の中心部（空気に触れていないところ）を採取する．

・糞便の採取不可能な患者には，肛門よりスワブを約3cm挿入し，ゆっくりと回転させる．糞便がスワブに付着していることが必要条件である．

❷ 採取上の注意

・通常の方法で採取できる患者に対してはスワブによる検体採取は行わない．

・便潜血用の容器内には防腐剤が含まれているため，細菌検査の容器として適さない．

❸ 運搬・保存方法

・採取後直ちに提出する（室温に2時間以上置かない）すぐに提出できない場合は冷蔵保存する（24時間以内に提出）.

＜運搬・保存方法の例外＞

・ビブリオ，赤痢アメーバを疑う場合は，低温状態にて検出率が低下するため，冷蔵庫に入れず，直ちに検査室へ提出する．すぐに提出できない場合は室温にて一時保管する．

(4) 血　液

血液培養検査時は，好気用血液培養ボトル，嫌気用血液培養ボトルを1セットとし，間隔をおいて2～3回採取するか，時間をおかずに2カ所以上の部位から採取する．採血部位は両腕が望ましい．鼠径部からの採血は腸管内常在菌が混入しやすいためできるだけ避ける．悪寒戦慄時，または発熱初期に血液を採取し培養するともっとも検出率が高い．

❶ 採取方法

準　備

・好気培養用血液ボトルと嫌気培養用血液ボトルを1セットとして用意する．
・採取時には手袋を着用する．

消　毒

①培養ボトルの殺菌（図2）

　培養ボトルの注入口を70%アルコール綿で消毒した後，よく乾かす．

②最初に触診し，血管を確保する．

③採血部位の消毒（図3）

・70%アルコール綿で消毒後，ヨードチンキで採血部位の中心から外側へ渦巻き状に消毒を行う．
・ヨードチンキを自然乾燥させる（採血部位に触れないこと）．
・採血部位が見にくい場合は，再度アルコールにてヨードチンキを拭き取る．

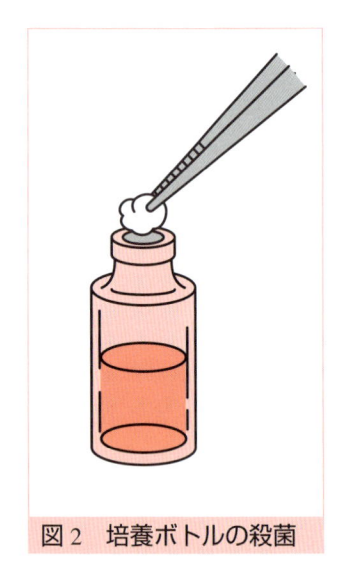

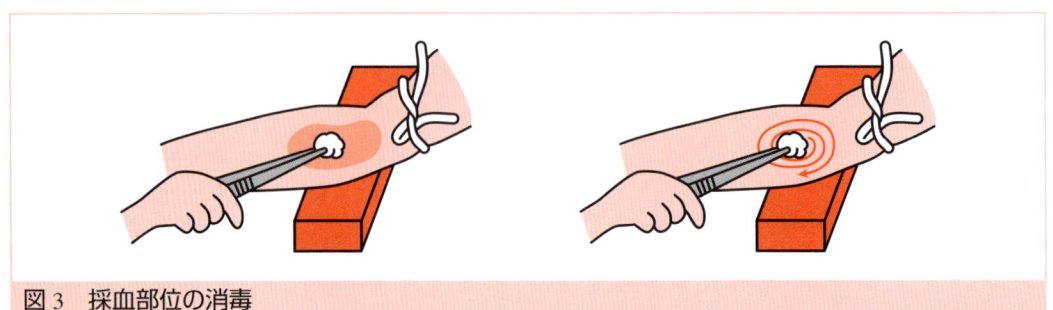

図2　培養ボトルの殺菌

図3　採血部位の消毒

採血
①滅菌注射器で，成人10〜20m*l*，小児1〜10m*l* を採血する．
②好気培養用ボトルと嫌気培養用ボトルにそれぞれ5〜10m*l*＊ずつ注入し，検査室へ提出する．
③採血後，アルコールで皮膚からヨードチンキを拭き取る．
　＊各施設によって使用している培養ボトルが異なるため，添付されている説明書にそって最適な血液量を注入する．

❷ 採取上の注意
・常在菌を混入させないよう，できるだけ無菌的に採取する．
・抗菌薬投与前に採取するのが最も望ましい．

❸ 運搬・保存方法
・採取後直ちに提出する．すぐに提出できない場合は室温にて一時保管する（冷蔵不可）．

2) 検査結果の見方

　細菌培養検査の結果は，他の検査結果と比べ時間を要する．これは培養を開始して菌が十分発育するまでに早くても1〜2日間は必要であり（結核菌や真菌では，発育までに4〜8週かかることもある），さらに分離培養を行ってから，同定，薬剤感受性試験を施行しているためである（図4）．したがって，「検査翌日は結果を確認したけれど，その後確認せず，気がついたらMRSAと報告されていた」といったことはよく聞く話である．

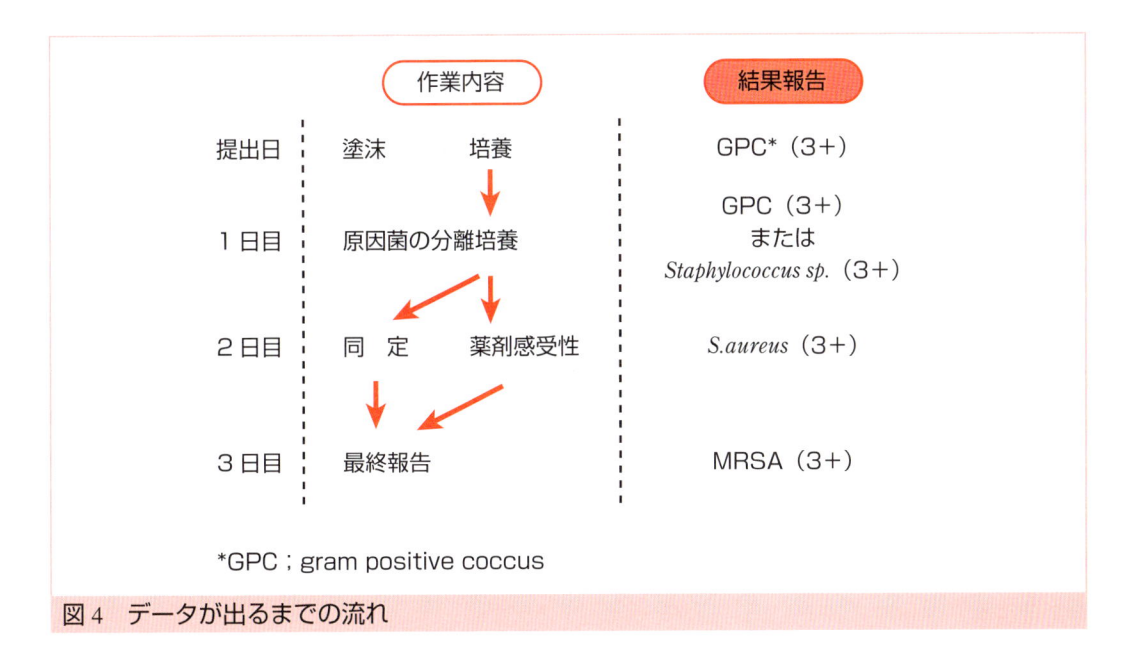

図4　データが出るまでの流れ

	作業内容	結果報告
提出日	塗抹　培養	GPC＊（3+）
1日目	原因菌の分離培養	GPC（3+）または Staphylococcus sp.（3+）
2日目	同定　薬剤感受性	S.aureus（3+）
3日目	最終報告	MRSA（3+）

＊GPC；gram positive coccus

また、報告される内容をみてみると、菌名は横文字表記、抗菌薬の名前は略語、さらにその横には意味不明な数字や、「S」「I」「R」といったものまでついている（図5）。これらの検査結果を理解するには、いくつかのルールを知る必要がある。

(1) 菌名は横文字

菌の名前には大腸菌、緑膿菌といった和名がついているものもあるが、多くの菌名はラテン語またはギリシャ語を用い、「属」と「種」を組み合わせて表現する二名式命名法を用いる。検査結果も学名（横文字）で表記するため、横文字を見ただけで覚えることをあきらめる人もいるだろう。

① 菌名		② 菌量
Staphylococcus aureus		(3+)
ABPC	>8	R
MPIPC	2	S
AMPC/CVA	≤4/2	S
CEZ	≤8	S
CAZ	≤8	S
IPM	≤2	S
EM	>8	R
CLDM	2	I
LVFX	4	I
VCM	≤2	S
③ 薬剤名	④ MIC	⑤ カテゴリー

図5　細菌検査の結果報告例

まずは菌名をヒトの名前にたとえてみよう。「属」が名字、「種」が名前と考えると理解しやすい。例えば *Staphylococcus aureus* （黄色ブドウ球菌）は、「*Staphylococcus*」さん家の「*aureus*」君、*Pseudomonas aeruginosa* （緑膿菌）は、「*Pseudomonas*」さんのところの「*aeruginosa*」ちゃん、といった具合である。

属名	種名
Staphylococcus	*aureus*
Pseudomonas	*aeruginosa*

さらに、以下のように語源を紐解くと覚えやすい菌もある。

　　　Staphylo「ブドウ状の」＋ coccus 「球菌」＝ **_Staphylococcus_**　ブドウ球菌
　　　Strepto「レンサ状の」＋ coccus 「球菌」＝ **_Streptococcus_**　レンサ球菌
　　　Entero「腸内の」＋ coccus 「球菌」＝ **_Enterococcus_**　腸球菌

(2) 菌量は（+）プラスで表記

菌量は（－），（+），（2+），（3+）の4段階で表すのが一般的である。

尿検体の場合、1/100ml（10μl）を培地に接種し、半定量的に（+）を 10^3（10の3乗）個/ml 相当、（2+）を 10^4（10の4乗）個/ml 相当、（3+）を 10^5（10の5乗）個/ml 以上と記載することが多い。前述したように、尿は程よい培地であるため、できるだけ無菌的に採取し、運搬・保存も管理されていることが前提条件となるが、10^5（10の5乗）個/ml 以上菌が存在した場合には、尿路感染症の起炎菌と考えてよい。また、尿中に白血球が存在する場合には、10^3（10の3乗）個/ml でも起炎菌となりうる。

尿以外の検査材料において、当院では、菌が培地上に1〜50個認められた場合（+），50〜

500個認められた場合（2+），500個以上認められた場合（3+）とし表記しているが，施設によって若干判定基準が異なる．

また，平素無菌的な検査材料（血液，髄液など）から分離された菌ならば，たとえ（+）でも感染症の起炎菌となりうることは理解しておこう．

(3) 抗菌薬は略語で表記

抗菌薬は商品名と薬剤名が存在するが，記載される抗菌薬の略語は薬剤名に由来している．また，同じ薬剤でも会社によって商品名が異なるため，薬剤名を覚えてほしい．代表的な薬剤は商品名と薬剤名の両方を覚えよう（表1）．

■ 表1　代表的な抗菌薬

略　名	薬剤名	商品名
ABPC	アンピシリン	ビクシリン
ABPC/SBT	アンピシリン/スルバクタム	ユナシンS
AMPC/CVA	アモキシシリン/クラブラン酸	オーグメンチン
CEZ	セファゾリン	セファメジン
CTX	セフォタキシム	クラフォラン
CAZ	セフタジジム	モダシン
IPM	イミペネム	チエナム
LVFX	レボフロキサシン	クラビット
ABK	アルベカシン	ハベカシン
CLDM	クリンダマイシン	ハベカシン
CAM	クラリスロマイシン	クラリス
MINO	ミノサイクリン	ミノマイシン
VCM	バンコマイシン	バンコマイシン
MPIPC CFX	オキサシリン ｝（2剤ともMRSAの セフォキシチン　検査用尿薬剤）	

(4) MICとは

薬剤感受性試験には，ディスク法と希釈法の2つがあり，多くの施設では正確性，経済性の優れた微量液体希釈法が普及している．

希釈法は，抗菌薬を2段階希釈した培地系列を作成し，これに一定量の被検菌を接種，培養後，菌の発育を阻止した最小濃度を求める方法である（図6）．この方法で得られた薬剤濃度をMIC（最小発育阻止濃度；minimum inhibitory concentration）という．MICは薬剤の体内動態を考慮して抗菌薬を選択する際に必要となる．

「VCM≦1」と表記されていた場合，バンコマイシンのMICは「1μg/ml以下」と読む．同

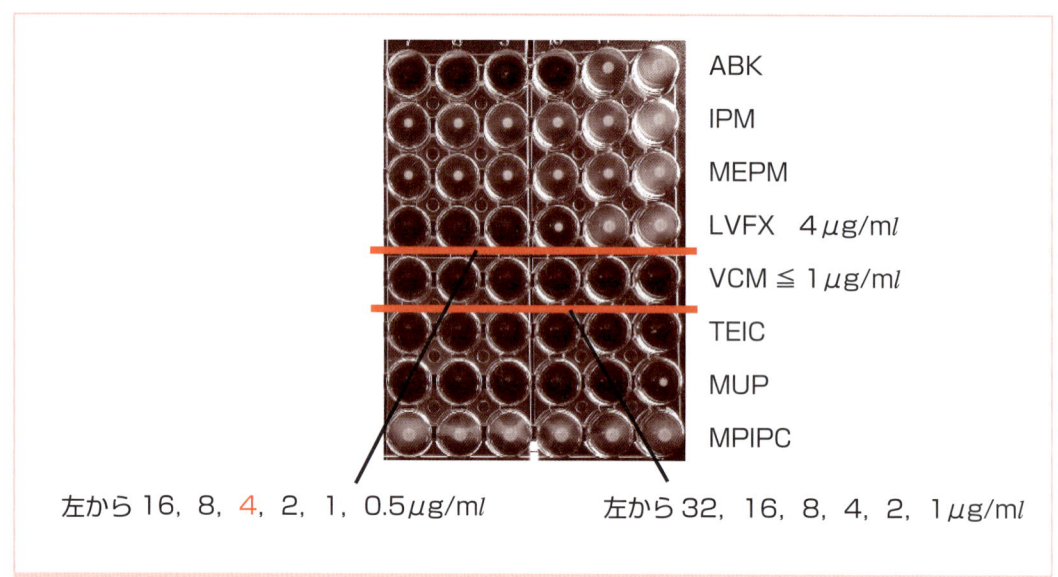

図6 微量液体希釈法によるMRSAの薬剤感受性試験

様に「VCM＞32」の場合は，「32μg/ml以上」と読む．

(5) カテゴリー

　抗菌薬の効果を「S」「I」「R」といったカテゴリーで表す．それぞれ「S：sensitivity；感受性」，「I：intermediate；中間」，「R：resistance；耐性」を示しており，感受性（S）ならばその薬剤の効果が期待できるし，耐性（R）ならば効果が期待できないと覚えれば理解しやすい．

　最初に述べたように細菌検査の結果には時間がかかるため，5つのルール（前記（1）〜（5））を覚えたならば，その菌が「グラム陽性」なのか，「グラム陰性」なのか，「球菌」なのか「桿菌」なのか，どういったグループに属するのかを理解するとさらに実用的なものとなる．

　例えば，「血液培養からグラム陽性球菌（GPC）が分離された」と報告があったとしよう．初日は「GPC」としか報告されないかもしれない．しかし，その菌がブドウ状なのかレンサ状なのかにより対応は全く変わってくるだろうし，最終的にどういった菌名になるのかある程度予測ができれば，おのずと迅速な対応も可能となるだろう．そのためにも，図7の菌名とグラム染色像との関係を覚えておくとよい．できればオリジナルの図を描くとより理解を深められるのでお勧めする．

まとめ

- 常在菌を混入させないよう，できるだけ無菌的に採取する．
- 採取したらすぐ提出し，室温には2時間以上置かない．冷蔵保存でも24時間以内に提出する．
- 培養検査の結果は1日にしてならず．最終報告が出るまで毎日確認しなければならない．

グラム陽性

球菌

ブドウ状
- *Staphylococcus aureus*（黄色ブドウ球菌）
- *Staphylococcus epidermidis*（表皮ブドウ球菌）

レンサ状
- *Streptococcus pyogenes*（化膿レンサ球菌, A群レンサ球菌）
- *Sterptococcus agalactiae*（B群レンサ球菌）
- *Enterococcus faecalis*
- *Enterococcus faecium*（腸球菌）
- *Streptococcus pneumoniae*（肺炎球菌）

桿菌
- *Clostridium difficile*（デフィシル菌）
- *Clostridium perfringens*（ガス壊疽菌）
- *Bucillus*（バチルス菌）

グラム陰性

球菌
- *Neisseria gonorrhoeae*（淋菌）
- *Neisseria meningitides*（髄膜炎菌）
- *Moraxella catarrhalis*

桿菌

腸内細菌科
- *Escherichia coli*（大腸菌）
- *Enterobacter*
- *Klebsiella. pneumoniae*（肺炎桿菌）
- *Citrobacter*
- *Proteus*
- *Salmonella*（サルモネラ菌）
- *Klebsiella oxytoca*
- *Serratia marcescens*（霊菌）
- *Sigella*（赤痢菌）

ブドウ糖非発酵菌
- *Pseudomonas aeruginosa*（緑膿菌）
- *Burkholderia cepacia*
- *Stenotrophomonas maltophilia*
- *Acinetobacter baumannii*

- *Bacteroides fragilis*
- *Campylobacter jejunii*
- *Vibrio cholerae*（コレラ菌）
- *Vibrio parahaemolitticus*（腸炎ビブリオ）
- *Haemophilus influenzae*（インフルエンザ菌）

注　グラム染色で染まりづらい菌：*Legionella sp.*（レジオネラ菌），抗酸菌

図7　グラム染色と菌名

・5つのルールを理解し結果の見方を身につけよう．実践にはさらにもう一歩理解を深める．

（三澤慶樹）

ワンポイント learning

薬剤感受性試験とは

　感染症の治療に抗菌薬を使用する際，効果のある適切な薬剤を選択することは不可欠である．薬剤感受性試験は，対象菌に対し，さまざまある抗菌薬のなかから抗菌作用のある（感受性；sensitivity）薬剤を選択するために行われる．国内で主に行われている試験方法には「ディスク拡散法」（図）と「微量液体希釈法」（図）がある．

　「ディスク拡散法」は，測定したい菌を培地に塗り，その上に薬剤の染み込んだディスクを置いて一晩培養する．抗菌薬に発育抑制効果があればディスクの周りに阻止円を形成するが，効果がなければ阻止円は形成されない．この阻止円の直径の大きさによって感受性（S；sensitivity）や耐性（R；resistance）を判定する．

　それに対し，「微量液体希釈法」は，菌と液体培地と抗菌薬を小さな窪みの中で一緒に一晩培養する．培養しても菌が増殖せず濁らなかった場合は，その抗菌薬の濃度で菌の発育が抑制されたことを意味している．逆に濁った場合は，菌が抗菌薬によって抑制されず発育したことを示す．抗菌薬は段階希釈されており，最小発育阻止濃度（MIC）が測定できる．米国臨床検査標準化学会（CLSI）と日本化学療法学会がそれぞれ独自にカテゴリーを作成しており，MIC値によって感受性（S），中間（I；intermediate），耐性（R）といったカテゴリーが決定される．

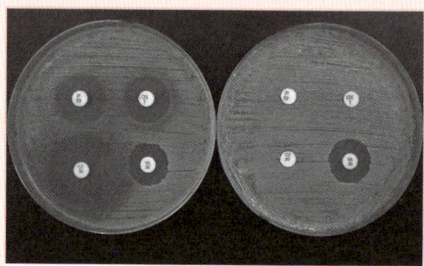

■図　ディスク拡散法

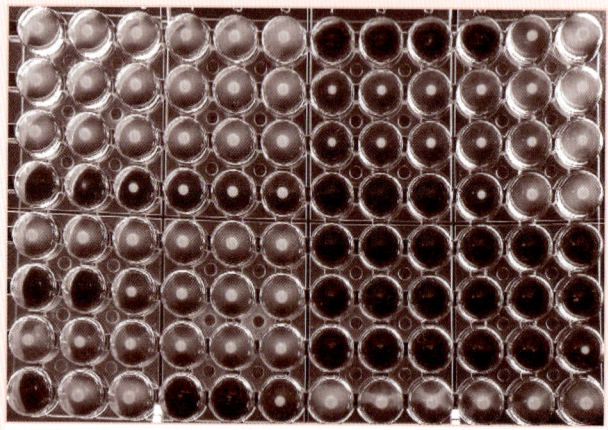

■図　微量液体希釈法によるMRSAの薬剤感受性試験

2. 入院中の感染対策

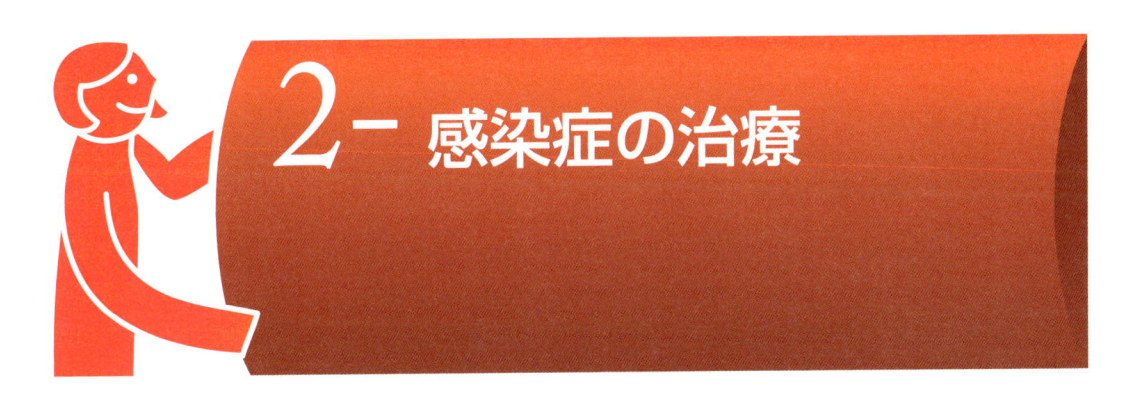

2- 感染症の治療

1) 耐性菌の種類と耐性化

薬剤耐性菌にはさまざまなものがあるが，代表的なものについて以下に述べる．

(1) メチシリン耐性黄色ブドウ球菌（MRSA）

メチシリン耐性黄色ブドウ球菌（methicillin-resistant *Staphylococcus aureus*；MRSA）は，メチシリン感受性黄色ブドウ球菌（methicillin-sensitive *Staphylococcus aureus*；MSSA）染色体上に，SCC*mec*（staphylococcal cassette chromosome *mec*）が挿入された結果生じた耐性菌である．MRSAのβラクタム薬耐性には2つのメカニズムが関与している．1つは，ペニシリナーゼによりβラクタム薬を加水分解し不活化するものである．ペニシリナーゼによって分解されないβラクタム薬に対しては，これらの薬剤に親和性の低いペニシリン結合タンパク（penicillin-binding protein；PBP）を産生して耐性となる．MRSAは，PBP2'とよばれる特異的なPBPを産生する．このPBPはβラクタム薬に対する親和性が非常に低いため，ペプチドグリカン合成が阻害されずβラクタム薬に耐性となる．MRSAは，βラクタム薬以外の他の抗菌薬にも耐性を示すが，これらの耐性遺伝子は，本来の黄色ブドウ球菌にはみられない外来遺伝子の獲得によるものであり，SCC*mec*やトランスポゾンによって獲得したものである．バンコマイシン耐性黄色ブドウ球菌（vancomycin-resistant *Staphylococcus aureus*；VRSA）は，後述するバンコマイシン耐性腸球菌（VRE）より，接触伝達によりバンコマイシン耐性遺伝子を獲得したものである．表皮ブドウ球菌（*Staphylococcus epidermidis*）をはじめとするコアグラーゼ陰性ブドウ球菌（CNS）も，MRSA同様の機構で多剤に対し耐性となっているものがある．

(2) バンコマイシン耐性腸球菌（VRE）

腸球菌はセフェム系抗菌薬に対し自然耐性を示し，アミノグリコシド系，マクロライド系などの抗菌薬に対し多くの耐性をもつものが見られる．ペニシリン系薬には感受性を示すものもあるが，耐性のものもあり，ペニシリン系薬耐性の場合，バンコマイシンが使用されることになる．

バンコマイシン耐性腸球菌（vancomycin-resistant *Enterococcus*；VRE）はバンコマイシンに耐性を示す腸球菌であり，バンコマイシンの標的部位となるペプチドグリカン前駆体の末端がバンコマイシンと結合できない配列となっているため，耐性となる．VanA，VanB，VanC，VanD，VanE，VanGの6タイプが報告されている．VREに対する治療薬としてリネゾリド（ザイボックス）がある．

(3) ペニシリン耐性肺炎球菌（PRSP）

ペニシリン耐性肺炎球菌（penicillin-resistant *Streptococcus pneumoniae*；PRSP）は，ペニシリン系，セフェム系抗菌薬に耐性となった肺炎球菌である．ペニシリン結合タンパク（PBP）の構造変化により耐性となる．肺炎球菌の変異PBPは，自己のPBP遺伝子と他菌種のPBP遺伝子の相同組み換えによって起こる．セフェム系薬の乱用によって耐性菌が選択されてきたと考えられる．治療薬としては，第3～4世代セファロスポリン系抗菌薬やカルバペネム系抗菌薬が考えられる．経口薬としてはフルオロキノロン系抗菌薬が挙げられる．

(4) ベータラクタマーゼ非産生アンピシリン耐性インフルエンザ菌（BLNAR）

ベータラクタマーゼ非産生アンピシリン耐性インフルエンザ菌（Beta-lactamaze-negative ampicillin-resistant *Haemophilus influenzae*；BLNAR）は，βラクタマーゼを産生せずにβラクタム薬に耐性となったもので，PRSP同様に，PBPの変異によって薬剤耐性を獲得しており，BLNARの場合，PBP-3が重要な役割を果たしている．治療薬としては，マクロライド系抗菌薬も挙がるが，すでに耐性をもっているものが多く，フルオロキノロン系抗菌薬が候補となる．

(5) ESBL産生菌

大腸菌（*Escherichia coli*）や肺炎桿菌（*Klebsiella pneumoniae*）などのグラム陰性桿菌にみられ，基質特異性拡張型βラクタマーゼ（Extended Spectrum β-Lactamase；ESBL）を産生することで，ペニシリン系薬，セフェム系薬に耐性を示す．セファマイシン系薬（CMZ，セフメタゾールなど）には感受性を示すものもある．カルバペネム系薬には一般に感受性である．

(6) メタロβラクタマーゼ産生菌

*Stenotrophomonas maltophilia*や*Bacillus cereus*は，自然にメタロβラクタマーゼを保有しているが，緑膿菌（*Pseudomonas aeruginosa*）などのグラム陰性桿菌が，プラスミド性に遺伝子を獲得し，カルバペネム系を含む多くのβラクタム薬に耐性となる．

(7) 多剤耐性緑膿菌

多剤耐性緑膿菌（multi-drug resistant *Pseudomonas aeruginosa*；MDRP）は，緑膿菌のうち，カルバペネム系抗菌薬およびアミノグリコシド系抗菌薬およびフルオロキノロン系抗菌薬の3系統の抗菌薬に耐性をもつもので，イミペネム-シラスタチン（IPM/CS）の最小発育阻止濃度（MIC）$\geq 16\mu g/m\ell$，または感受性ディスクの阻止円の直径が13mm以下かつアミカシン（AMK）のMIC $\geq 32\mu g/m\ell$，または感受性ディスクの阻止円の直径が14mm以下かつシプロフロキサ

シン（CPFX）の MIC ≧ 4 μg/ml，または感受性ディスクの阻止円の直径が 15mm 以下として定義される．

　内因性の耐性機構として DNA ジャイレース，トポイソメラーゼなどの標的蛋白の変異（フルオロキノロン耐性）や D2 ポリンの減少など細胞外膜の変化（イミペネム耐性），薬剤能動排出ポンプの機能亢進（フルオロキノロン耐性，その他薬剤耐性，消毒薬抵抗性），AmpC 型 β-ラクタマーゼなど分解酵素の過剰産生（広域セファロスポリン耐性）や細胞表層多糖体であるアルギン酸莢膜多糖などを主成分とするバイオフィルムの産生の増加が挙げられる．獲得性の耐性機構として IMP-型メタロ β ラクタマーゼの産生（広域セフェム耐性，カルバペネム耐性）やアミノグリコシドアセチル化酵素などの薬剤不活化酵素の産生（アミノグリコシド耐性）が挙げられる．これらの耐性機構が組み合わさって 3 系統以上の抗菌薬に対して耐性を示す．MDRP に対する有効な治療は乏しく，チェッカーボード法により有効な 2 剤の組み合わせや，ポリペプチド系抗菌薬であるコリスチンが有効なこともある．

(8) フルオロキノロン耐性菌

❶ グラム陽性菌

　キノロン薬の標的酵素は DNA ジャイレースと DNA トポイソメラーゼⅣである．染色体上のジャイレース遺伝子に変異が起き，キノロン薬のジャイレース複合体への結合親和性が低下し，キノロン薬耐性が生じる．トポイソメラーゼⅣもジャイレース同様の変異により，耐性を生じる．

❷ グラム陰性菌

　グラム陽性菌と同様の，ジャイレース・トポイソメラーゼの変異による耐性の他に，外膜透過の障害や排出の亢進によって，キノロン薬がターゲットへ到達できないことにより耐性を生じる機構がある．これらの系はキノロン特異的でなく，他の抗菌薬に対しても耐性となりうる．

(9) マクロライド耐性菌

❶ グラム陽性菌

　ブドウ球菌でみられるマクロライド耐性の主な耐性機構は，薬剤の標的部位である 23 S リボゾーマル RNA のアデニンの N-ジメチル化である．また，肺炎球菌（*Streptococcus Pneumoniae*）では，前述の機構の他に，薬剤排出系耐性遺伝子が見出されている．

❷ グラム陰性菌

　大腸菌で見つかった高度マクロライド耐性機構は，ラクトン環を分解するエリスロマイシンエステラーゼによる．他に 50 S リボゾーム蛋白の変異によるものもある．

(10) アミノグリコシド耐性菌

　耐性機構としては不活化酵素を産生する遺伝子をもっている場合（アセチル化酵素，アデニリル化酵素やリン酸化酵素）がある．グラム陽性菌，陰性菌のいずれにも広く存在する．また，リボゾーマル RNA のメチル化など，リボゾーム構造の変化によってアミノグリコシド薬が反応できない場合がある．

(11) 多剤耐性結核菌

結核に対してはイソニアジド（INH），リファンピシン（RFP），ピラジナミド（PZA），ストレプトマイシン（SM），エタンブトール（EB）が第一選択薬として用いられる．

❶ イソニアジド（INH）

INHは結核菌のカタラーゼ−ペルオキシダーゼによって構造が変化し抗菌力を発揮する．この酵素の変異によりINHが活性型に変換されなくなることが耐性の主なメカニズムである．他に活性型のINHが結合してミコール酸合成を阻害する酵素の変異により耐性となることもある．

❷ リファンピシン（RFP）

RFPはRNAポリメラーゼのβサブユニットに結合し，RNAの転写と伸長を阻害することにより抗菌力を発揮する．耐性はほとんどβサブユニットをコードする遺伝子の変異による．

❸ ピラジナミド（PZA）

PZAは結核菌のピラジナミダーゼによってはじめて活性型となる．INH同様，酵素の変異により活性型が産生されなくなることで耐性となる．

❹ ストレプトマイシン（SM）

30SリボゾーマルRNAや16SリボゾーマルRNAの変異による2つの耐性機構が知られている．他の耐性機構もある．

❺ エタンブトール（EB）

結核菌の細胞壁の多糖体を構成する成分にアラビノースを付加する酵素であるアラビノイルトランスフェラーゼの作用を阻害することで抗菌力を発揮する．アラビノイルトランスフェラーゼの過剰産生や薬剤との結合親和性低下により耐性となる．

以上の5薬剤のほか，第二選択薬に対する耐性もある．結核菌の薬剤耐性は，染色体遺伝子の突然変異によるものであり，プラスミド性に外部から獲得したものではない．複数の遺伝子の変異により，複数の薬剤に対する耐性が生じたのである．

ワンポイント learning

抗菌薬の開発された年と多剤耐性菌の報告

年	
1939	サルファ剤，スルファセタミド
1942	ペニシリン系抗菌薬，ベンジルペニシリン（PCG）
1944	アミノグリコシド系抗菌薬，ストレプトマイシン（SM）
1948	テトラサイクリン系抗菌薬，クロロテトラサイクリン
1949	クロラムフェニコール系抗菌薬，クロラムフェニコール（CP）
1950	テトラサイクリン系抗菌薬，オキシテトラサイクリン（OTC）
1952	マクロライド系抗菌薬，エリスロマイシン（EM）
	抗結核薬，イソニアジド（INH）が開発された

1955	グリコペプチド系抗菌薬，バンコマイシン（VCM）
1958	ポリペプチド系抗菌薬，コリスチン（CL）
1960	ペニシリン系抗菌薬，メチシリン
	ペニシリン系抗菌薬，アンピシリン（ABPC）
1961	スルファメトキサゾール - トリメトプリム（ST合剤，ST，SMX/TMP）
	MRSA（メチシリン耐性黄色ブドウ球菌）が報告される
1962	フシジン酸（FA）
1964	アミノグリコシド系抗菌薬，ゲンタマイシン（GM）
1967	抗結核薬，リファンピシン（RFP）
1968	リンコマイシン系抗菌薬，クリンダマイシン（CLDM）
1970	セファロスポリン系（第1世代）抗菌薬，セファレキシン（CEX）
1971	セファロスポリン系（第1世代）抗菌薬，セファゾリン（CEZ）
1972	テトラサイクリン系抗菌薬，ミノサイクリン（MINO）
1973	フォスフォマイシン（FOM）
1977	PRSPが報告される
1970代	MDRPが報告される
1980	セファマイシン系（第2世代）抗菌薬，セフメタゾール（CMZ）
	セファロスポリン系（第3世代）抗菌薬，セフォタキシム（CTX）
	ペニシリン系抗菌薬，ピペラシリン（PIPC）
	BLNARが報告される
1981	ペニシリン系抗菌薬，アモキシシリン - クラブラン酸（AMPC/CVA）
	セファロスポリン系（第2世代）抗菌薬，セフォチアム（CTM）
	オキサセフェム系，ラタモキセフ（LMOX）
1983	セファロスポリン系（第3世代）抗菌薬，セフタジジム（CAZ）
1983	キノロン系抗菌薬，ノルフロキサシン（NFLX）
1985	カルバペネム系抗菌薬，イミペネム - シラスタチン（IPM/CS）
1986	ムピロシン（MUP）
	モノバクタム系抗菌薬，アズトレオナム（AZT）
	セファロスポリン系（第3世代）抗菌薬，セフォペラゾン - スルバクタム（CPZ/SBT）
	ペニシリン系抗菌薬，チカルシリン - クラブラン酸（TIPC/CVA）
	VREが報告される
1987	ペニシリン系抗菌薬，アンピシリン - スルバクタム（ABPC/SBT）
	フルオロキノロン系抗菌薬，シプロフロキサシン（CPFX）
1988	マクロライド系抗菌薬，アジスロマイシン（AZM）
	グリコペプチド系抗菌薬，テイコプラニン（TEIC）
1990	マクロライド系抗菌薬，クラリスロマイシン（CAM）
1992	セファロスポリン系（第4世代）抗菌薬，セフェピロム（CPR）
	カルバセフェム系抗菌薬，ロラカルベフ（LCBF）
	ペニシリン系抗菌薬，ピペラシリン - タゾバクタム（PIPC/TAZ）
1993	フルオロキノロン系抗菌薬，レボフロキサシン（LVFX）
1999	ストレプトグラミン系抗菌薬，キヌプリスチン・ダルホプリスチン
2000	オキサゾリジノン系抗菌薬，リネゾリド（LZD）

ワンポイント learning

βラクタマーゼ産生菌はなぜ問題か

βラクタマーゼは，βラクタム薬〔ペニシリン系（第1～4世代），セフェム系，カルバペネム系，オキサセフェム系，ペナム系，モノバクタム系など〕を分解する酵素である．βラクタマーゼはA～Dの4つのクラスに分類され，クラスA，C，Dのものは，酵素活性の中心にセリン残基をもつセリン-β-ラクタマーゼである．クラスAのものは，ペニシリン系および第1，第2世代セフェム系抗菌薬等を分解しうる．セファマイシン系，第3世代セフェムおよびカルバペネム系抗菌薬は分解しないものが多い．ペニシリン系抗菌薬とカルバペネム系抗菌薬を主に分解し，第2，第3世代セフェム系薬の分解はそれほどではないものもある．クラスC（セファロスポリナーゼ）のものは，グラム陰性桿菌が保有し，第1，第2，第3世代セフェム系抗菌薬を分解する．βラクタマーゼ阻害剤の影響を受けにくい．クラスDのものは，ペニシリナーゼに安定なオキサシリンを分解する．クラスBのものは，酵素活性の中心にセリン残基をもたず，金属イオンであるZn^{2+}を有するメタロ-β-ラクタマーゼである．メタロ-β-ラクタマーゼは，カルバペネムを含めたβラクタム系を分解する．*Stenotrophomonas maltophilia*や*B.cereus*は自然に本酵素を保有している．

クラスAあるいはクラスDに属するβラクタマーゼに点変異が生じて第3世代セフェム系抗菌薬を分解する能力を獲得したβラクタマーゼを基質特異性拡張型βラクタマーゼ（ESBL；extended spectrum β-Lactamase)とよぶ．βラクタマーゼを産生する菌は，βラクタム薬を分解することで，そのβラクタム薬に耐性となり，治療の選択肢が減ることになる．とくにメタロ-β-ラクタマーゼやESBLを産生する菌では，有効な抗菌薬が限られる．こうした菌が院内伝播し感染を起こす事例が多数報告されている．また，プラスミド性に，菌種を越えて耐性遺伝子が伝播しうる．広域な抗菌薬を使用することにより，これらの耐性菌が増加するため，適切な抗菌薬使用が重要である．

ワンポイント learning

届出が必要な感染症

「感染症の予防及び感染症の患者に対する医療に関する法律」（感染症法）*により，以下の疾患を診療した場合，保健所への届出が必要である．

1類～4類および新型等の感染症は直ちに，5類全数届出疾患は7日以内に，最寄りの保健所へ届け出る．5類感染症の定点医療機関では，5類定点届出疾患も指定の様式にて保健所へ届け出る．

また，すべてが感染症というわけではないが，食中毒を疑った場合は，「食品衛生法」により，直ちに最寄りの保健所へ届け出なければならない．

なお2007（平成19）年4月1日に「結核予防法」が廃止され、結核は2類感染症に含まれた．
*感染症の予防及び感染症の患者に対する医療に関する法律（感染症法）：1999（平成11）年4月1日施行，2008（平成20）年5月12日改正．

感染症の類型		対象疾患	届出
1類		エボラ出血熱，クリミア・コンゴ出血熱，ペスト，マールブルグ病，ラッサ熱，痘そう（天然痘），南米出血熱	全数把握／診断後直ちに届け出る
2類		急性灰白髄炎，ジフテリア，重症急性呼吸器症候群（SARS），結核，鳥インフルエンザ（H5N1）	
3類		腸管出血性大腸菌感染症，コレラ，細菌性赤痢，腸チフス，パラチフス	
4類		ウエストナイル熱（ウエストナイル脳炎を含む），エキノコックス症，黄熱，オウム病，回帰熱，Q熱，狂犬病，コクシジオイデス症，腎症候性出血熱，炭疽，つつが虫病，デング熱，日本紅斑熱，日本脳炎，ハンタウイルス肺症候群，Bウイルス病，ブルセラ症，発しんチフス，マラリア，ライム病，レジオネラ症，E型肝炎，A型肝炎，鳥インフルエンザ（H5N1以外），サル痘，ニパウイルス感染症，野兎病，リッサウイルス感染症，レプトスピラ症，ボツリヌス症，オムスク出血熱，キャサヌル森林病，西部ウマ脳炎，ダニ媒介脳炎，東部ウマ脳炎，鼻疽，ベネズエラウマ脳炎，ヘンドラウイルス感染症，リフトバレー熱，類鼻疽，ロッキー山紅斑熱	
5類	全数把握	アメーバ赤痢，ウイルス性肝炎（E型肝炎およびA型肝炎を除く），クリプトスポリジウム症，クロイツフェルト・ヤコブ病，劇症型溶血性レンサ球菌感染症，後天性免疫不全症候群，ジアルジア症，髄膜炎菌性髄膜炎，先天性風しん症候群，梅毒，破傷風，バンコマイシン耐性腸球菌感染症，バンコマイシン耐性黄色ブドウ球菌感染症，急性脳炎（ウエストナイル脳炎および日本脳炎を除く）	診断後7日以内に届け出る
	定点把握	咽頭結膜熱，インフルエンザ（鳥インフルエンザを除く），A群溶血性レンサ球菌咽頭炎，感染性胃腸炎，急性出血性結膜炎，クラミジア肺炎（オウム病を除く），細菌性髄膜炎，水痘，性器クラミジア感染症，性器ヘルペスウイルス感染症，手足口病，伝染性紅斑，突発性発しん，百日咳，風しん，ペニシリン耐性肺炎球菌感染症，ヘルパンギーナ，マイコプラズマ肺炎，麻しん（成人麻しんを含む），無菌性髄膜炎，メチシリン耐性黄色ブドウ球菌感染症，薬剤耐性緑膿菌感染症，流行性角結膜炎，流行性耳下腺炎，淋菌感染症，RSウイルス感染症，尖圭コンジローマ	翌週または翌月
新型等		新型インフルエンザ／再興型インフルエンザ	1類感染症に準じる

（新谷良澄）

2) 抗菌薬の適正使用

　感染症治療に用いられる抗菌薬はこれまでに多くの薬剤が開発され，副作用も比較的少なくなったため，安易に投与される傾向がある．その結果として耐性菌の分離頻度が上昇し，さらに抗菌薬の多くの系統に耐性の多剤耐性緑膿菌までが出現するようになった．耐性菌の発生と抗菌薬使用は密接に関連しているため，抗菌薬を適正に使用しなければならない．

　抗菌薬を適正使用するためには，各患者により考慮すべき点もあるが，①抗菌薬が必要な患者に使用され，②最大限の治療効果が得られるよう使用し，③副作用に注意し，④耐性菌発生を抑えるように抗菌薬を使用することが最低限重要であると思われる．これらの点について医療現場での実際を述べる．

(1) 抗菌薬が必要な患者

　胸部画像所見で肺に異常影が発見された患者に対し，肺がんかもしれないと確定診断なしに化学療法を開始することは通常ないであろう．このような場合には，気管支鏡検査などを行い，組織学的に肺がんであるか確認することから疾患へのアプローチが始まる．そして，肺がんであるとすると，その組織系は何か，病期は第何期かなど論理的に診断が進められ，最終的に最適な治療法が決定されていく．感染症治療にも同様に論理的な診断プロセスが，抗菌薬を必要とする患者を見極めるために必要である．具体的にはがんの診断と同様に，どの臓器にどのような細菌による感染症が起こっているかを明らかにし，感染症を確定診断することである．

　どの臓器に感染症を起こしているかを明らかにするためには，血液や画像検査のみでなく，日々の診察からわかることも多い．入院患者であれば病院内感染を注意し，カテーテル挿入部位に感染兆候はないか，褥瘡や術後創部の感染兆候はないか，咳，痰などの呼吸器症状，下痢などの消化器症状の有無などを診察することも大切である．

　どの臓器に感染症を起こしているかを把握することは，治療開始後の効果判定とともに治療薬の選択にも役立つ．たとえば，細菌性髄膜炎であるにもかかわらず髄液へ薬剤が移行しない第一世代セフェムを使用し続けたりすると，たとえ細菌検査上は感受性の菌であっても治療効果は得られない．そのため，細菌検査結果上の種類や感受性のみでなく，どの臓器に感染症が起こっているかを知ることが重要である．

　以上のように，患者に感染症が存在し，抗菌薬が必要とされる状況であり，その診断過程でどの臓器にどのような細菌による感染症か，治療開始時に十分検討されることが抗菌薬を適正使用するためには必要である（図1）．

(2) 最大限の治療効果を得る

　抗菌薬を使用するときは，患者にとって最大限の治療効果が得られるよう心がけなければならない．主に抗菌薬投与時に考慮することは，投与量，投与間隔，投与経路，投与期間である．投与量，投与間隔については現在薬物動態の観点から薬剤により，推奨される投与法がある．

　投与経路は主に経口投与と静脈投与が使用される．静脈投与では確実に投与量が血中に入る

図1 適正な感染症治療のポイント

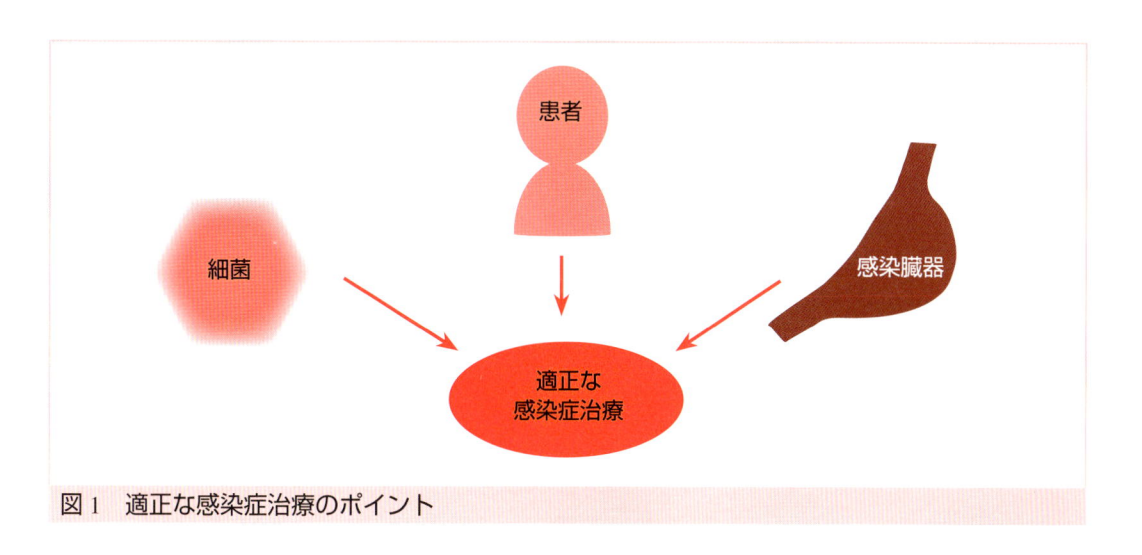

が，経口投与は腸管吸収の影響を受け，投与量がそのまま血中に入るとは限らない点に注意する必要がある．特に下痢などの消化器症状がある患者や循環動態が不安定になっている患者では腸管からの薬剤吸収が低下し，血中濃度が予想より低くなることがある．経口投与では静脈投与より投与量自体が少ないことも多い．さらに，クロストリジウム・ディフィシル腸炎（CD腸炎）の治療に使用されることがある塩酸バンコマイシン散のように，腸管からほとんど吸収されない薬剤があることにも注意する必要がある．

一方で，経口投与は血管留置カテーテルを必要とせず，それに伴うカテーテル感染のリスクがないことは利点である．患者の状態に応じた投与経路を選ぶことも最大限の治療効果を得るために必要である．

また，必要十分な期間治療することも重要である．治療不十分なために抗菌薬を再投与することになれば，結果的に治療期間が長引くことになる．反対にすでに治癒しているにもかかわらず無用に抗菌薬が投与されることも避けなければならない．感染症により治療期間や治療中止の目安がある程度決められているものもある．たとえば，単純性腎盂腎炎であれば14日間，肺炎球菌性肺炎であれば解熱後48時間などである．教科書的な治療期間も参考にしつつ，患者の状況に応じた適切な治療期間の使用を常に心がける．

(3) 副作用

患者を治療しようと投与しているにもかかわらず，抗菌薬が新たな感染症や疾患を引き起こすこともある．抗菌薬の使用増加に伴い近年注目されているクロストリジウム・ディフィシル腸炎（CD腸炎あるいは偽膜性腸炎ともいわれる）や，抗菌薬による肝障害や腎障害，薬剤性の発熱，皮疹など全身に副作用による症状が出現しうる．抗菌薬を用い感染症を治療しようとしているのだが，CD腸炎のような新たな感染症を引き起こすこともある．CD腸炎は抗菌薬投与中に起こることが多いが，投与終了数週間後に起こることもある．消化器症状として下痢がみられることが多いが，イレウスを起こし下痢症状がみられないことがあることにも注意する．

抗菌薬による薬剤性発熱は特定の薬剤に既往がなくても新たに起こることもみられる．感染症

を抗菌薬で治療中に発熱が続く，あるいは一度解熱したが再度発熱したときに，感染症治療が不十分な可能性とともに，薬剤性発熱のような他の原因の可能性も考慮しなければならない．

血中濃度測定が行えるアミノグリコシド系，グリコペプチド系抗菌薬は，それを利用することにより，腎障害などの副作用を防ぐために有効に利用すべきである．血中濃度測定の際には，適切な採血時間が設定されているためそれにしたがう．そして，結果により適切な投与量，投与間隔に迅速に変更する．

以上のように，治療のために使用している抗菌薬が患者にとって不利益となることがないように常に注意しなければならない．

(4) 耐性菌を防ぐ

耐性菌の発生を防ぐためには抗菌薬を使用しないことがもっとも有効な方法であるが，感染症治療にはもちろん投与が必要である．耐性菌を防ぐためには対象となっている細菌にのみ効果を示し，その他の細菌に効果を示さないものが理想的である．実際にはピンポイントで治療をする抗菌薬はないため，可能な限り狭域抗菌薬を選択することになる．

その第一歩として感染症を起こしている細菌を知ることが必要である．そのために，他項で述べられているような感染巣からの適切な検体採取が重要である．さらに，血液培養検査は抗菌薬の静脈投与を必要とするような重篤な感染症の患者に対しては必須である．喀痰や便などの常在細菌が存在する検体は病原体検出が容易でないこともある．しかし，血液は本来菌が存在しない部位であり，検出された細菌が原因菌であることを示唆するため，とても有用な検体である．

実際の治療においては原因菌が判明し，抗菌薬感受性が判明するまで数日を要することが多いため，それまでの期間はある程度，広域抗菌薬が使用されることも患者の状態によりやむを得ないが，結果に応じ迅速に狭域抗菌薬に変更することが耐性菌出現を防ぐことになる．

感染症を起こしている細菌に対し抗菌薬を使用中に，その細菌が耐性を次々に獲得し抗菌薬が効かなくなるということはあまり多くない．たとえば，肺炎の治療中に喀痰細菌検査を行うと，使用中の抗菌薬に耐性の菌が検出されることはしばしばみられる．しかし，それらの菌は菌交代現象として出現しているだけのこともあり，感染症を起こしているか否かは臨床経過と併せて検討する．

以上が抗菌薬適正使用のために最低限必要な考慮点であると考えられる．これらの判断は医師が行うことが多いが，患者の日々の状態を観察することにより，感染症の予防および早期発見へとつながる．特に入院患者はカテーテルやドレーンの使用，術後患者など感染症のハイリスク患者が多いため，看護師，医師の協力が感染症診療に重要である．そして，どの臓器のどの細菌による感染症なのかという情報を共有することにより，患者の正確な状態が把握でき，よりよい感染症の治療が実践できると考える．

ワンポイント learning

メチシリン耐性黄色ブドウ球菌（MRSA）

　　　　　メチシリン耐性黄色ブドウ球菌（methicillin resistant *Staphylococcus aureus*；MRSA）は，わが国では80年代に検出されるようになり，現在では全国的に分離される．MRSAがどのような菌か，もう一度見直してみる．

　MRSAは耐性を獲得した黄色ブドウ球菌ということであり，この世に新たに出現した新種の細菌ではなく抗菌薬耐性の黄色ブドウ球菌を意味している．現在ではセフェム系，カルバペネム系，ペニシリン系などのβラクタム薬すべてに耐性で，さらにアミノグリコシド系やニューキノロン系など他の抗菌薬にも同時に耐性獲得をしていることが多い．抗菌薬に対する耐性の有無によりMRSAであるか，MRSAでない黄色ブドウ球菌かにより区別されるが，菌そのものの性質は基本的に変わらない．そのため，黄色ブドウ球菌の性質を理解しておくと感染対策を考えやすい．

　黄色ブドウ球菌はそもそもヒトの皮膚に常在しており，患者および健常者からも検出される菌である．ヒトでは黄色ブドウ球菌が定着しやすい環境である鼻腔から検出される率が高く，ついで手掌，その他全身から検出される（MRSAのスクリーニング検査は定着しやすい鼻腔検査が行われる）．このように黄色ブドウ球菌はヒトの体表面を好んで存在し，さらに乾燥した環境表面でも数日〜1カ月程度生存しうるため，病院内を伝播しやすい性質を持ち合わせている．

　黄色ブドウ球菌による感染症でよくみられるのが皮膚の感染症である．褥瘡感染や，術後創部感染，さらに血管留置カテーテルも医療行為により皮膚に損傷をきたすため，黄色ブドウ球菌感染症を起こしやすい．特にカテーテル感染症は細菌が血液中に直接流入し，心内膜炎や他の臓器へ黄色ブドウ球菌が播種し，重篤な感染症となりやすい細菌であることに注意が必要である．

　治療においてはMRSAは抗菌薬の選択肢が少ないことが問題である．そのため，黄色ブドウ球菌が好む感染の場を減らすことが重要である．実際には病院内感染対策としてカテーテルやドレーン留置を短期間にすることや，褥瘡の発生を防ぐことなどである．

　上記のように環境中やヒトの皮膚にも多くみられる細菌であるため，撲滅することは困難である．そのため清潔を保つ必要のある部位へのMRSAの伝播を防ぐことが感染対策となる．すべての医療従事者は自らの鼻腔や手掌にMRSAをいつでも保持しうると認識し，「手洗い」「標準予防策の徹底」を図ることがMRSA感染対策の第一歩ということを忘れてはならない．

（奥川　周）

2. 入院中の感染対策

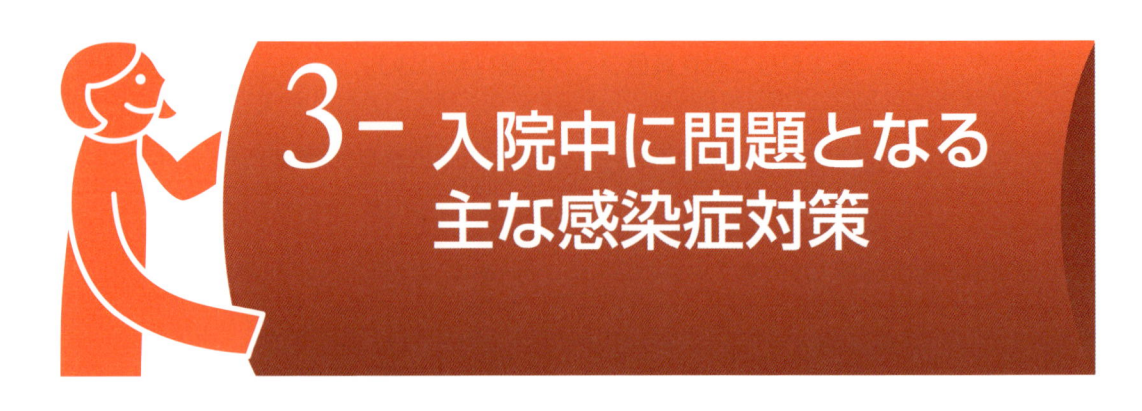

3 — 入院中に問題となる主な感染症対策

1) 肝炎ウイルス疾患

　A型肝炎ウイルス（HAV），E型肝炎ウイルス（HEV）は，経口感染し，ウイルスに汚染された水や食物などを生で食べることにより感染する．食物を介さずに，ウイルスを含む糞便に汚染された器具，手指等を経て感染することもあり，医療現場ではこちらの感染ルートが問題となる．

　B型肝炎ウイルス（HBV），C型肝炎ウイルス（HCV）は，血液および体液が直接体内に入ることにより伝播する．医療現場では感染者の血液で汚染された注射針ないし鋭利な器具で皮膚を損傷することによる感染がもっとも多いので，このような事故を未然に防ぐことが特に大切である．針刺し1回あたりの感染リスクは，HCV 2%，HBV（HBe抗原陰性）23〜37%，HBV（HBe抗原陽性）37〜62%（MMWR50：1-42, 2001）とされており，HBVにおけるリスクがもっとも高い．深い（刺）傷，中空針，ウイルス量の多い血液は，体内侵入するウイルス量が多くなるため，感染のリスクが高くなる．

　HBV，HCV，HAV，HEVの病院感染は，標準予防策を遵守することにより予防できる．HAV患者がおむつ着用ないし失禁状態の場合は，接触感染対策をとる．以下に特に注意すべき点を列挙する．

(1) 医療用器具の取り扱い

・注射針，メス，その他の鋭利な器具による刺傷・切傷を起こさないよう最大限の注意を払う．
・使い捨ての注射器，注射針，メスなどの鋭利な器具は，穿通できない容器に捨てる．使用済注射針にキャップをしたり，針を曲げたり折ったりしない（感染症の有無にかかわらず，すべての針について原則としてリキャップを避ける）．
・安全器材を積極的に使用する．

（2）手袋，予防衣などの着用

- 通常の診療に際しては特別な防護を必要としない．診療中の感染の危険性は，傷ついた皮膚，粘膜，結膜に感染者の血液あるいは体液が触れるときに生じうる．
- 患者の血液，体液，分泌物，傷ついた皮膚，粘膜，排泄物を扱うとき，およびこれらで汚染された器具類を取り扱うときは手袋を使用する（これは感染症の有無にかかわらない）．
- 内視鏡検査，手術，病理解剖など血液，体液，分泌物などの飛沫を受けると予想される場合は，必要に応じディスポーザブルの予防衣，マスク，ゴーグル，キャップなどを使用する．
- 靴はサンダルタイプではなく，シューズタイプのものを使用する．

（3）病室

- 通常，個室隔離は必要でなく，一般の病室，病棟でよい．
- 重度の吐下血がある場合，あるいは行動異常などにより血液で身辺を汚染する可能性のある患者には個室が必要である．

（4）患者の検体の取り扱い

- すべての検体は標準予防策の原則にしたがって取り扱う．
- 検査用に採取した患者の血液，体液などの容器を運搬するときは，検体の転倒防止，破損防止に配慮する．
- 感染性材料を扱うときは手袋を着用し，終了時は手袋を外し手を洗う．
- ピペットなどは直接口で吸引してはならない．
- 感染性材料をこぼしたときは，作業場所の表面を 0.6％次亜塩素酸ナトリウム溶液や消毒用エタノール（76.9～81.4 v/v %）などの消毒薬で清拭する．
- 汚染の疑いのある器材を再使用する場合，再生に先立って全て滅菌・消毒する（オートクレーブなど）．

（5）救急処置時および観血的処置時の注意

- 救急処置にあたっては，口対口人工呼吸法を行わないで済むように，救急蘇生バッグ，人工呼吸器などを常時使用できるようにしておく．
- 感染者に観血的検査および処置を行う場合には，当該患者の不利益とならない範囲において，診療単位の最後（診療時間の最後など）に行う．

（6）環境整備

床など環境表面の清掃は通常行われている方法（第4級アンモニウム塩系の感染防止剤で清拭）で十分である．血液・体液などによる汚染が認められる場合は，有効な消毒薬〔0.6％次亜塩素酸ナトリウムあるいは消毒用エタノール（76.9～81.4 v/v %）〕でその部分の汚染を除去する．

(7) 針刺し時の対処

患者に使用した器具で針刺し，切創を起こしたら，患者の安全を確認した後，作業を中止する．傷口を確認後，すみやかに大量の流水で洗浄する．

> ❶ **針刺し・切創直後の対応**
> 　医療従事者の手指，皮膚などが患者の血液，体液，分泌液などで汚染された場合，直ちに流水または液体石鹸併用で十分に洗う．
>
> ❷ **患者がHBs抗原陽性の場合の対応**
> ・事故者がHBs抗原，HBs抗体ともに陰性ならば，24時間以内（遅くとも48時間以内）に高力価抗HBsヒト免疫グロブリン（HBIG），B型肝炎ワクチンを入手し，針刺し後48時間以内に接種する．なお，HBIGは血液製剤なので，注射にあたっては事故者にメリット・デメリットを説明し，事故者が納得することが必要である．B型肝炎ワクチンは1ヵ月後，6ヵ月後にも接種を受ける．
> ・事故者がHBs抗原陽性あるいはHBs抗体陽性ならば，HBIGおよびワクチンの投与は不要である．
>
> ❸ **患者がHCV抗体陽性の場合の対応**
> 　感染防止に有効な手段はない．定期的に経過を観察する．針刺し後すぐにインターフェロン療法を行うか，慢性化後に行うかは検討課題である．

(8) ワクチン接種

HBVはワクチンによって予防できるので，HBs抗原，HBs抗体ともに陰性の場合はHBワクチンを接種しておくことが望まれる．1シリーズで3回の接種（初回，1ヵ月後，6ヵ月後）を受ける．ワクチン接種後，再度HBs抗体を測定し，10mIU/ml以下なら無効と判定する．最初の1シリーズのワクチン接種で無効であっても，2度目のワクチンシリーズで30～50％は有効である．

HAVもワクチンによって予防できるが，日本の医療現場ではワクチン接種は必要ないと考えられる．

〔新谷良澄〕

2) HIV 感染症

　後天性免疫不全症候群（acquired immunodeficiency syndrome；AIDS）の病原体であるヒト免疫不全ウイルス（human immunodeficiency virus；HIV）は，ヒトの CD4 陽性リンパ球に感染し，CD4 細胞内で増殖する．CD4 細胞数が次第に減少して細胞免疫が低下し，免疫不全状態となり，さまざまな日和見感染症，悪性腫瘍，脳症を発症した状態が後天性免疫不全症候群となる．

(1) 検　査

　HIV に感染すると体内で HIV が増え，その後，HIV に対する抗体が産生されることから，血中に HIV に対する抗体があるかどうか調べる抗体検査を行う．HIV の感染初期には，血液検査で陰性となり，感染していることが検査ではわからない時期がある．これを「ウインドウ期（ウインドウピリオド）」という．通常 4 週間後から血液中に HIV に対する抗体が検出される．感染から 4 週間以内に抗体検査を受けた場合，陰性となる可能性がある．

(2) 日常の対策

　標準予防策を遵守する．感染症の有無にかかわらず，すべての血液，体液，排泄物，粘膜，傷のある皮膚は感染性があるものとして扱う．それらに触れる可能性があるときは手袋やエプロンなどの防御衣を着用して予防する（表 1）．

■ 表 1　HIV 陽性者に対する看護の防御レベル

防御レベル	基　準	内　容 必要防御衣	医療ケア
Ⅰ	血液・体液に触れないケア	なし	検温，清拭，洗髪など
Ⅱ	血液・体液に触れる可能性があるケア	手袋	採血，注射，抜針，スキンケア，ガーゼ交換など
Ⅲ	血液・体液が飛散し，目・口腔・鼻腔に入る可能性があるケア	手袋，マスク，状況に応じてビニールエプロン，ゴーグル	排泄物の取り扱い，褥瘡処置，鼻出血のケアなど
Ⅳ	血液・体液が飛散し，目・口腔・鼻腔に入る可能性があるケア	手袋，マスク，ガウン，ゴーグル	内視鏡，気管内吸引ケア，透析
Ⅴ	血液・体液が飛散し，目・口腔・鼻腔に入る可能性があり，床にも血液汚染する可能性がある	手袋，マスク，ガウン，ゴーグル，シューズカバー，キャップ	手術，血管撮影

（国立病院機構大阪医療センター看護部 HIV／AIDS 看護プロジェクト：HIV/AIDS 看護ガイド，2004 より一部改変）

(3) 感染経路

　接触により感染する．

❶ 感染源

　ウイルスは感染しているヒトの血液，性液（精液，膣分泌物），母乳の中に含まれている．他にも体液（胸水，腹水，髄液）にも HIV が含まれているが，感染するほどの量ではない．

❷ 感染経路

　血液や性液，母乳に含まれたウイルスは粘膜や皮膚の創傷部から血液の中に入って感染する．性感染，血液感染，母子感染，医療者の針刺し，血液曝露などが感染経路となる．医療者の針刺し，血液曝露による感染率は，C型肝炎の感染率と比較すると低く，0.3％といわれている（表2）．

■ 表2　経皮的血液暴露による感染率

血中ウイルス	感染率	予防策
HBV：Hbe抗原（＋） 　　　Hbe抗原（－）	22～30％ 1～6％	48時間以内にグロブリン製剤の投与．抗ウイルス薬の投与
HCV	1.8％	なし
HIV	0.3％	なるべく早く，抗ウイルス薬の内服

（4）発生時の対策

❶ 隔離方法
　必要なし．
　免疫不全状態となった場合は，患者本人への感染予防としての隔離が必要となる．

❷ 手指衛生
　標準予防策

❸ 環境整備
　環境は感染リスクが低いため消毒などは必要なく，通常の清掃を行う．ただし，床などに血液が付着した場合は，次亜塩素酸ナトリウム液を用いて拭き取る．

❹ 必要な個人防護用具（personal protective equipment；PPE）
　手袋，ゴーグル，エプロン

❺ 汚物取扱時の注意点
　血液や体液，排泄物に触れる可能性のあるときは手袋，ゴーグル，エプロンを着用して診療，ケアを行う．採血や血管確保時なども手袋，ゴーグルを着用する．

リネン：血液や体液などで汚染されたリネンは，感染性洗濯物として専用のビニール袋に入れて洗濯に出す．家庭で洗濯をする場合には，水洗後，次亜塩素酸ナトリウム剤（衣類用液体塩素系漂白剤；ハイター®など）に30分浸漬後，洗濯を行う．

　手術室などで大量の血液，体液で汚染されたリネンはそのまま廃棄する．廃棄するときは専用ビニール袋に入れて感染性廃棄物として処理する．処置時にはなるべくディスポーザブルのものを使用する．

食器類：通常の洗浄，消毒を行い，特別な処理は必要ない．
器具・器材類：通常の洗浄，消毒方法でよい．
廃棄物：針や鋭利なものはリキャップすることなく，専用の感染性廃棄容器に廃棄する．鋭利なもの以外の血液や体液が付着したものは，感染性廃棄物として処理する．
　　一般ゴミは通常の処理を行う．

(5) 接触者への対策（針刺し・血液曝露）

❶ 針刺し

血液を絞り出し，流水で洗い流す．針刺し・血液曝露時対応フローチャート（図1）に沿って対応する．

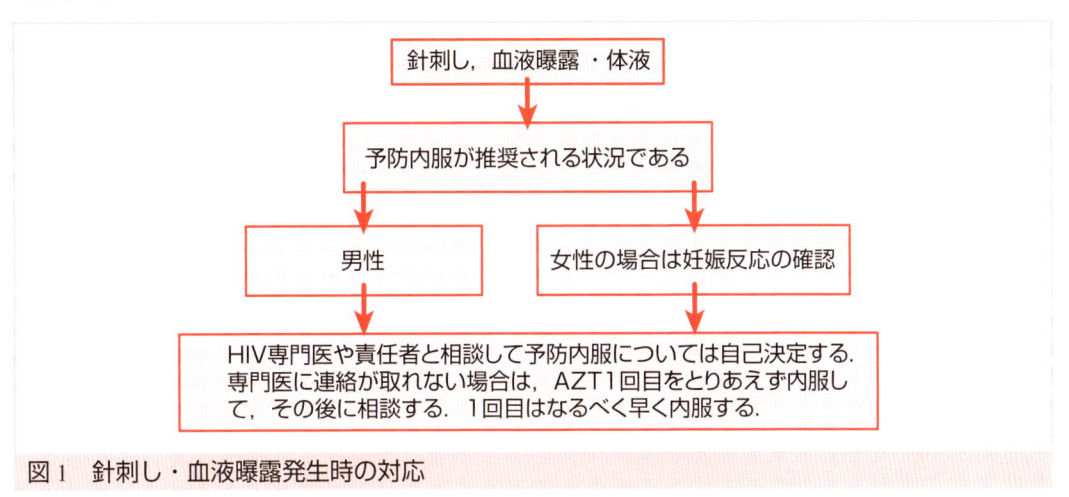

```
          針刺し, 血液曝露・体液
                 ↓
        予防内服が推奨される状況である
           ↓              ↓
          男性        女性の場合は妊娠反応の確認
           ↓              ↓
   HIV専門医や責任者と相談して予防内服については自己決定する．
   専門医に連絡が取れない場合は，AZT1回目をとりあえず内服し
   て，その後に相談する．1回目はなるべく早く内服する．
```

図1　針刺し・血液曝露発生時の対応

❷ 血液が目や創傷に入った場合

直ちに流水で洗い流し，フローチャートに沿って対応する．

❸ 針刺し・血液曝露対策

- 針刺し，切傷，血液曝露のサーベイランスの実施
- 使用済み針のリキャップ禁止
- 身近に鋭利器材廃棄容器を設置する
- 安全機能付き針の適正使用
- 粘膜，損傷した皮膚は感染性があるとみなして対応する

(6) 事　例

HIV感染症で他院から紹介され，分娩（帝王切開）目的で入院した．入院前に手術部看護師，病棟看護師，産科医師，新生児室担当医師，看護師で打ち合わせを行い，感染対策の確認を行った．

手術当日の手術室では，医療者は防御衣（ゴーグル着用，二重手袋など）を着用し，使用物品・器具器材はできる限りディスポーザブル製品を使用した．帰室後，患者は個室で管理，廃棄物は感染性廃棄物として処理を行った．

新生児は，手術室で胎脂を除去して病棟に搬送し，出生後なるべく早期にAZTシロップを6時間ごとに投与し，さらに定期的に血液検査を行いデータ把握しながら6週間投与した．母乳にはウイルスが含まれている可能性があるため，人工栄養を行った．

（加藤祐美子）

■ 文献

1) 国立病院機構大阪医療センター看護部HIV/AIDS看護プロジェクト：HIV/AIDS看護ガイド．2004．
2) 木戸内清：感染経路別の実態と予防対策．針刺し予防対策，インフェクションコントロール，10(8)：50-55，2001．

3) 流行性角結膜炎

　流行性角結膜炎（epidemic keratoconjunctivitis；EKC）は，ウイルス性結膜炎の種類のひとつであり，原因ウイルスはアデノウイルスである．ウイルス性結膜炎のなかでも流行性角結膜炎の発症頻度は圧倒的に多く，強い異物感，充血，眼瞼腫脹，眼脂，流涙などの症状が出現したら，まず流行性角結膜炎を考える．

　アデノウイルスは局所から手や物を介して接触し，未感染の眼へと伝播する．潜伏期間は8～14日である．感染期間は潜伏期後期から始まり，症状が治まるまで2週間と考えられている．症状の出現は急激で「そういえば2～3日前からおかしかった……」というより「夕方から急に！」である．症状は発症3～6日頃がピークで，1～2週間程続く．

　季節的には夏の発症が多いが，どの季節でも発症する可能性はある．流行性角結膜炎を自分自身が発症しないため，また自分が菌を伝播しないための対策が必要である．

(1) 検　査

　　検査の種類：アデノウイルス迅速検査
　　検査結果の見方：眼科医の診断

(2) 日常の対策

- 拭く物（ハンカチやタオルなど）は清潔にし，貸し借り，共用をしない．
- 目薬の共用はしない．
- 目を触る前・後は手を洗う．
- 寝具，衣服は清潔に保つ．

　＜医療従事者＞
- 涙や眼脂も湿性生体物質であり，触れた後は必ず手指衛生を行う．
- 湿性生体物質に触れる可能性のあるときは手袋など個人防御具を着用する．
- 患者ごとに手袋を交換し，手指衛生を行う．

(3) 感染経路

　接触により感染する．

(4) 発生時の対策

❶ 隔離方法
- 症状や所見が疑われた場合は，接触感染防止策を遵守する．
- 医療従事者が罹患した場合は，就業制限などを行う．

❷ 手指衛生
- 正しい手指衛生，手指衛生のタイミングの徹底

❸ 環境整備
・使用し汚染した器具・物品，環境面は，オートクレーブ滅菌，あるいはアルコールや次亜塩素酸ナトリウムなどで消毒をする．
・物品の共用はせず，個人用とする．
❹ 汚物取扱時の手順
使用し汚染した器具・物品から環境面へ汚染を広めないよう，すみやかに汚染物を（ビニール袋に入れ閉じるなど）処理する．
❺ 必要なPPE
・手袋

(5) 接触者への対策

潜伏期間の8～14日間以降まで手指衛生を遵守し，自覚症状にも十分注意し，症状発現時はすみやかに眼科を受診するように説明・指導を行う．

一緒に住んでいる人の発症の場合は，発症後期まで感染力があり，症状が治まった後も潜伏期間は続くので，十分注意が必要である．

(6) 事例

＜日常生活での場面＞

例A
友達と一緒に映画を見に行った

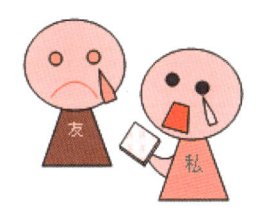

目を真っ赤にして泣いている友達にハンカチを貸す

例B
子どもの学校から流行性角結膜炎流行のお知らせがきた

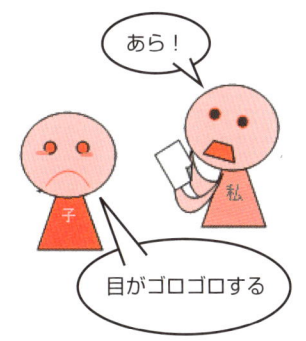

あら！
目がゴロゴロする

例Aでハンカチを貸した友達の目が，夜になっても充血していて異物感の症状が出始めた．例Bでは，流行性角結膜炎が流行中の学校に通学する子どもが朝起きると，異物感があり，充血，眼脂の症状が出現していた．いずれも，知らないうちに物や手を介して自分にもアデノウイルスを運んでいる可能性がある．

＜施設内で起こりうる場面＞

例C
涙や目脂が出ている患者の顔を拭く

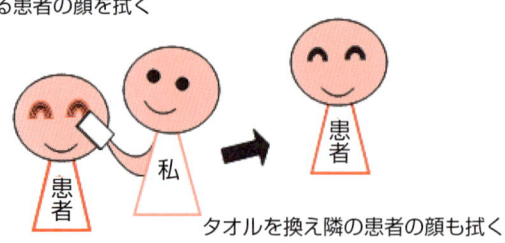

タオルを換え隣の患者の顔も拭く

例D
妹が流行性角結膜炎なの…
でも，私は大丈夫！？

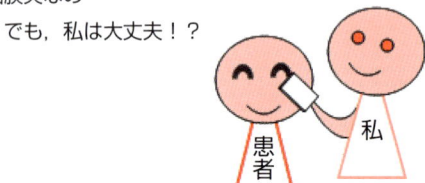

　例Cでは，ケアの間に手指衛生を行わずに，患者の顔を次々に拭いていた．例Dでは，潜伏期後期に入り症状もなく気がゆるみ，無意識に自分の顔を触り，その後，手指衛生を行わずに患者の顔を拭いていた．

（盛田真弓）

■ 文献
1）外園千恵編：コメディカルがカギをにぎる眼科感染対策．眼科ケア，2003夏季増刊：70-77，2003.
2）奥住捷子，小栗豊子編：感染対策にすぐ使える臨床微生物の基礎知識．インフェクションコントロール，2006年秋季増刊，メディカ出版，2006.

4) 感染性胃腸炎

　感染性胃腸炎とは，嘔吐，吐き気，下痢，腹痛などの胃腸症状を主とする感染症である．O-157やサルモネラ，腸炎ビブリオなどの細菌が原因の細菌性胃腸炎，ノロウイルス，ロタウイルスに代表される冬場に流行するウイルス性胃腸炎に分けられる．その他，クロストリジウム・ディフィシル（以下，*C.difficile*）が原因として起こっているCD腸炎（偽膜性大腸炎，薬剤関与性腸炎）も含まれる．

(1) 検　査

- 検査の種類：便培養，迅速キット，CDトキシン迅速検査など
- 検体の採取方法：下痢便のできるだけ粘液や血便部分を容器に採取する．
- 検査結果の見方：培養検査では診断がつくまでに時間がかかるため，気付いたときは感染が拡大していることが多い．現場ではまず，「感染性胃腸炎では？」と疑ってから対策をとるのではなく，日頃から標準予防策をしっかりと徹底する必要がある．

(2) 日常の対策

- 感染性胃腸炎に限らずすべての患者において，下痢，嘔吐の介助，糞便・嘔吐物の処理時には必ず防護用具を着用する（図2）．
- 汚物はすみやかに密閉する．
- 汚れた環境は汚染を拭き取り，消毒する．
- 使用した防護用具は，目に見える汚染がなかったとしても，患者への接触部位に触れないように外し，感染性廃棄物として処理する．
- 処理後は手を洗う．
- 適宜，環境整備や換気を行う．
- 患者・家族への指導と協力を促す．

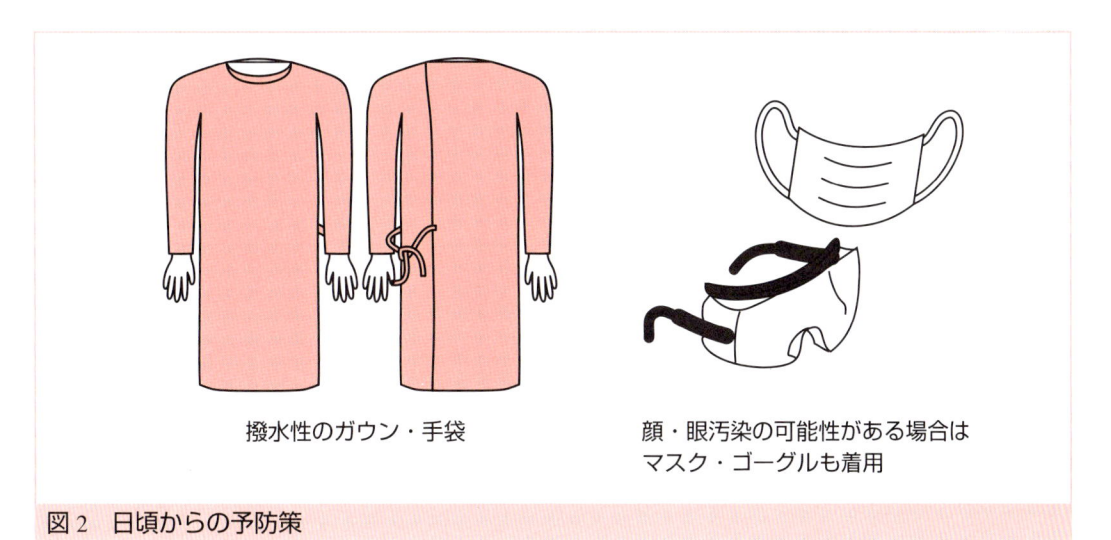

撥水性のガウン・手袋　　　　顔・眼汚染の可能性がある場合はマスク・ゴーグルも着用

図2　日頃からの予防策

（3）感染経路

- 糞口感染
- 接　触
- 空　気
- 飛　沫

（4）発生時の対策―ノロウイルス

＜ノロウイルスの特徴＞

- 感染力が強い（10個程度の菌量でも感染，発病する）．
- 感染後，24～48時間で下痢，嘔気，嘔吐，腹痛，発熱などの症状が出現し，3日ほどで軽減するが，1週間程度から1カ月，排出物には菌が排出され続ける．
- 急性期の患者の嘔吐物，糞便には大量のノロウイルスが排出される（1gあたり1,000万個～10億個ものノロウイルスが含まれている）．
- 飛散した便や嘔吐物が大気に触れることにより乾燥し，ウイルスが空気中に舞い上がり，口から取り込まれて感染する．
- 手や環境，物品に付着した菌から容易に感染（患者や医療従事者の経口へ）する．
- アルコール消毒は十分な効果が得られない．

❶ 隔離方法
個室隔離，集団隔離（コホート），トイレの専有化
患者・家族への指導と協力を促す

❷ 手指衛生
石鹸と流水による手洗い

❸ 環境整備―消毒液のつくり方（次亜塩素酸ナトリウム希釈方法）

＜汚染されたトイレ便座，床などの環境面の消毒＞

「0.1％次亜塩素酸ナトリウム　1,000ppm」
- 原液濃度5％の場合　　原液20ml＋水1,000ml／原液2ml＋水100ml
- 原液濃度1％の場合　　原液100ml＋水900ml／原液10ml＋水90ml

＜目に見える汚染のない環境面の消毒＞

「0.02％次亜塩素酸ナトリウム　200ppm」
- 原液濃度5％の場合　　原液4ml＋水1,000ml／原液0.4ml＋水100ml
- 原液濃度1％の場合　　原液20ml＋水980ml／原液2ml＋水98ml

❹ 必要なPPE
ディスポーザブル手袋，長袖ガウンまたはエプロン，マスク

❺ 汚物取扱時の手順
必要物品：ディスポーザブルの布や紙（拭き取り用），ビニール袋，消毒液

① 防御用具をしっかり着用する（嘔吐物，糞便を取り扱うときは，必ずマスクを装着する）．

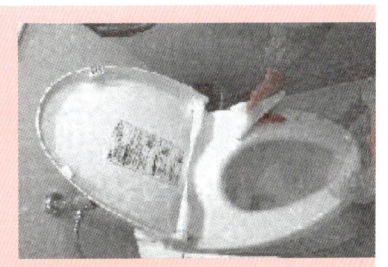

② 汚物をディスポーザブルの布や紙で拭き取る．同一面で擦ると汚染を拡げるため，面を替える，または新しい物を使う．

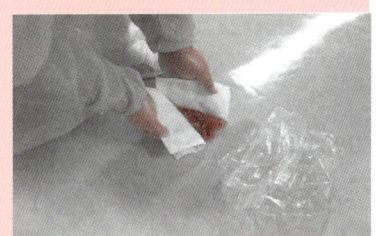

③ 拭き取った布や紙はすぐにビニール袋に入れ，0.1%次亜塩素酸ナトリウムを染み込ませ，密閉する．

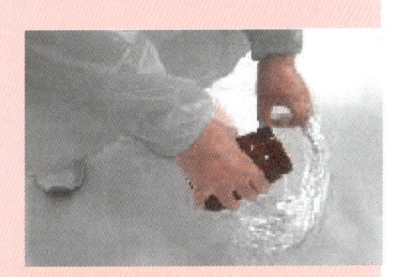

④ 0.1%次亜塩素酸ナトリウムを染み込ませた布や紙で嘔吐物が付着した床（その周辺も）を覆い浸し，拭き取る．

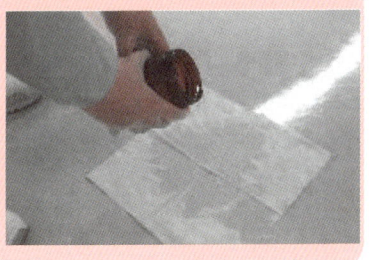

⑤ 処理し防御用具を脱いだら，手洗いをする．

(5) 接触者への対策

❶ 発症の原因を検索

症状出現の48時間前までの経口状況，接触した面会者，医療従事者，他患者などの状況を確認する．

❷ 感染拡大の状況把握と面会・就業規制

発症患者とかかわった，面会者，医療従事者，他患者の症状出現を把握する．症状出現した場合の対応を該当者に伝える．接触していない者の健康状況の変化にも注意する．

（盛田真弓）

■ 文献

1) 満田年宏訳・著：隔離予防策のためのCDCガイドライン―医療環境における感染性病原体の伝播予防2007．ヴァンメディカル，2007．
2) 国立感染症研究所・感染症情報センター：ノロウイルス感染症．
   http://www.nih.go.jp/niid/ja/diseases/na/norovirus.html
3) 厚生労働省：ノロウイルスに関するQ&A．
   http://www.mhlw.go.jp/topics/syokuchu/kanren/yobou/040204-1.html

5) 伝達性海綿状脳症（TSE）- クロイツフェルト・ヤコブ病（CJD）など

ヒトのプリオン病には，（古典的）クロイツフェルト・ヤコブ病（CJD），ゲルストマン・ストロイスラー・シャインカー病，致死性不眠症などがあり，ウシ海綿状脳症（BSE, 狂牛病）との関連で，変異型クロイツフェルト・ヤコブ病（vCJD）が注目されている．これらのプリオン疾患をまとめて，伝達性海綿状脳症（TSE）とよぶ．

(1) 検　査
いずれのTSEにも確立されたスクリーニング検査はなく，発病前診断は不可能である．

(2) 日常の対策
TSEの診断が確定した症例あるいは疑いが強い症例の診療に際しては，患者のプライバシーの保護にも十分に留意しつつ，過剰な取り扱いに陥らないように注意する必要がある．

(3) 感染経路
プリオンによる感染力はかなり弱いと考えられている．ただし，通常の消毒滅菌法では感染力を失わないことから，病院感染対策のうえで特別な注意が必要である．ただし，vCJDに関しては，感染性プリオンがリンパ組織に証明されるが，世界的にも症例数が少なく，感染性に関する評価は定まっていない．

(4) TSEの診断が確定または強く疑われる患者の処置における原則
・処置においては標準予防策を遵守する．侵襲的処置を取らない限りにおいては，vCJDの症例を除いて，特別な感染予防策を講じる必要性はない．
・患者を個室隔離とする必要はないが，精神神経症状の進行により身辺の清潔を保持することが不可能になった場合は個室管理が望ましい．
・患者の侵襲的処置に使用する医療器具は，原則としてディスポーザブル器材を用いる．ディスポーザブル器材は，使用後直ちに周囲を汚染しないように破棄する．破棄できない器具は，ビニールで覆うなどして特定できるようにする．vCJDの診断が確定あるいは強く疑われる症例は，聴診器や血圧計，体温計などの診察器具を原則として専用とすることが望ましい．
・患者に使用された医療器具の汚染除去方法は別記するが，プリオンに汚染された可能性のある器材が，他の器材と区別なく混入することがないように十分に注意する．患者の診断が確定していない場合，使用後の器材は検疫状態として別途に保管してもよい．
・室内清掃は多剤耐性菌症例などと同じように清掃用具を取り替えるのみで，他の清掃手順と異なる方法をとる必要はない．
・vCJDの診断が確定あるいは強く疑われる患者の血液や体液で環境が汚染された場合，直ちに拭き取った後，次亜塩素酸ナトリウムで消毒する．リネンが患者の血液や体液で汚染された場合，焼却処分とするか，オートクレーブ後に洗濯する．マットレスや布団はディスポーザ

ブルの不織布で覆い，シーツもディスポーザブルのものを使用する．

(5) プリオンによる汚染器具の汚染除去方法

焼却処分がもっとも確実な方法である．そのため，侵襲的な処置を行う場合は可能な限りディスポーザブルのものを使用する．汚染除去を行う場合には次の方法が推奨されている．

❶ 高圧蒸気滅菌（オートクレーブ）132℃で1時間

厚生労働省の通達による．WHOでは1N NaOHなどによる化学滅菌との併用が推奨されている．

❷ その他

蟻酸処理（90％以上の濃度で，室温1時間），SDS（Sodium Dodecly Sulfate）処理（1〜3％ SDS溶液で，100℃3分間），水酸化ナトリウム処理（1N水酸化ナトリウムで2時間）などの方法がある．

プリオンに汚染された器具または汚染された可能性のある器具が，洗浄に際して他の器具に混入しないように特に注意する．

（新谷良澄）

6）帯状疱疹

　子どものころにかかった水痘ウイルスが体内の神経節に潜み，長時間無症状のまま経過し，加齢，疲労，ストレス，悪性腫瘍，重症感染症，放射線や紫外線の暴露，免疫抑制剤や抗がん剤の投与など，免疫力が低下したときに活性化して，一定の神経支配領域に疼痛を伴う赤い発疹，水疱が出現する．神経痛のような痛みが出現し，同一部位に紅斑，小さな皮疹，水疱が帯状にでき，やがて水疱が破れて痂皮（かさぶた）となる．

　帯状疱疹のできる場所は，胸部，腹部の肋骨に沿った部位が多く，その他に，頸部，顔面，腰部，大腿部にできることがある．発疹は左右どちらかの片側性に多発するのが特徴である．

　帯状疱疹の皮膚症状は2～3週間程度で治るが，その中の約3％に帯状疱疹後神経痛という後遺症が残る．皮疹が消失してから3カ月以上経過しても頑固な神経痛が残り，痛みは強く，鎮痛剤では効果がないこともあり，神経ブロックが必要になることがある．この神経痛を残さないために抗ウイルス薬を投与することが必要である．

　また，帯状疱疹は一度罹患すると再発はしないといわれているが，免疫力が低下すると再発することがある．

　治療は，ウイルスの増殖を抑える抗ウイルス薬をできるだけ早期に十分量を点滴や内服で使用する．皮膚症状に対しては抗ウイルス薬の軟膏塗布が効果的である．病変出現後72時間以内に抗ウイルス薬を使用すれば，皮膚病変と疼痛を軽減できる．

(1) 検　査

- 血液検査
- Tzanck検査：水疱の水疱液を採取して，ギムザ染色を行い，細胞診によりウイルス性細胞を検出する．

(2) 日常の対策―隔離方法

　細胞免疫不全の患者が播種性帯状疱疹を発症した場合は，ウイルスが気道粘膜で増殖して空気感染を起こす．空気感染予防策を行い，患者は個室管理として，水痘抗体保有者がケアを行う．

　入浴は，水疱からの滲出液が多い場合はシャワー浴とする．

(3) 感染経路

- 接　触
- 飛　沫
- 播種性の場合，空気

(4) 発生時の対策

❶ 手指衛生
　水疱などに触れる場合，接触感染予防策を行う．手洗いの励行と手袋の着用，手袋を外した後の手洗いを励行する．患者自身にも患部を触れた後の手洗いの必要性を説明する．

❷ 汚物取扱時の手順
　リネン類の特別な洗濯は不要である．

❸ 必要な PPE
　手袋，エプロン（水疱に触れる際）
　播種性帯状疱疹の場合，水痘抗体陰性者が入室する際は N-95 マスクを着用する．

(5) 接触者への対策

　水痘に罹患していない人（特に乳幼児）や免疫不全の人（特に移植後）は，水痘に感染する可能性があるため，水疱が痂皮化するまで発症患者との接触は控える．

（加藤祐美子）

■ 文献
1) 瀧川雅治，富田　靖，橋本　隆編：標準皮膚科学．第8版，pp537-541，医学書院，2007．
2) 西山　茂：皮膚科アトラス．第4版，pp277-281，文光堂，1997．

7）単純疱疹

　単純ヘルペスウイルス（herpes simplex virus；HSV）による皮膚粘膜への感染症である．1型（HSV-1）と2型（HSV-2）があり，1型は上半身，2型は下半身に病変が出現することが多いといわれている．口唇あるいは陰部などに限局的に小水疱がみられる．

　初感染（免疫のない人に初めて感染した場合）と再発（潜伏していたウイルスが増殖して発症した場合）では症状が異なり，また，1型あるいは2型でも異なる．1型では，幼小児期の初感染の約9割は無症状で，一部に発熱と口腔内に小さな潰瘍が出現したり，小水疱が口唇の周りに出現する口唇ヘルペスなどがある．口唇ヘルペスは風邪をひいたあとなど免疫が低下したときに発症しやすい．2型では，初感染の多くが陰部に小水疱，びらん，潰瘍を広範囲に起こす性器ヘルペスとして発症する．そのほかに，顔面や手指など全身に単純ヘルペスの症状が出現する．初感染の潜伏期間は，2～10日であり，水疱は初感染で14日前後，再発では7日前後で痂皮化する．

　過労や胃腸障害，精神的ストレス，日光照射，寒冷，妊娠などによって，神経節に潜んでいたウイルスが再活性し，発症するので，十分な栄養や休息をとるようにする．

（1）検　査

- Tzanck検査：水疱の水疱液を採取して，ギムザ染色を行い，細胞診によりウイルス性細胞を検出する．
- 単純ヘルペス血液抗体検査で，ウイルス抗原の検出を行う．

（2）日常の対策

　放置しても自然に治癒するが，2型では抗ウイルス薬を内服する．性器ヘルペスの場合は，ウイルスが精液や帯下の中にも存在するため，他人に感染させないために，抗ウイルス薬を内服する．免疫不全者や初感染で重症の場合は，抗ウイルス薬を点滴する．再発病変では症状が軽い場合もあるが，早期に治すために抗ウイルス薬の外用などを行う．

（3）感染経路

　接触による．

（4）発生時の対策

> **❶ 隔離方法**
> 　隔離までは必要ないが，接触感染で広がるので，水疱部分に触れないようにする．また，タオルなどの共用は避ける．患者自身にも手洗いの必要性を説明し，協力を得る．
> **❷ 手指衛生**
> 　患部に触れる場合は，ディスポーザブル手袋を着用し，手袋を外した後には手指衛生を行う．

❸ 必要な PPE
手袋

(5) 事 例

妊娠 38 週を迎えた妊婦が妊娠経過中，臀部ヘルペスを発症して入院した．

前回妊娠時にも同様に臀部ヘルペスを発症し，抗ウイルス薬で治療した．

今回，左臀部に疼痛，水疱が出現し，ヘルペスを疑って外来受診．臀部ヘルペスと診断され，入院となり抗ウイルス薬の内服，臀部に抗ウイルス薬の外用剤で治療した．10 日ほどで水疱が痂皮化して軽快した．

その後，帝王切開で分娩，経過順調で退院した．

入院期間中の感染対策は，トイレ使用時の便座の消毒（トイレ設置のエタノール消毒液）を患者自身に協力依頼した．また排泄後の手洗いを確実に行うように指導した．軟膏処置時には手袋着用し，使用後の手袋は感染性廃棄物として処理をした．

(加藤祐美子)

■ 文献
1) 瀧川雅浩，富田　靖，橋本　隆編：標準皮膚科学．第 8 版，pp537-541，医学書院，2007．
2) 西山　茂：皮膚科アトラス．第 4 版，pp277-281，文光堂，1997．

8) インフルエンザ

　インフルエンザウイルスは現在，A型，B型，C型の3種類に分類され，毎年流行するのはA型とB型で，C型もヒトに感染するが大きな流行は起こさない．

　A型インフルエンザウイルスは，同一亜型内でわずかに変異（連続抗原変異，小変異）する特徴をもっている．B型，C型にはないこのような特徴をふまえ，毎年，国立感染症研究所が流行種の予測を行い日本におけるインフルエンザワクチンの製造株を決定している．また数年から十数年単位で，突然別の亜型へ変異（不連続抗原変異，大変異）し大流行することも歴史的にわかっている．過去の例としては，1918年の「スペインかぜ（A型H1N1）」，1957年の「アジアかぜ（A型H2N2）」，1968年の「香港かぜ（A型H3N2）」，1977年の「ソ連かぜ（A型H1N1再出現）」がそれであり，最近では2009年に世界的流行（パンデミック）となったいわゆる新型インフルエンザ（2012年現在では新型とは呼ばない）「インフルエンザ（H1N1）2009」が記憶に新しい．

　潜伏期間は1～4日．症状は，発熱（通常38度以上の高熱），頭痛，全身の倦怠感，筋関節痛などが突然現れ，咳，鼻汁などの上気道炎症状がこれに続く．合併症を起こさなければ約1週間で軽快（症状出現前日～出現後5日くらいが感染力は強い）．小児，高齢者，また他疾患などで抵抗力の弱っている者は気管支炎，肺炎，脳症などを併発し，重症化または死に至ることもある．

　治療は，現在リン酸オセルタミビル（タミフル®），ザナミビル水和物（リレンザ®），ペラミビル（ラピアクタ®），ラニナミビル（イナビル®）の4つの薬剤が使用可能である．

　また，高病原性の「鳥インフルエンザ（H5N1）」の報告が，アジア地域から多く報告されている．死亡率60～70％と高いが，本来はヒトに感染しないタイプのものであり，大きな流行は認められていない．しかし，専門家は近い将来「鳥インフルエンザ（H5N1）」がヒトに感染する「新型インフルエンザ」に変異する可能性を強く示唆しており，2009年のパンデミックによる反省材料を踏まえ，実施すべき対策について準備していく必要がある．

(1) 検　査

　インフルエンザ迅速検査キットを用いて，患者の鼻腔または咽頭ぬぐい液で迅速（20～30分以内）に診断できる（A型，B型のみ）．

(2) 日常の対策

・外来では，病院を利用する人々に「咳エチケット」の考え方を普及していく必要がある．咳や発熱を主訴とした患者のトリアージを迅速に行えるよう，流行期に備え，あらかじめ対策を行っていく必要がある．
・予防接種はインフルエンザ感染症に対する最大の予防策である．特に医療従事者はアレルギーなどの障害がない限り接種すべきである．

❶ インフルエンザワクチンの種類

　2011/2012シーズン（平成23年秋冬）のインフルエンザワクチンは，「ブタインフルエンザ（カリフォルニアA型/H1N1）」と「季節性A香港型（ビクトリアA/H3N2）」のA型が2種類と，「B

型インフルエンザ」の1種類が入った3種混合ワクチンである．ワクチンは「HAワクチン」といってインフルエンザウイルスを不活化したものである．

副作用として，接種局所の発赤，腫脹，疼痛（通常2～3日で消失）．まれに発熱，疼痛，悪寒，倦怠感がみられる．ワクチンに対するアレルギー反応として，まれに湿疹，じんましん，発赤と掻痒感などが数日みられることもある．

これらの副作用は，予防接種をすることの効果に比べれば非常に低率でまれである．インフルエンザ感染症の予防にはワクチン接種が最も有効な防御手段であり，正しい知識を持ったうえで積極的に予防接種を推進していかなければならない．

❷ 接種の時期

インフルエンザワクチンは，接種後効果が現れるまで約2週間程度かかり，約5カ月間効果が持続する．日本のインフルエンザ感染症の流行は12月下旬～3月上旬が中心であるため，12月中旬までに接種することが望ましい．

❸ 予防接種の費用

2001（平成13）年度から，「65歳以上，および60歳以上65歳未満で心臓や腎臓，呼吸器等に重い病気のある方や，ヒト免疫不全ウイルスによる免疫の機能が低下している方」を対象に公費補助を受けられることになった．

（3）感染経路

- 飛沫
- 接触
- 空気（エアロゾルの発生の可能性がある場合など限られた状況下．例：気管内吸引など）

インフルエンザ感染症患者の咳やくしゃみのしぶきとともにインフルエンザウイルスが空中に飛び出し（飛沫；5μm以上の粒子），それを吸入し上気道に定着して感染が成立する（飛沫感染）（図3）．

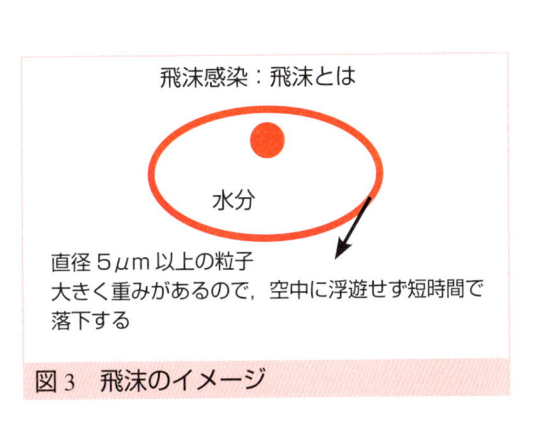

飛沫感染：飛沫とは

水分

直径5μm以上の粒子
大きく重みがあるので，空中に浮遊せず短時間で落下する

図3　飛沫のイメージ

（4）発生時の対策

❶ 隔離方法
- 原則として個室隔離
- 個室が準備できない場合，集団隔離（コホート）
- 集団隔離ができず多床室で隔離する場合は，ベッド間を1m以上離し，カーテンなどで仕切る．

❷ 環境整備
- 病室内で患者が使用した器具器材，リネンは特別扱いしなくてよい．

- 日常清掃も通常の清掃でよい．

❸ 必要なPPE
- 患者の2〜3m以内に接近する医療従事者や面会者は，外科用マスクを着用する（できるだけ顔に密着させて着用する（図4））．
- マスクは水や湿気でフィルターの効力を失うので，濡れた場合は交換する．使用後は捨てる．

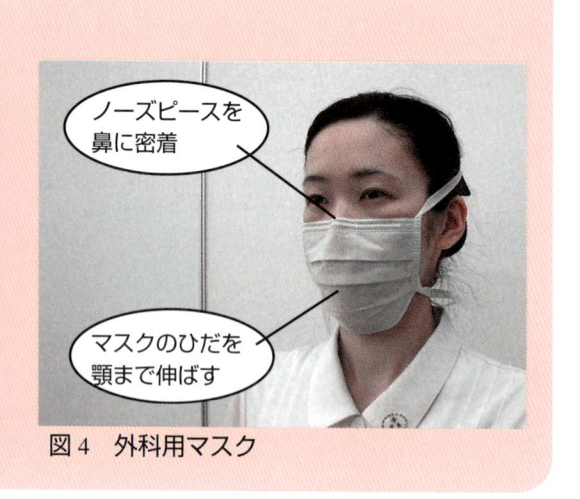

ノーズピースを鼻に密着

マスクのひだを顎まで伸ばす

図4　外科用マスク

（5）接触者への対策

65歳以上の高齢者や慢性呼吸器疾患，慢性心不全，代謝性疾患，腎機能障害などのハイリスク者については，抗インフルエンザ薬の予防内服を検討するが，耐性ウイルス出現の素地となる可能性があるため，一般的には推奨しない．

（6）インフルエンザを発症した職員への対応

発症者は，院内規定に基づき就業規制を行う．学校保健安全法では，解熱後二日の出席停止期間を設定しているが，厚生労働省のインフルエンザQ&Aでは「ウイルス排出期間の7日間は外出を控える」としており，就業規制の参考とする．

（7）事　例

1月のある日，呼吸器病棟で，6人病室から同時に2名の患者が発熱と強い倦怠感を訴えた．
症状を訴えた患者の1人は3日前に自宅へ外泊をしていた．医師はインフルエンザを疑い検査をした結果，2名の患者からインフルエンザA型が検出された．

❶ 病棟責任者
①発症患者と同室だった患者および同病棟入院患者に説明と同意を得る．
②患者を隔離する．個室があれば個室へ．個室が準備できなければ2名の発症患者を同室で隔離する方法（コホート）を取る．
③2名（多人数）の同時発症の隔離方法としてはコホートが現実的である．
④発症患者と同室だった非発症患者は潜伏期間にあると考え，終息が確認できるまで新患者を同室にしない．
⑤面会者にはインフルエンザ対策を実施していることを知らせ，患者面会時のマスク着用などへの協力を得る．
⑥ICT（感染制御チーム）および院内感染担当者へ報告，連絡，相談をする（対応策開始と同時に連携をとることが望ましい）．

❷ 予防策

①予防投与
・症患者と同室の患者に対し，主治医と感染対策担当者はタミフル®の予防投与について，実施の有無と範囲を決定する．

②患者と面会者の予防対策とPPE
・発症患者と同室患者（潜伏期間にある可能性あり）はベッドを離れる際，外科用マスクを着用してもらう（感染力のある可能性があり，他へ伝播させないため）．
・同病棟入院患者にはベッドから離れる際，外科用マスクの着用を促す（感染を受けないため）．
・病棟内流行が終息するまで面会者の来訪を最小限にすることが望ましいが，面会時にはマスク着用などに協力してもらうようにする．
・外科用マスクの正しい着用とともに，手指衛生管理についても説明と指導を行う．

❸ 医療者の対応
・発症患者接触時は外科用マスクを着用する．
・潜伏期間にある患者に接触する際も外科用マスクを着用する．
・インフルエンザワクチン接種をシーズンの初めに受けるべきである（p114 職業感染対策を参照）．

（西川美由紀）

■ 文献
1) 泉　孝英，長井苑子：医療者のためのインフルエンザの知識．pp93-106，医学書院，2005．
2) 菅原えりさ：感染拡大を防ぐには！．おはよう21，14（14）：16-21，2003．
3) 満田年宏 訳・著：隔離予防策のためのCDCガイドライン：医療環境における感染性病原体の伝播予防2007．ヴァンメディカル，2007．
4) 厚生労働省ホームページ．インフルエンザQ&A.
   http://www.mhlw.go.jp/bunya/kenkou/kekkaku-kansenshou01/qa.html
5) 国立感染症研究所　感染症情報センターホームページ「インフルエンザQ&A（2008年度版）」(4) ワクチン接種
   http://idsc.nih.go.jp/disease/influenza/fluQA/QAdoc04.html

9) 結 核

　結核菌は長さ2～4μm，幅0.3～0.6μmの細長の桿菌である．肺結核患者の咳やくしゃみのしぶきの内部には結核菌が存在し，しぶきが蒸発すると内部にあった菌（飛沫核5μm以下）が空中に浮遊する．それを吸入することで伝播する（空気感染）（図5）．

　感染者のうち，発症する人は10～20％で発病しない人は潜在性結核となり，数年から一生の間に再燃として発症することもある．結核菌の侵入門戸は呼吸器で，肺が増殖の場となるが（肺結核），場合によっては経気道性，リンパ行性，血行性に全身臓器に波及する（肺外結核）．

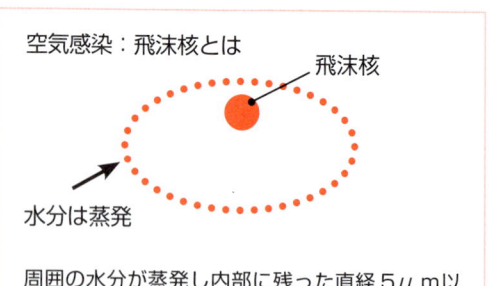

図5　飛沫のイメージ

　2007（平成19）年3月で「結核予防法」が廃止され，同年4月より「感染症の予防法及び感染症の患者に対する医療に関する法律」（感染症法）の2類感染症に統合された．

　2010（平成22）年度の日本の全結核患者数は約2万4千人であり，減少傾向とはいえども，世界的には依然として中蔓延国である．そのうち，70歳以上の高齢結核患者が新登録結核患者の半数以上を占める．働き盛りの感染性のある結核患者では，受診の遅れ（2カ月以上の割合）が依然大きく，20歳代の新登録結核患者の外国籍結核患者割合が増加傾向であるという特徴がある．また，結核罹患率の地域差は依然大きく，大都市で高い[1]．

　治療は，イソニアシド（INH），リファンピシン（RFP），ピラジナミド（PZA），ストレプトマイシン（SM）またはエタンブトール（EB）などから，菌に感受性のある薬剤を用い，作用機序の異なる薬剤を複数併用する．不完全な服用は，再発，多剤耐性結核菌の出現，慢性排菌を生み出すため，薬剤投与に関してはDOTS＊の積極的なとりくみが推奨されている．

　＊DOTS（Directly Observed Treatment Short-course）：医療関係者が患者に直接抗結核薬を提供し，患者が飲み込むのを目で見る対面服用方法

（1）検　査

　結核の診断には塗抹検査，核酸増幅法，そして分離培養法を総合して判断する．

❶塗抹検査

　喀痰中の抗酸菌を直接観察する方法で，もっとも迅速な検査方法である．手技が簡単で低コスト．しかし，検出感度が低く，抗酸菌は検出できるが菌種の同定はできない．よって，塗抹検査の結果だけでは結核と確定できない．菌量の表記方法は2000年に従来のガフキー（Gaffky）号数から簡便な記載法〔陰性（－），擬陽性（±），少数（＋），中等数（2＋），多数（3＋）〕に変わったが，一般の臨床ではまだガフキー号数で呼ばれることが多い．また，生菌と死菌の区別はできない．

❷ 核酸増幅法（polymerase chain reaction；PCR 法など）

喀痰や胃液から直接結核菌の遺伝子（DNA や RNA）を増幅し菌を検出する方法である．高感度で菌の同定まで可能なので結核菌と非結核菌との判別ができる．しかし，生菌と死菌の区別，菌量の評価はできない．

❸ 分離培養法

生菌がいるか判断する唯一の方法で，菌種の同定や感受性検査のために必須である．しかし，結核菌の特徴により培地にコロニーを形成するまで 3〜4 週間かかるため，結果が出るのに時間がかかる．

❹ 全血インターフェロンγ応答測定法（クォンティフェロン®TB ゴールド，以下 QFT-3G）

潜在性感染症の診断目的に使用されることから，接触者検診に適用されることが多い．検査結果は BCG*接種の影響を受けないので，ほとんどが BCG 接種を受ける日本においては，ツベルクリン反応に代わり導入されている．ただし，QFT-3G では，結核の既往と最近の感染を区別することができない．

*BCG：弱毒化されたウシ型の結核菌．結核予防のワクチンとして利用される．

(2) 日常の対策

- 呼吸器衛生，咳エチケット
- 「採痰ブース」の整備
- 問診にてトリアージ：結核の可能性のある患者をできるだけ早期に隔離するため．
- 呼吸器内視鏡室の空調管理を結核病室と同レベルとする（結核病室と同レベル）：医療従事者の N-95 マスク*の着用
- 細菌検査室における結核菌の取り扱い：安全キャビネット内で取り扱う．

*N-95 マスク：0.1〜0.3μm の微粒子を 95％以上除去する性質のあるマスク（図 6）．

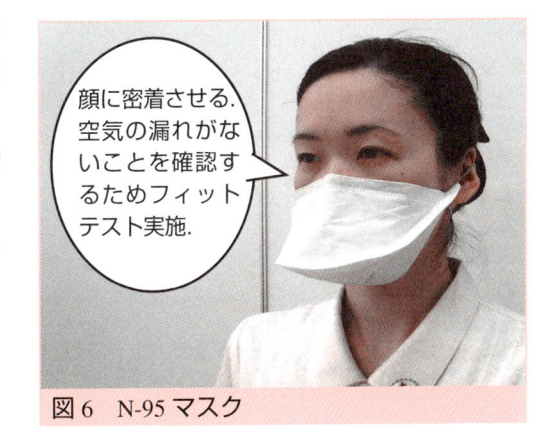

図 6　N-95 マスク

（顔に密着させる．空気の漏れがないことを確認するためフィットテスト実施．）

(3) 感染経路

空気により感染する．

(4) 発生時の対策

❶ 隔離方法

- 陰圧に制御された病室（個室）に速やかに移動させる．

　陰圧室：周辺室より陰圧に管理（空調により調整される）

　　　　　換気：1 時間に 12 回の換気量を確保できる．

　　　　　排気：他の排気循環とは別に独立した排気を行うか，循環式空調の場合は高性能濾過フィルター（HEPA フィルター）を介して戸外へ排気する．

- 陰圧設備のない施設は，結核患者に対応できる施設への転院を考える．
- 陰圧設備がないにもかかわらず，結核患者を収容しなければならないときは次のように対処する．

　「簡易式HEPAフィルター内蔵空気清浄機」などを設置し，陰圧環境をつくる．
　「簡易式HEPAフィルター内蔵空気清浄機」の設備がない場合は感染管理に限界があることを認識しなければならない．
　患者の移動は，必要な場合のみに制限し，移動の際，患者は外科用マスクを着用する．

❷ 環境整備

　患者使用器具，リネンおよび日常清掃は次のようにする．
- 病室内で結核患者が使用した器具器材，リネンは特別扱いしなくてよい．
- 日常清掃も通常の清掃でよい．

❸ 必要なPPE

　患者に接触するすべての医療従事者および面会者はN-95マスクを着用する．

(5) 接触者への対策

　ICT（感染制御チーム）は感染拡大のリスクを評価し，接触者検診の範囲を決定する．感染管理者は結核患者の対応とともに，何よりも最も時間を費やすのが結核患者接触後の対策である（p118 職業感染防止対策を参照）．

（西川美由紀）

■ 文献

1) 厚生労働省：平成22年結核発生動向調査年報集計結果（概況）．
　 http://www.mhlw.go.jp/bunya/kenkou/kekkaku-kansenshou03/10.html
2) 四元秀毅，山岸文雄：医療者のための結核の知識．第2版，pp1-60，医学書院，2005．
3) 厚生労働科学研究（主任研究者・石川信克）：感染症法に基づく結核の接触者健康診断の手引き（改定第3版）．2008．
　 http://www.eiken.yamagata.yamagata.jp/tuber/tb_tebiki.htm
4) 菅原えりさ：Ⅳ．感染経路別予防策の考え方．院内感染予防必携ハンドブック，洪愛子編，pp44〜51，中央法規出版，2004．
5) 満田年宏 訳・著：隔離予防策のためのCDCガイドライン—医療環境における感染性病原体の伝播予防2007．ヴァンメディカル，2007．
6) 日本結核病学会予防委員会．クォンティフェロン® TBゴールドの使用指針．結核，86(10)839-844，2011．
7) 森 亨：結核−古い病気への新しいアプローチ．SRL宝函，p30，2009．
8) 坂本史衣：基礎から学ぶ医療関連感染対策 標準予防策からサーベイランスまで．南江堂，2008．

2. 入院中の感染対策

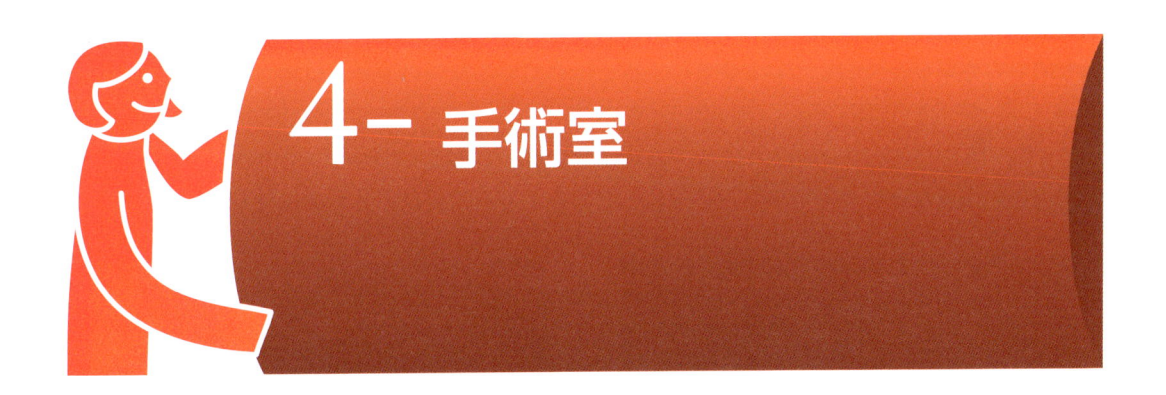

4 — 手術室

　手術室においても感染対策の基本は標準予防策である．手術室独自に行われている感染防止策を見直し，無駄を省き，本当に必要なことを確実に行っていくことが重要である．そのためには，手術室スタッフが手術部位感染の要因を理解し，感染管理者は手術室スタッフと定期的に情報交換をすることが必要である．

1) 手術室入室の準備

(1) 患　者

❶ 清　潔

　術前の入浴は，手術部位の皮膚常在菌量を減らすので手術部位感染防止になる．前日または可能であれば当日にシャワー浴をする．着衣は洗濯してある清潔なもの，あるいは手術患者専用のものを着用する．

❷ 除　毛

　手術部位の体毛が手術の支障になる場合には除毛をする．剃刀ではなく，クリッパーを用いた除毛を手術当日に行う．

(2) 手術室スタッフ

❶ 着　衣

　清潔な手術衣と，手術室専用の帽子を着用する．手術中または滅菌物を展開している部屋に入室する際には，口と鼻を完全に覆う手術用マスクを着用する．

❷ 履　物

　床などの環境微生物を消毒薬により一時的に減らすことはできるが，それを維持することは不可能であり，感染対策上も必要ない．手術室の環境表面が手術部位感染の発生源となることはまれであるため，手術室の入室時に靴を履き換える必要はない．ただし，病院周囲の環境や，

外来者の靴についた泥や土を手術室に持ち込むような場合には，室内履きに履き替えるなどの配慮は必要である．

標準予防策を遵守し，必要に応じ経路別予防策（空気，飛沫，接触）を追加することが重要である．はじめから感染症と判明している患者の手術を行っている部屋の前での履物の交換は必要ない．

(3) 環　境

手術中の血液などによる汚染を最小限にとどめるよう，術式に応じた準備をする（図1, 2）．

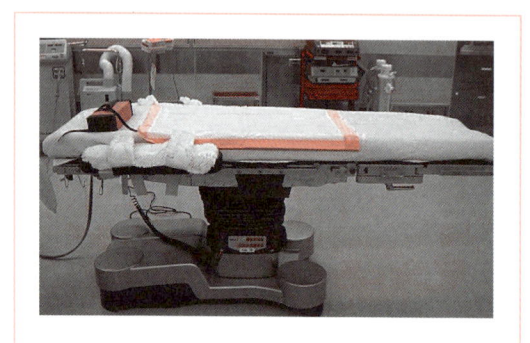

図1　開腹手術での汚染防止例（仰臥位）
シーツや手術台の汚染を防ぐために腹部に吸水性シートを敷いている．

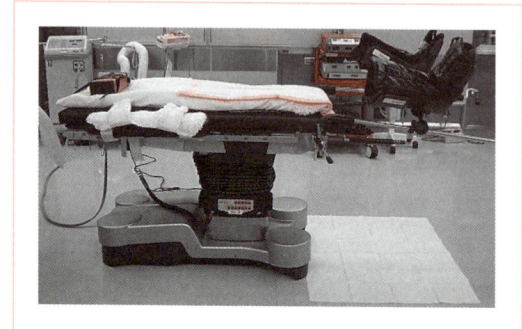

図2　砕石位手術での汚染防止例（砕石位）
シーツ，手術台，床の汚染を防ぐために腹部のベッド上と床に吸水性シートを敷いている．

2) 手術中の感染対策

(1) 器械出し看護師・術者

術前に手術時手洗いをし，滅菌ガウンと手袋を装着する．手術中の清潔操作を守り，手術野の清潔を維持することで手術部位感染を防止する．

手術時手洗いは，皮膚に一過性に付着した通過細菌叢のみでなく，皮脂腺などに住み着いている皮膚常在菌の減少を目的とする高水準な手洗いである．

推奨されている手洗い方法

2005年2月，厚生労働省からの通知では，「持続殺菌効果のある速乾性擦式消毒薬（アルコール製剤）による消毒，または，手術時手洗い用の外用消毒薬と流水による消毒を基本とし，流水を使用した手指消毒においても，アルコール製剤による擦式消毒と併用することが望ましい」とされている．

手術時手洗いに使用する消毒薬

4w/v％ グルコン酸クロルヘキシジン，7.5w/v％ ポビドンヨードの2種類が用いられている．4w/v％ グルコン酸クロルヘキシジンの方が残留する殺菌活性が大きいが，臨床上で問題となる殺菌力には大差がないため，使用する者の好みで選択してよい．

手術時手洗いに使用する水の管理（p64参照）

2005年2月に医療法が改正され，「滅菌手洗い」が「清潔な手洗い」に改められた．これにより手術時手洗いに水道水を使用することが可能となり，運営費用面での経済的効果が期待できる．手洗い水製造装置または水道水のどちらの使用にしても，蛇口付近（排水口）の汚染に注意し，定期的なメンテナンスを行う．

（2）外回り看護師・麻酔医師

標準予防策と手術野や滅菌器械を汚染しないような行動により，手術部位感染や血流・尿道カテーテル関連感染を防ぐ．基本は手洗いである．しかし，外回り看護師と麻酔医師は，患者の入室から退室まで患者に付き添い，処置とケアを行うため，手術室外の手洗い場で手洗いするのは困難な状況が多い．そのため擦式手指消毒薬を有効に利用する．手術の進行具合に合わせて手洗い場での手洗いも積極的に行う（図3）．

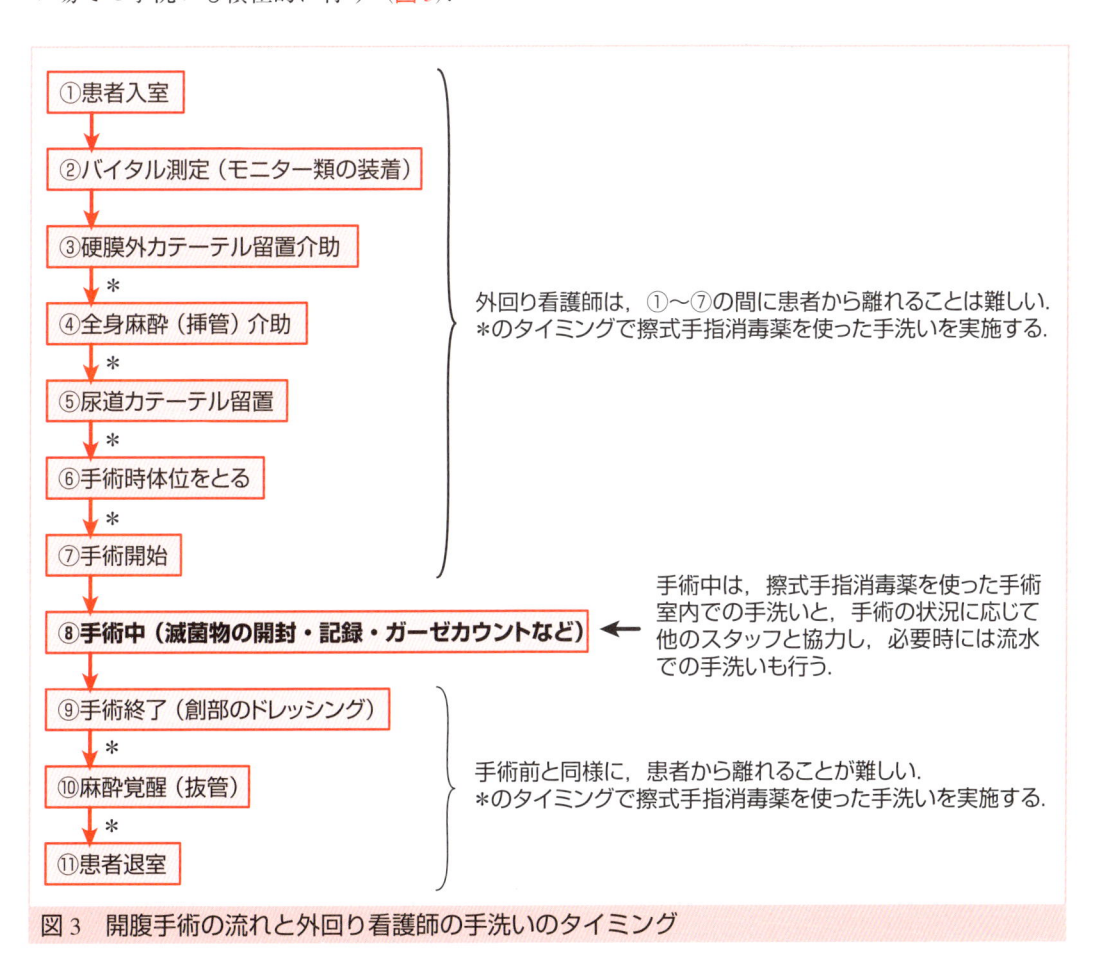

①患者入室
②バイタル測定（モニター類の装着）
③硬膜外カテーテル留置介助
　＊
④全身麻酔（挿管）介助
　＊
⑤尿道カテーテル留置
　＊
⑥手術時体位をとる
　＊
⑦手術開始

外回り看護師は，①〜⑦の間に患者から離れることは難しい．
＊のタイミングで擦式手指消毒薬を使った手洗いを実施する．

⑧**手術中（滅菌物の開封・記録・ガーゼカウントなど）**

手術中は，擦式手指消毒薬を使った手術室内での手洗いと，手術の状況に応じて他のスタッフと協力し，必要時には流水での手洗いも行う．

⑨手術終了（創部のドレッシング）
　＊
⑩麻酔覚醒（抜管）
　＊
⑪患者退室

手術前と同様に，患者から離れることが難しい．
＊のタイミングで擦式手指消毒薬を使った手洗いを実施する．

図3　開腹手術の流れと外回り看護師の手洗いのタイミング

3) 手術終了後

(1) 創部の被覆

創部を密封することで，清潔を保ち手術部位感染を予防する（図4）.

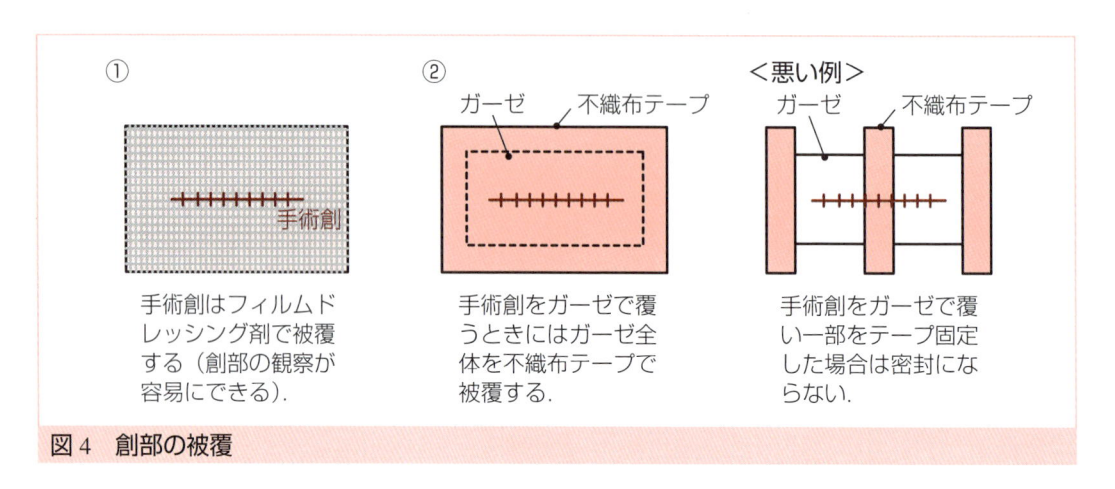

①	②	＜悪い例＞
手術創はフィルムドレッシング剤で被覆する（創部の観察が容易にできる）.	手術創をガーゼで覆うときにはガーゼ全体を不織布テープで被覆する.	手術創をガーゼで覆い一部をテープ固定した場合は密封にならない.

図4　創部の被覆

(2) 手術室の清掃

　手術終了ごとの一律な環境消毒はせず，血液，体液汚染が明らかな場合のみ汚染箇所を消毒する．すべての手術が終了した後には湿式バキューム掃除機で病院消毒薬を用いた手術室の床清浄化を行う．

4) その他，設備・環境

(1) 空　調

　感染防止，室温調整などの面から，各室ごとの独立空調システムをとるのが理想的であり，気流は層流方式が用いられている．これには垂直方式と水平方式がある．手術室の換気条件は，換気回数20回/h以上，外換気は5回/h以上とすることが求められ，フィルターはHEPA (high efficiency particulate air) フィルターを使用することが望ましい（図5〜9）.

(2) 物品の搬入・在庫管理

　さまざまな物品が手術室宛てに届けられるが，搬送の際に入れられているダンボールは埃などで汚染されているため，手術室には持ち込まない（図10, 11）.

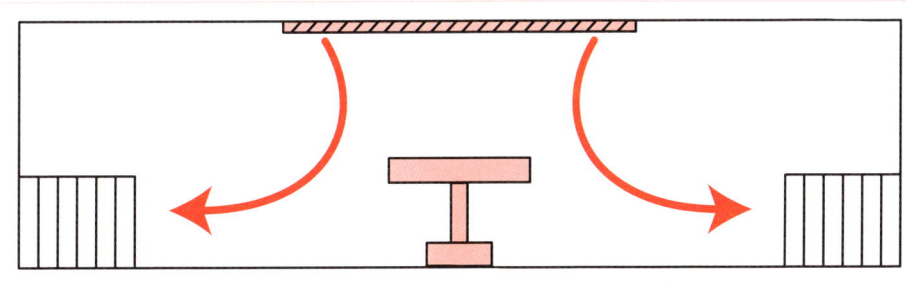

図5 垂直方式の空気の流れ
手術患者の直上から空気が吹き出し，創部を中心に清潔な空気をつくり出す．

図6 水平方式の空気の流れ 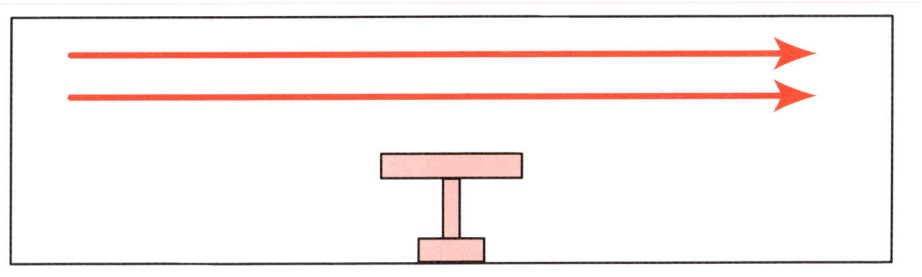
室内を一方向に空気が流れる．下流からのアプローチが容易になる．

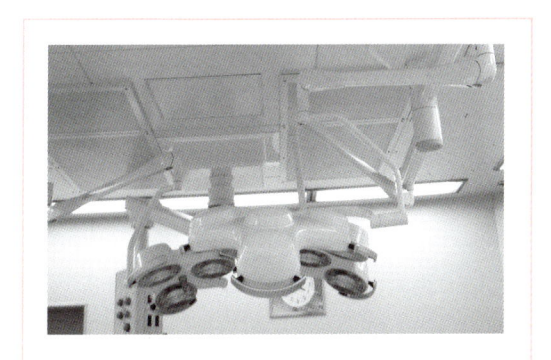

図7 天井の給気口

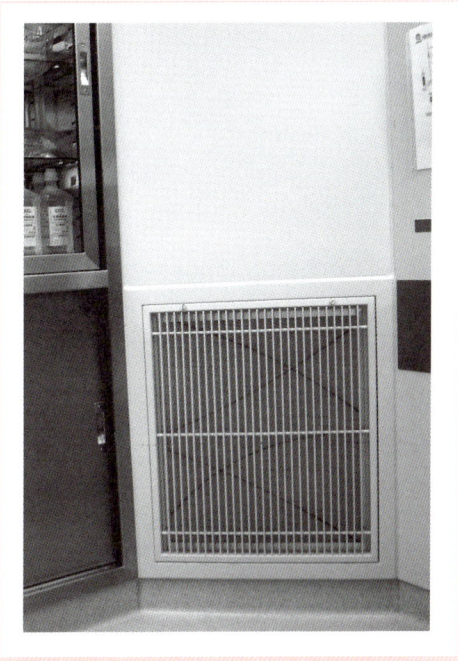

図8 壁の排気口

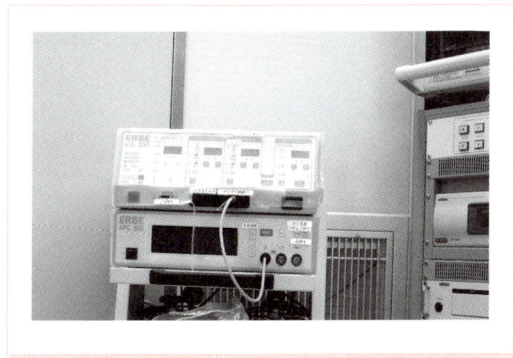

図9 排気口を塞いでいる悪い例

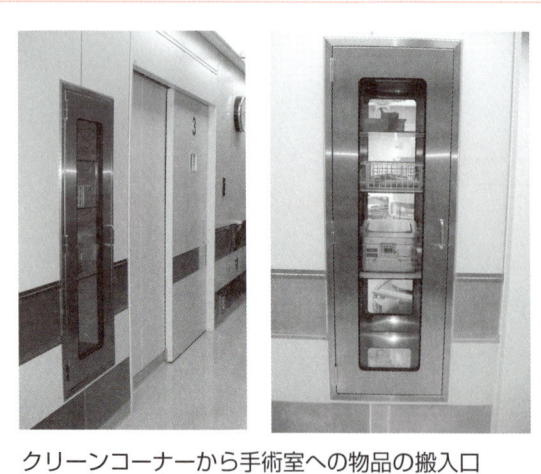

クリーンコーナーから手術室への物品の搬入口

図10　パスボックス

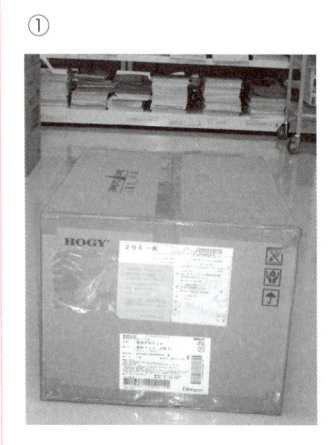

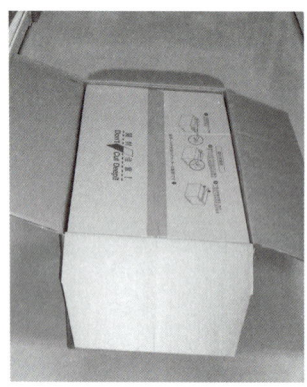

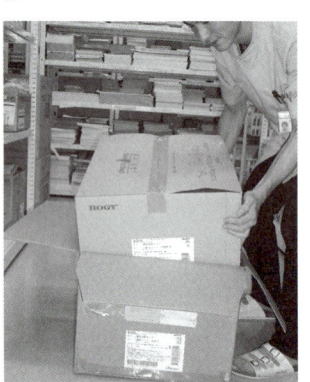

① SPD（Supply Processing & Distribution）や倉庫に搬入されるときは外箱のままとする.
②③ 中を開けて内箱を手術室内に搬入する.

図11　滅菌ドレープの入っているダンボールは二重包装になっている

（雨宮良子）

■ 文献
1) 大久保憲 編：EBMに基づく手術部・サプライ実践ガイド. メディカ出版, 2001.
2) 日本病院設備協会：病院空調設備の設計・管理指針 HEAS-02-2004. 日本医療福祉設備協会, 2004.
3) 小林寛伊 編：手術時手洗いのすべて＜付＞CDC手術部位感染防止ガイドライン1999. へるす出版, 2000.
4) 厚生労働省：医療施設における院内感染の防止について. （通知医政指発第0201004号, 2005年2月）.

2. 入院中の感染対策

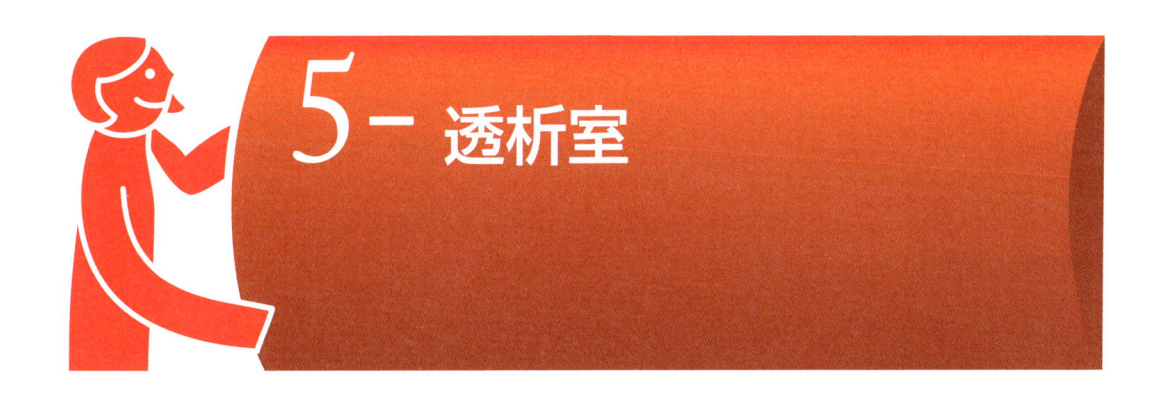

5 — 透析室

　透析室（図1）では，血液へのアクセスが多いため，B型肝炎ウイルス（HBV），C型肝炎ウイルス（HCV）対策は特に重要である．一般病棟に比べて血液で汚染された環境表面や器材，医療従事者の手を介して患者にウイルスを伝播する可能性が高いため，ケアや処置の際はディスポーザブル手袋を着用し，手袋を外した後は手指消毒を実施する．また，血液が飛散することが予想される場合は，手袋，ゴーグル，マスク，ビニールエプロンなど必要な防護用具を着用する．

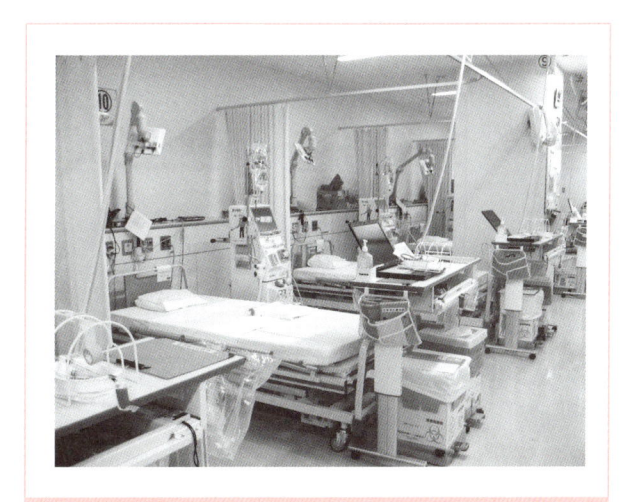

図1　透析室

1) 血液浄化療法における感染防止上の注意点

(1) 処置における注意点

- ヘパリンなど分注して使用する薬剤のバイアルは絶対に患者の側に持ち込まない．
- 注射器の共有はしない．
- バイアル，シリンジ，注射針をポケットに入れて持ち歩くことは絶対にしない．

(2) 環境整備

- 薬剤や医療器材を準備する清潔なエリアに使用後の器材や血液サンプルを持ち込むことは絶対にしない．
- 静脈圧ライン，動脈圧ラインのトランスデューサーには使い捨てのプロテクターを設置する．
- 次の患者の治療に移る際には，ベッド，机，透析機器などの環境表面を消毒用エタノールなどを用いて清掃，消毒する．血液がこぼれた場合には10倍希釈した次亜塩素酸ナトリウム（原液6%）で拭き取る．

(3) 感染症患者への対応

- HBVは血液が肉眼的に確認できなくても血液浄化療法の環境から患者に感染する可能性がある．特別な感染防止手順が必要であり，血清HBs抗原陽性の患者は血液浄化療法中できる限り隔離する（図2）．
- 血清HBs抗原陽性の患者の浄化療法の際は，可能な限り医療従事者を専属として，同室する患者はHBs抗体陽性（10mIU/ml以上）の患者を優先する．
- 維持血液透析が必要なすべての患者にHBVワクチンの接種を推奨する．血清HBs抗体が10mIU/ml未満の患者は，HBVに感染する可能性があるため，血清HBs抗原を定期的（できれば1カ月ごと）にチェックする．
- 抗HCV抗体陰性の維持血液透析患者では，血清トランスアミナーゼ値を定期的（できれば1カ月ごと）に測定して，抗HCV抗体を6カ月ごとにチェックする．

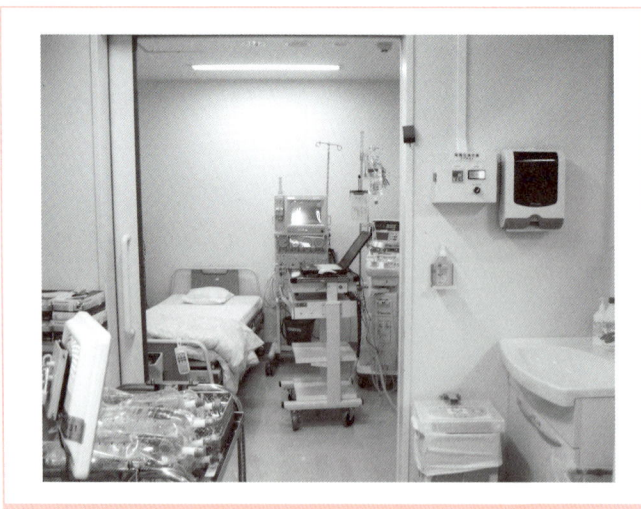

図2 透析室における個室．陰圧可能である必要はない

（新谷良澄）

2. 入院中の感染対策

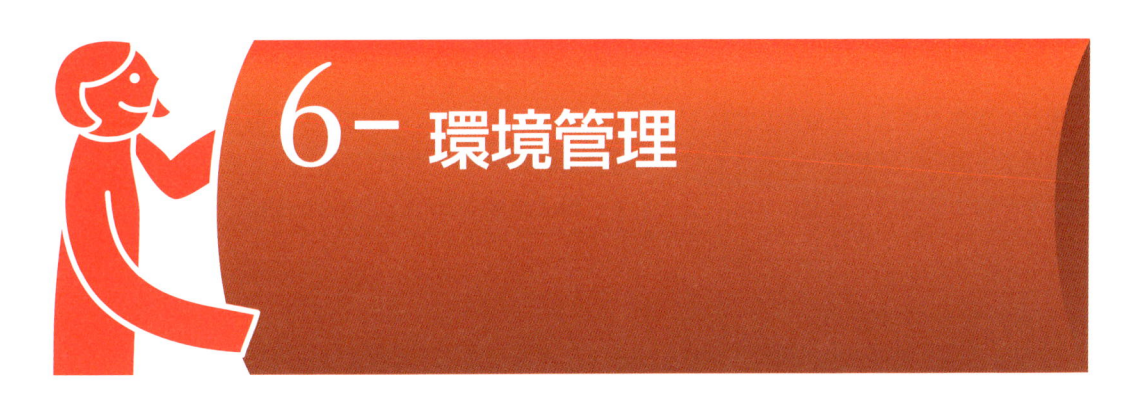

6 – 環境管理

1) 空　調

　ナイチンゲールは「患者の体を冷やさないようにしながら，患者が吸う空気を外の空気と同じくらい清浄にしておくこと」と空調の大切さを述べている[1]．その後，約150年経った今では，空調は中央管理され自動コントロールとなっている．
　表1に病院施設でのゾーニングと室内圧について代表例を示した．

■ 表1　病院施設でのゾーニングと室内圧（例）

清浄度クラス	区域名称	該当室	概要	室内圧
Ⅰ	高度清潔区域	バイオクリーン手術室 易感染患者用病室	HEPAフィルターを介した層流方式による換気	陽圧
Ⅱ	清潔区域	一般手術室	高性能フィルターを使用した空気浄化	陽圧
Ⅲ	準清潔区域	ICU，NICU，PICU 手術手洗いコーナー	中性能以上のフィルターを使用した換気	陽圧
Ⅳ	一般清潔区域	一般病室 人工透析室 内視鏡室（消化器） 一般検査室	中性能以上のフィルターを使用した換気	等圧
Ⅴ	汚染管理区域	RI管理区域室 細菌検査室など 内視鏡室（気管支）	室内圧を周辺区域より陰圧にし，汚染空気が他区域に漏れないよう防止する	陰圧
Ⅴ	拡散防止区域	患者用便所 使用済みリネン室 汚物処理室	不快な臭気が発生する部屋で室外に臭いが漏れないようにする	規定なし

（日本医療福祉設備協会：病院空調設備の設計・管理指針 HEAS-02-2004．日本医療福祉設備協会，2004．）

(1) 空調管理を適切に行うためには

まず病室の使用目的は何かを知ることである．結核などの感染症患者の管理病室として使用する場合は陰圧独立の全排気システムが必要になる．病室が再循環式の場合はHEPAフィルターを設置するなどの対応が必要になり，他病室や廊下などを汚染しないようにすることが重要である．

次に，空調システムが機能しているかを確認することである．計測器が設置されている場合は圧の確認を行う．計測器が設置されていても日常的管理として肉眼的指標（スモークチューブや紙より）による確認が重要になる．フィルターの機能維持のため定期的な交換を実施することも重要である．

(2) 救命救急の空調

救命救急の空調はどうあればいいのか．そこで，まず考えることは，どのような患者が訪れるのか，また感染防止対策上リスクとなることは何かという点である．

次のように他の外来に比べ救命救急では空気感染のリスクが高い．
・外来患者の感染症の有無を把握できない．
・救命救急では迅速な対応が求められる．
・救急車で搬送された患者が急に喀血する場合がある．
・呼吸不全状態で搬送され気管内挿管を実施したところ，救命後に結核であることが判明する場合がある．

そこで，空調の条件として，蘇生室の空調は単独排気で再循環は行わないシステムが好ましい．

(3) 一般病室の空調 （図1）

ICT（感染制御チーム）ラウンド中に，空気の停滞を感じたら以下のことを確認する．
① 給気口はどこか．
② 排気口はどこか．
③ 部屋の大きさと換気システムが現状に適しているか．

①〜③について営繕課（設備担当者）と共同で調査することが解決を早める．そのためには，ICTメンバーに営繕課も含めていると活動しやすい．そして，実際に空気流を確認し，給気量

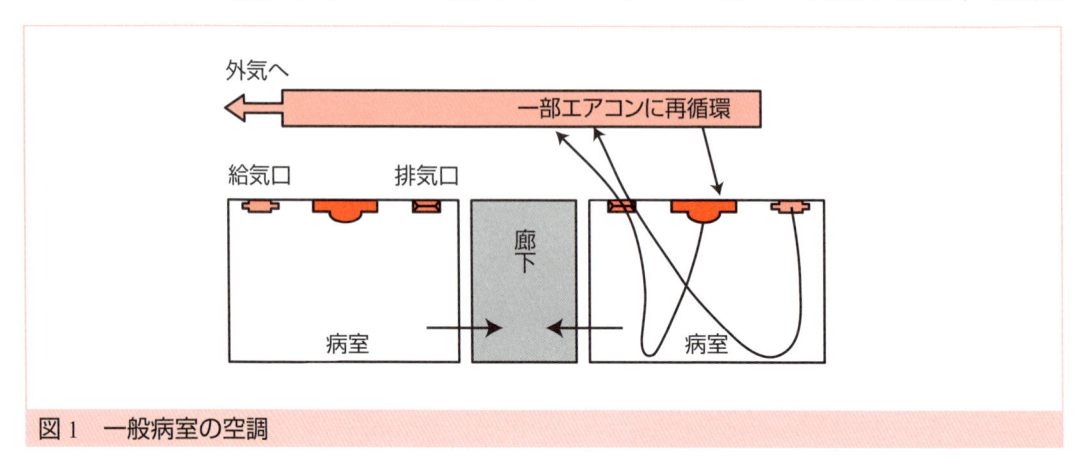

図1　一般病室の空調

と排気量,そして空気流から現在のシステムのどこに問題があるのかを把握し,対応を検討する.その対応が設備の改築にあたる場合は予算案作成を事務の担当者と共同で行い改善に努める.

(4) 結核感染疑いの患者が発生したときの空調管理

❶ 自施設で陰圧独立換気室が設置されている場合
・陰圧独立換気病室で管理できるようにベッドコントロールする.
・患者のベッドの位置は排気口の下が好ましい.

❷ 陰圧室がない場合で,結核施設へ転院するまで自施設で管理する必要が発生した場合
個室があり,独立換気のシステムであったら,施設課の協力を求め,給気量と排気量の調節が可能か確認し,対応を図る.

❸ 独立換気ではないが,個室がある場合
・給気口,排気口を閉鎖し,温度管理はエアコンのみで行う方法をとる.換気は窓で調節.病室の入口は常時閉めておく.ドアに蛇腹がある場合はテープなどで閉鎖する.この方法は最終手段である.あくまで応急処置と考える.
・簡易陰圧換気システムの装備を準備する.
空調が独立換気でなく再循環を行うシステムであれば,排気口から他へ漏れてしまうことが考えられるため,できるだけ早い時期に結核治療のできる施設への転院を考える.

(5) 点滴の調製

点滴はクリーンベンチ内で中央管理のもとで調製されることが推奨されるが,多くの施設ではまだ各病棟など現場で調製している.

クリーンベンチがなく各現場で調製する場合に注意することは次の点である.
① エアコンや給気口の下で点滴の調製をしない.
② 点滴をつくる場所は落下細菌などの影響を少なくするために,天井から物を吊るさない.
③ 人の出入りの激しい場所で点滴の調製をしない.

空調について述べてきたが,管理を行う場合ICTのチームに営繕課などの専門家の参加を促し,ともに病院内感染防止に取り組むことが有効である.

(藤木くに子)

■ 文献
1) フローレンス・ナイチンゲール著/小玉香津子・他訳:看護覚え書き.日本看護協会出版会,2004.
2) 日本医療福祉設備協会:病院空調設備の設計・管理指針 HEAS-02-2004.日本医療福祉設備協会,2004.
3) 大久保憲:病院空調設備・管理指針2004について.感染制御,1 (2):105-110,2005.
4) 矢野邦夫:CDC環境感染防止のガイドラインから.総論CDCガイドライン,感染制御,1 (1):5-10,2004.

2) 水・水道

近年，上下水道が整備され，さらに，水道の塩素消毒などにより衛生的な飲料水の供給ができ生活環境衛生が向上している．水道水により伝播していた病原微生物の問題は解決されてきているが，現在も制圧できていない原虫やウイルスなどの病原微生物が存在している．

本来，水道は水源から給水栓まで一元的に管理することが望ましいが，水源から浄水過程を経て配水管までは水道事業者により管理され，排水管から分岐して設置された貯水槽水道は，直接需要者に水を供給する施設であり，建築物の設置者（医療機関）がその管理を行うこととなっている．この管理状態が水道水の安全な供給に直接影響を及ぼす．

水道の水質基準は2003年に追加削除され現在50項目の基準（表2）が定められ，給水栓における水質検査は表3の項目で行われている．この基準を満たせば「管理された水」ということになる．

■ 表2　水質基準に関する省令

項目名	基準値	概要	基準値
一般細菌	100以下/ml	大腸菌	不検出
カドミウムおよびその化合物	0.003mg/l以下	水銀およびその化合物	0.0005mg/l以下
セレンおよびその化合物	0.001mg/l以下	鉛およびその化合物	0.01mg/l以下
ヒ素およびその化合物	0.001mg/l以下	六価クロム化合物	0.05mg/l以下
シアン化物イオンおよび塩化シアン	0.01mg/l以下	硝酸態窒素および亜硝酸態窒素	10mg/l以下
フッ素およびその化合物	0.8mg/l以下	ホウ素およびその化合物	1.0mg/l以下
四塩化炭素	0.002mg/l以下	塩素酸	0.06mg/l以下
pH値	5.8以上8.6以下	味	異常でない
臭気	異常でない	色度	5度以下
濁度	2度以下	他31項目	

（2003年5月30日　厚生労働省令第101号）

■ 表3　検査事項および判定基準（給水栓における水質の検査）

検査事項	判定基準
臭気	異常な臭気が認められないこと
味	異常な味が認められないこと
色	異常な色が認められないこと
色度	5度以下であること
混濁	2度以下であること
残留塩素	検出されること

（1）手術室での手洗い水

❶ 手洗い水の変遷

わが国では長い間，手術時の手洗いに滅菌水を使用していたが，欧米諸国では水道水を使用していた．そこで，手洗い水に水道水を使用した場合と滅菌水を使用した場合とで，手指に残存する細菌数などの比較研究が行われた．研究結果からは，水道水と滅菌水での手洗いにおける細菌数などの有意差は認められなかった．

厚生労働省はこれらの研究結果を受け，医療法施行規則を一部改正する省令（厚生労働省令第12号）を平成17年2月1日に施行し，「医療施設における院内感染の防止について」（医政指発第0201004号）の通知が出された．この通知は滅菌水による手洗いを行うことのできる設備は必ずしも設置しなければいけないものではないと明記している．水道水の基準値は表2に示した内容を充たさなければならない．したがって，各施設で水質管理が適切に行われるための定期的な検査をする必要がある．

❷ 手洗い水の設備はどうするか

厚生労働省は，必ずしも必ずしも滅菌水を使用する必要はないとしているが，まだ多くの施設では滅菌水から水道水への切り替えができていない．

すでに滅菌水が設置されているが，滅菌装置を外すと温水が出ない場合は，次のように対応する．

・経済的に問題がない場合は，滅菌水の装置を外し，温水も出るように改修工事をする．
・施設の建て替えを数年後に控えている場合は，現状維持のままとする．
・改修にかかる費用を算出し，経年的な管理コストを計算（定期的なフィルター交換や水質検査費用）し比較検討する．

(2) 飲料水として使う場合

水道水を飲料水として使用する場合，残留塩素濃度が維持されていれば病原微生物などの問題はほとんどない．しかし，給水栓から本管までの距離にも影響するが，使用頻度が低く，本管までの距離がある場合には，水が停滞し病原性微生物が存在する可能性がある．

そこで，飲料水として使用する場合は，停滞していた水を除くため10秒間程度水を流す．特に使用頻度の少ない給水栓の場合は初めに十分に水を流したあとに使用することが望ましい．

また，氷を飲料水に入れる場合に注意しなければならない点は，その氷がつくられた製氷機の管理状態である．

製氷機の氷の落下口周囲（ストッカーの入口）にカビなどの付着がないか確認する（図2）．特に，角氷の場合は水が製氷皿に溜められ，凍ってから庫内に落とすタイプであるため，カビなどが発生しやすい．安全な氷を提供するためには，必ず製氷機の定期的な清掃と点検が必要である．

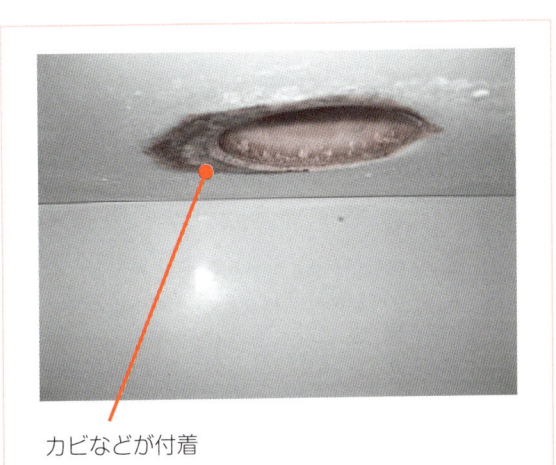

図2 カビなどが付着しやすい製氷機のストッカーの入口周囲

（3）シャワーヘッドの管理

　以前はほとんど関心を示されなかったが，近年，シャワーヘッドの病原性微生物の定着に関連した研究報告がされるようになった．

　シャワーヘッドへの病原微生物の汚染は，シャワーヘッド内の水の停滞や，シャワー浴の際に人体から跳ね返った水滴が原因である可能性がある．

　大湾ら[1]によると，MRSA感染者の使用後のシャワーヘッドを洗浄消毒し，細菌などがないことを確認したあとに，他の患者が使用したシャワーヘッドを再検査したところMRSAの検出をしたという報告がある．

　ほとんどの施設では感染症患者（保菌者含む）のスクリーニングを全患者対象に実施していない．そのため，感染症の有無にとらわれず，患者ごとのシャワー浴後の清掃手順を決めておくとよい．例えば，浴槽を洗う場合に，シャワーホースとシャワーヘッドも洗うようにする（図3）．

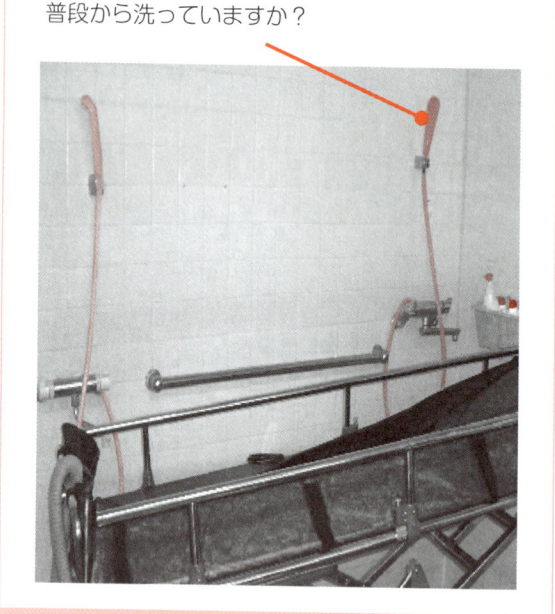

図3　シャワーヘッド（普段から洗っていますか？）

　多くの患者が使用する共用のシャワールームの管理も大切である．シャワーなど複数の人が使用するものへの細菌の汚染は防止することが難しいが，1人ひとりの使用後にどのような清掃が可能かを考えて対策を立てる必要がある．

　このように，水に関する問題は尽きない．蛇口をひねり出てきた水は安全であるという思い込みはなくし，安全に使用できるように各施設で使用基準を設け対応する必要がある．

（藤木くに子）

■ 文献
1) 大湾知子・他：皮膚疾患患者の診療および看護行為に関連した感染防止対策の意識調査―シャワーヘッドによるMRSA接触伝播経路の遮断．環境感染，19（4）：451-457，2004．
2) 水質基準に関する省令（平成15年5月30日厚生労働省令第101号）．
3) 水道法施行規則の一部を改正する省令（平成15年9月29日厚生労働省令第142号）．

3) 清掃，ゾーニング

(1) 病院の清掃とは

病院にとって，患者に快適で清潔な医療環境を提供することは大切な課題であり，病院清掃が果たす役割は大きい．そして病院清掃には，「感染の経路を断つ」という目的もある（図4）．そのため，病院清掃では，きれいにするという成果はもちろんだが，作業方法も大きな問題になる．

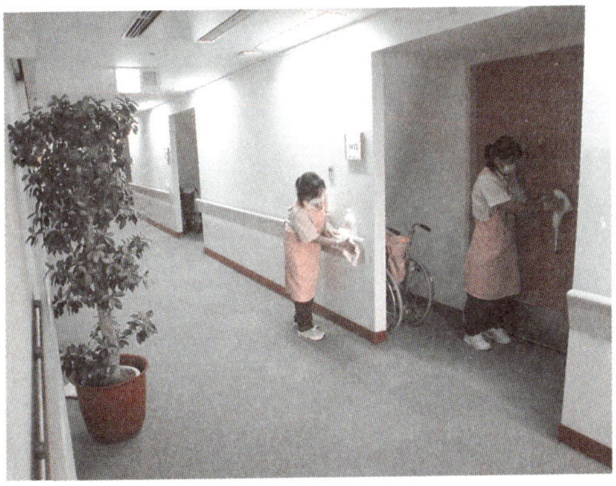

たとえば，清掃作業員が作業中に着用していた手袋のまま，手すりやドアノブに触れて引き上げたりしたらどうだろう．清掃後の状態が素晴らしくても，作業手順や作業後の対応に問題があると，清掃作業員が

図4 「感染経路を断つ」ための清掃管理

感染の媒体となってしまうおそれがある．また，病室に入るとき，看護師はグローブをしているだけであるのに，清掃作業員はそのうえにキャップにマスク，フェイスシールドにガウンといった「完全防御」であったらどうだろう．感染に対する過剰かつ不必要な対応は，患者に不安を与えることになる．

このように，病院清掃は感染対策に関する正しい知識のうえに成り立っていなければならない．

そして，医療従事者も清掃作業員も「病院にとって必要な清掃とは何か」という問題意識を持ち続けることが，病院環境管理には必要である．

(2) 清掃と標準予防策・感染経路別予防策

病院の清掃作業員は，「標準予防策」「感染経路別予防策」の基本を理解したうえで，それにもとづいた適切な清掃作業を行う．

病院は次の項目について清掃作業員が正しく把握できているかを確認する．

① 正しい手洗い
② 適切な手袋の着脱
③ 適切な廃棄物の分別・処理
④ 適切な清掃資材の使用・管理
⑤ 適切な清掃作業手順

多くの病院は清掃業務を外部委託しているが，これらの項目について問題が確認された場合，病院は清掃業者に改善を求める必要がある．そして，病院から清掃作業員に直接指導することは，病院内の感染対策を進めていくうえで重要なことである．また，項目のうち④⑤については，主に技術的なことであるが，感染対策の視点からも注意を払う．

たとえば「清掃資材の使用・管理」という点では，たとえグローブを着用していたとしても，手でモップを絞ることは禁止しなくてはならず，清掃資材置場の衛生管理状況も良好でなくてはならない．「作業手順」という点では，たとえば汚れの激しい場所から直接患者の病室へと清掃するような，汚染の拡大を招く作業は問題である．

また，病院は清掃作業員の職業感染防止についても注意を払う．清掃作業員らに針刺し事故があった場合の対応などについても，マニュアルを設ける必要がある．

清掃業務は，患者と接する機会の多い業務である．そのため，病院は清掃作業員に対し必要な情報を適時供給し，適切な対応がとれるよう指導する．清掃担当者と医療従事者とが信頼関係のもとに病院感染対策に関する情報を共有することは，病院清掃にとって大切なことである（図5〜7）．

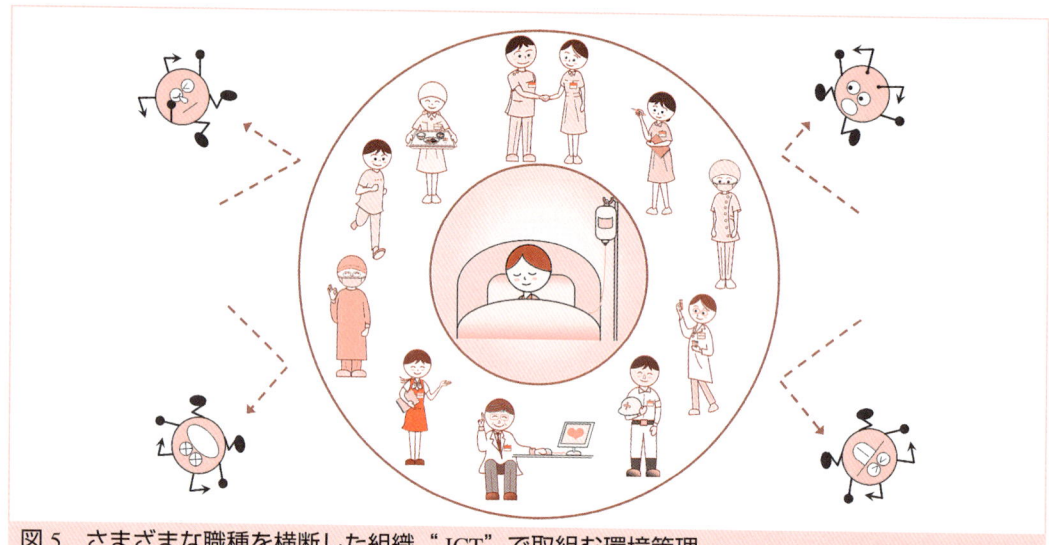

図5　さまざまな職種を横断した組織"ICT"で取組む環境管理

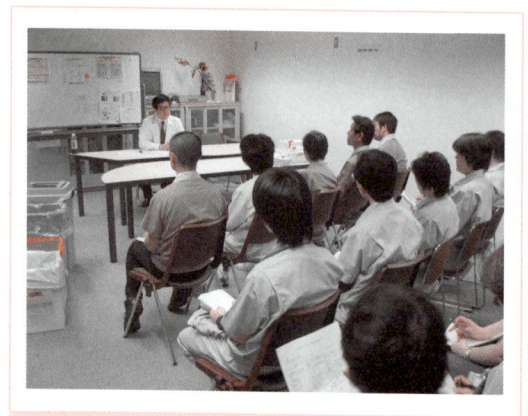

図6　清掃作業員対象の感染対策セミナー

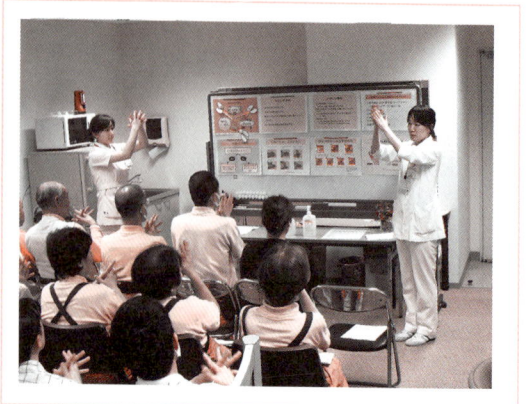

図7　清掃作業員対象の手洗い教室

(3) ゾーニング

病院には常に清潔さが求められるが，すべての部屋を一様に清掃することは不可能である．

しかし，求められる清潔度の違いにより区分け（ゾーニング）することで，作業の効率化を図ることができる．

表4は「病院空調設備の設計・管理指針」（日本病院設備協会，2004年）で示された，清浄度の違いによるゾーニングである．これは空調を対象として区分けされたもので，各ゾーンは独立した空調系統として清浄度を維持することとされている．病院清掃においても，この表をもとにゾーニングして管理することが合理的であるが，建築の構造は異なり，患者導線や医療スタッフなどの動線もそれに伴う．

このため，患者を中心に考えながら，効果的なゾーニングを設定する．

また，ゾーニングで示した清潔度の高・低は，清掃レベルの高・低を示すものではない．

■ 表4 清浄度クラスと換気条件（代表例）

清浄度クラス	名称	該当室（代表例）
I	高度清潔区域	バイオクリーン手術室，易感染患者用病室
II	清潔区域	一般手術室
III	準清潔区域	未熟児室，膀胱鏡，血管造影室，手術手洗いコーナー，NICU，ICU，CCU，分娩室
IV	一般清潔区域	一般病室，新生児室，人工透析室，診察室，救急外来（処置・診察），待合室，X線撮影室内，内視鏡室（消化器），理学療法室，一般検査室，材料部，手術部周辺区域（回復室），調剤室，製剤室
V	汚染管理区域	RI管理区域諸室，細菌検査室，病理検査室，隔離診察室，感染症用隔離病室，内視鏡室（気管支），解剖室

この表などを参考にしながら，環境に応じ患者を中心に考えた「清掃のためのゾーニング」を設定

（社団法人 全国ビルメンテナンス協会：新版 病院清掃基本と実務，2008）

たとえば，汚染管理区域のトイレ，汚物処理室などは，その汚染を病院内に拡散しないよう，清掃のとき特に配慮が必要な区域である．ゾーニングは清潔度で境界を設定することで汚染の拡大を防ぐための手段なのである．

各施設で詳細に設定されたゾーニングについては，図面などで色分けし，医療従事者と清掃担当者とで認識を共有することが望ましい．また，モップ，ウエス，ラーグなどの清掃資材も，ゾーニングに対応した色を指定することで，より管理が徹底される（図8，9）．

感染の経路を断つことを目的とした病院清掃にとって，「ゾーニング」は大切なポイントである．

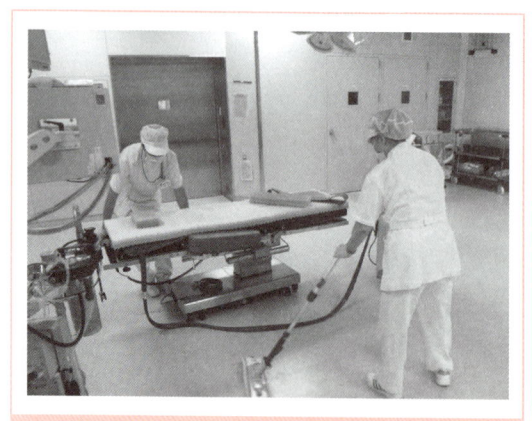

図8　手術室の清掃

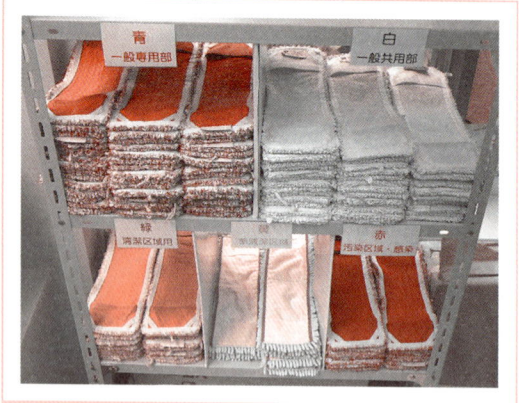

図9　ゾーニングに合わせて色分けした化学モップ

(4) マニュアルの作成と清掃管理

　感染対策を重視した良好な病院清掃が行われるために，病院は清掃方法についてのマニュアルを準備する．清掃を外部委託している場合，委託仕様書にこの内容は含まれる．
　マニュアルで示されるべき主な内容は次のとおりである．
・清掃範囲とゾーニング：図面をカラーで区分け
・清掃の周期：日常清掃，定期清掃，緊急清掃など
・清掃の手順：部屋の種類ごと，床材など建築資材ごと，血液・体液の処理方法など具体的に
・清掃資材について：清掃資材の条件・使用方法・管理方法
・作業上の注意点ほか：感染対策，廃棄物の取り扱いなど

　このマニュアルの内容は定期的に見直される必要がある．医療従事者も清掃方法について最新の情報を共有することが望ましい．
　感染管理者は，適切な病院清掃が行われているかを定期的にチェックする．そして，問題のある場合は，その原因を追究したうえで，改善に向けた取り組みをする必要がある．清掃作業自体に問題が確認された場合には，清掃担当者に対し指導のうえ改善を求める．
　しかし，整理整頓が十分にされておらず，清掃作業の障害になっている場合などは，まず現場の医療従事者に対し整理整頓の徹底を求めなければならない．
　医療機械類や薬品棚については，安全管理上慎重に扱うべきものであり，その清拭などはやはり医療従事者が行うことが望ましい．
　水漏れなどの施設設備の不備や，擦式消毒アルコール製剤用ディスペンサーなどの備品の故障が環境の悪化を招くこともある．これらは，それぞれ施設設備担当者や事務担当者が対応する問題である．
　このように，医療環境の整備については，あらかじめ病院内で役割分担を明確にしておく必要がある．そして，清掃状況のチェックは，さまざまな職種，立場を横断したICT（感染制御チーム）によって進められることで徹底される（図10, 11）．
　ICTラウンドでは，医療従事者だけでなく清掃担当者や施設担当者も同行することで，問題意識を共有し，問題解決に向けた迅速な対応が可能になる．

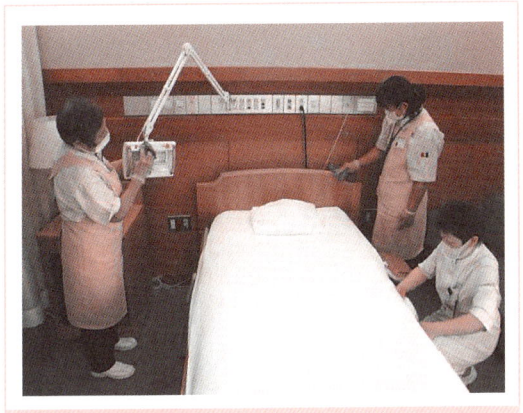

図10　病室の掃除（退院後の掃除） 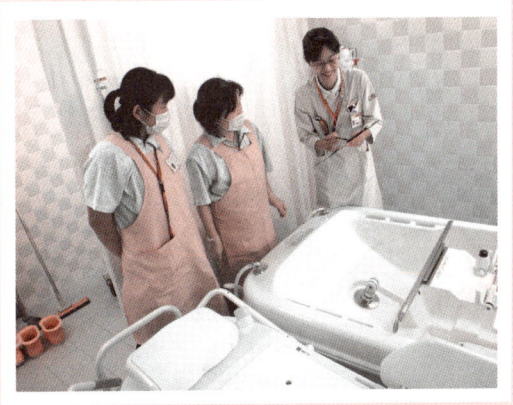　　図11　ICTラウンドにおける清掃状況チェック

　清潔な医療環境に向けての努力は，病院全体で取り組む課題である．

（成田和彦）

■ 文献
1) 日本医療福祉設備協会：病院空調設備の設計・管理指針 HEAS-02-2004，2004．
2) 社団法人 全国ビルメンテナンス協会：新版 病院清掃基本と実務，2008．

4) 医療廃棄物

(1) 医療廃棄物の種類と分別法（感染性廃棄物の定義）

　本項目に入る前にまず以下のことを認識していただきたい．一般的に使われることの多い「医療廃棄物」という言葉は，「廃棄物の処理及び清掃に関する法律（廃棄物処理法）」や「廃棄物処理法に基づく感染性廃棄物処理マニュアル（以下，感染性廃棄物処理マニュアル）」（2009年5月改訂）では使用されていない通称である．ここでは便宜上，感染性か非感染性かにかかわらず，医療現場から発生する廃棄物（ごみ）を「医療廃棄物」と呼ぶこととする．

　病院から排出される主な廃棄物には，医療行為に伴って排出される「医療廃棄物」と「それ以外の廃棄物」（紙くず，生ごみなど主に一般廃棄物）がある．そして医療廃棄物は，「感染性廃棄物」と「非感染性廃棄物」に分けられる（図12）．

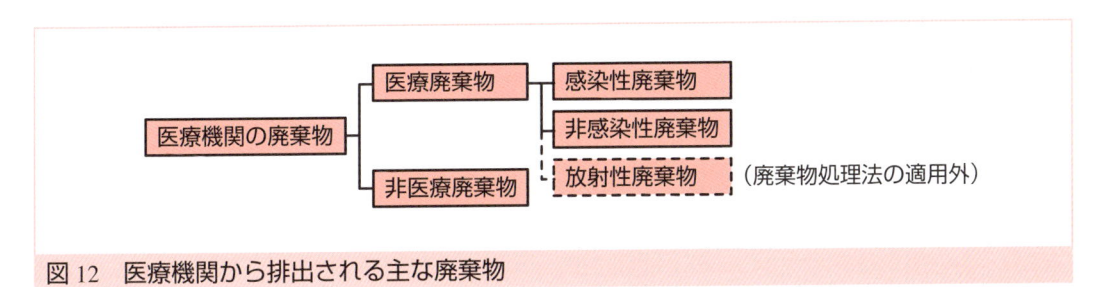

図12　医療機関から排出される主な廃棄物

医療機関の廃棄物
├ 医療廃棄物
│　├ 感染性廃棄物
│　├ 非感染性廃棄物
│　└ 放射性廃棄物（廃棄物処理法の適用外）
└ 非医療廃棄物

廃棄物の処理及び清掃に関する法律（廃棄物処理法）では，感染性廃棄物とは，「医療機関等から発生し，人が感染し，または感染のおそれがある病原体が含まれ，もしくは付着している廃棄物またはこれらのおそれのある廃棄物のこと」と定義している．

感染性廃棄物は，非感染性廃棄物とは分別して廃棄しなければならない．

感染性廃棄物の管理・処理方法については，「感染性廃棄物処理マニュアル」が環境省により通達されており，その中で感染性廃棄物の判断フローや例が示されている（図13〜15）．

病院においては，この感染性廃棄物処理マニュアルに基づき，医療廃棄物の分別を行わなくてはならない．

(2) 感染性廃棄物の梱包容器

感染性廃棄物は医療現場で他の廃棄物と区別し専用の梱包容器に直接投入される．そして，収集運搬に先立ち医療現場で密閉されなければならず，病院内で移動中に内容物が飛散・流出することがあってはならない．このため梱包容器には次の条件が求められる．

①密閉しやすいこと
②収納しやすいこと
③損傷しにくいこと

感染性廃棄物の梱包は，「鋭利なもの」「固形状のもの」「液状又は泥状のもの」の3種類に区分することが原則である．梱包容器には感染性廃棄物である旨を表示しなければならないが，表示にはこの3種類の性状に応じて色分けされたバイオハザードマークが推奨されている（表5）．

■ 表5　バイオハザードマークと梱包容器に求められる材質等

	色	感染性廃棄物の性状	梱包容器の仕様
バイオハザードマーク	赤色	液状または泥状のもの（血液など）	廃液等が漏洩しないよう密閉容器を使用すること
	橙色	固形状のもの（血液が付着したガーゼなど）	丈夫なプラスチック袋を二重にするか，堅牢な容器を使用すること
	黄色	鋭利なもの（注射針，メスなど）	金属製，プラスチック製等で危険防止のために耐貫通性のある堅牢な容器を使用すること

病院から排出される感染性廃棄物が同一施設で処理される場合には，必要に応じ，性状が異なる感染性廃棄物を一括して梱包容器に投入することができる．この場合，それぞれの廃棄物の性状に応じた材質等をあわせもつもの，つまりより堅牢な梱包容器に一括する（例：血液の付着したガーゼ（固形物）を黄色いバイオハザードマークの梱包容器（鋭利なもの用）に投入する）．

※感染性廃棄物容器評価事業問合わせ先：(財)日本産業廃棄物処理振興センター調査部
　TEL03-5275-7111(月〜金曜日／9時〜17時)，ホームページ http://www.jwnet.or.jp

ほとんどの病院では感染性廃棄物の処理を外部委託している．この場合，医療現場において密閉された感染性廃棄物の梱包容器は，その状態のままで処理されるべきである．病院内外いずれの工程においても封が開けられることは避けなければならない．病院内に処理施設があり梱包容器を再利用する場合にあっては，容器の消毒や処理工程の安全性について十分な対応策をとる必

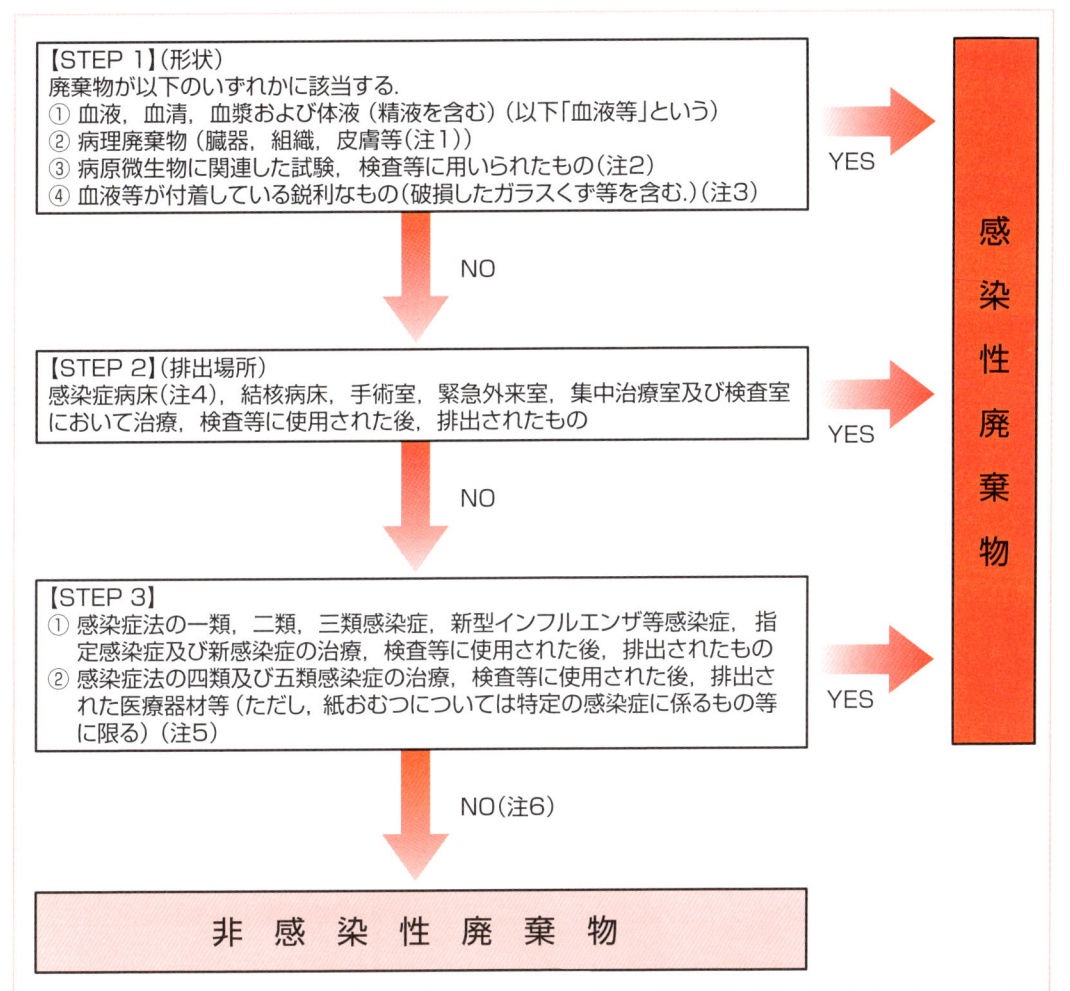

【STEP 1】（形状）
廃棄物が以下のいずれかに該当する．
① 血液，血清，血漿および体液（精液を含む）（以下「血液等」という）
② 病理廃棄物（臓器，組織，皮膚等（注1））
③ 病原微生物に関連した試験，検査等に用いられたもの（注2）
④ 血液等が付着している鋭利なもの（破損したガラスくず等を含む．）（注3）

→ YES → 感染性廃棄物

NO ↓

【STEP 2】（排出場所）
感染症病床（注4），結核病床，手術室，緊急外来室，集中治療室及び検査室において治療，検査等に使用された後，排出されたもの

→ YES → 感染性廃棄物

NO ↓

【STEP 3】
① 感染症法の一類，二類，三類感染症，新型インフルエンザ等感染症，指定感染症及び新感染症の治療，検査等に使用された後，排出されたもの
② 感染症法の四類及び五類感染症の治療，検査等に使用された後，排出された医療器材等（ただし，紙おむつについては特定の感染症に係るもの等に限る）（注5）

→ YES → 感染性廃棄物

NO（注6）↓

非 感 染 性 廃 棄 物

（注）次の廃棄物も感染性廃棄物と同等の扱いとする．
・外見上血液と見分けがつかない輸血用血液製剤等
・血液等が付着していない鋭利なもの（破損したガラスくず等を含む．）
（注1）ホルマリン漬臓器などを含む．
（注2）病原微生物に関連した試験，検査等に使用した培地，実験動物の死体，試験管，シャーレ等
（注3）医療器材としての注射針，メス，破損したアンプル・バイヤル等
（注4）感染症法により入院措置が講ぜられる一類，二類感染症，新型インフルエンザ等感染症，指定感染症及び新感染症の病床
（注5）医療器材（注射針，メス，ガラスくず等），ディスポーザブルの医療器材（ピンセット，注射器，カテーテル類，透析等回路，輸液点滴セット，手袋，血液バッグ，リネン類等），衛生材料（ガーゼ，脱脂綿等），紙おむつ，標本（検体標本）等
なお，インフルエンザ（鳥インフルエンザ及び新型インフルエンザ等感染症を除く）伝染性紅斑，レジオネラ症等の患者の紙おむつ（※）は，血液等が付着していなければ感染性廃棄物ではない．
（注6）感染性・非感染性のいずれかであるかは，通常はこのフローで判断が可能であるが，このフローで判断できないものについては，医師等（医師，歯科医師及び獣医師）により，感染のおそれがあると判断される場合は感染性廃棄物とする．

※感染性廃棄物処理マニュアル（p.37）では，「感染症ごとの紙おむつの取扱い」が表で掲載されている．同表で示されている感染症は，平成18年12月8日改正前の感染症法に基づいており，今後マニュアル改訂に伴い変更される可能性がある．病院において，感染性か非感染性かの廃棄物の分類は清掃担当者，廃棄物処理業者同意も必要になる（「(3)分別表の作成」を参照）．使用済みの紙おむつの分別は，医療現場の運用に応じて慎重に決める必要がある

（環境省：廃棄物処理法に基づく感染性廃棄物処理マニュアル．p5，2009）

図13　感染性廃棄物の判断フロー

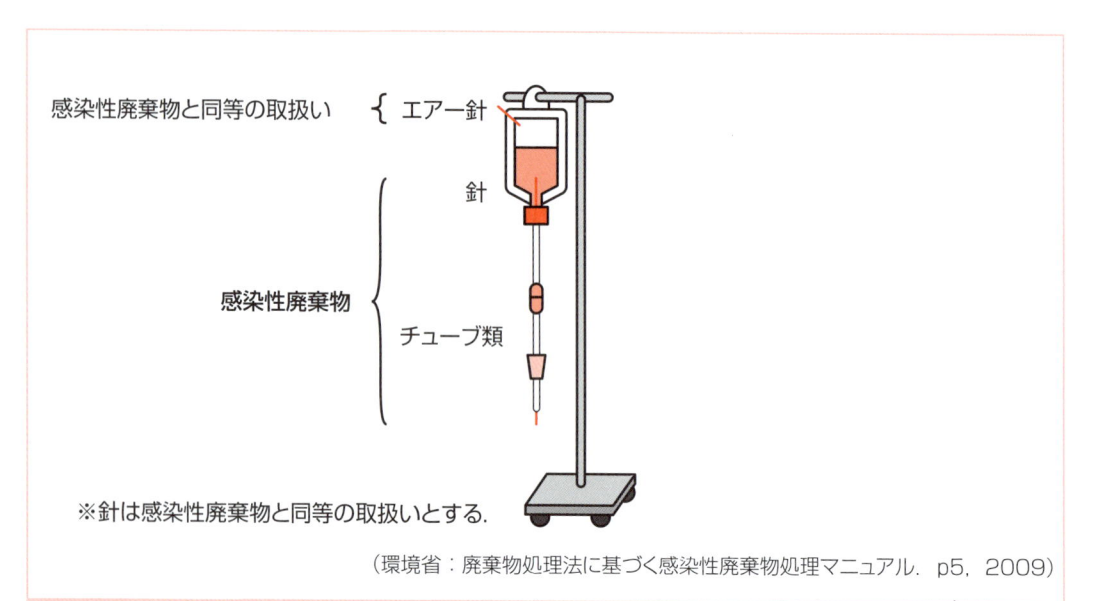

図14 「輸液点滴セット」について
（環境省：廃棄物処理法に基づく感染性廃棄物処理マニュアル．p5，2009）

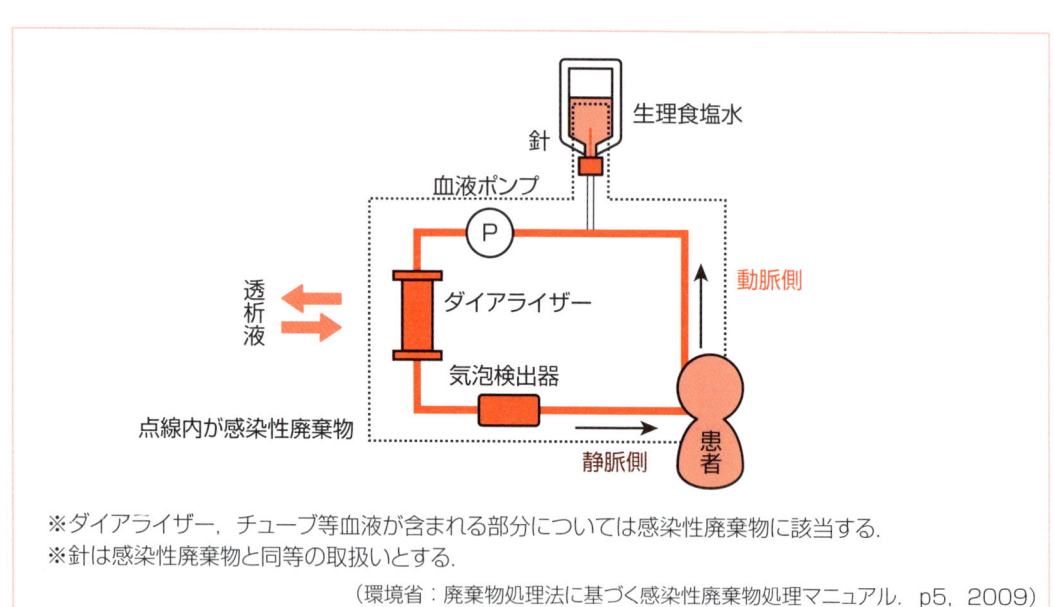

図15 「透析等回路」について
※ダイアライザー，チューブ等血液が含まれる部分については感染性廃棄物に該当する．
※針は感染性廃棄物と同等の取扱いとする．
（環境省：廃棄物処理法に基づく感染性廃棄物処理マニュアル．p5，2009）

要がある．

　梱包容器はさまざまな大きさや材質のものが販売されている．病院では医療環境に応じた適切な仕様の梱包容器を選定し，その運用について病院内で統一する．

　なお，梱包容器の性能・品質の評価格付けを行う「感染性廃棄物容器評価事業」が，2005（平成17）年6月から（財）日本産業廃棄物処理振興センターにより実施されており，容器選定の参考にすることができる．

(3) 分別表の作成

　医療廃棄物の分別は「感染性廃棄物処理マニュアル」にしたがったものでなければならない．しかし，感染性廃棄物の梱包容器の選定やその運用は病院ごとに決められ，また非感染性廃棄物の分別は地域や病院と廃棄物処理業者との契約内容によって異なり一様ではない．

　このため，「感染性廃棄物処理マニュアル」を遵守した上で，病院ごとにその医療環境に適した医療廃棄物の「分別表」を作成する必要がある．

　感染対策において分別表は，感染性廃棄物がその他の廃棄物の容器に混入されることや，感染性廃棄物がその性状への対応を満たさない梱包容器へ投入されることを避けるためのものである（例：鋭利なもの（注射針等）が，橙色のバイオハザード表示の容器に投入される）．そのため，分別表は廃棄する具体的な物品（医療材料等の種類）や状態（血液・体液の付着など）が判別でき，かつシンプルなものであることが望ましい．

　この内容については，清掃担当者や廃棄物の収集運搬・処理業者にもあらかじめ確認し合意を得ておくことが必要である（図16）．作成された分別表の内容は，病院内に周知・徹底されるようにしなければならない．

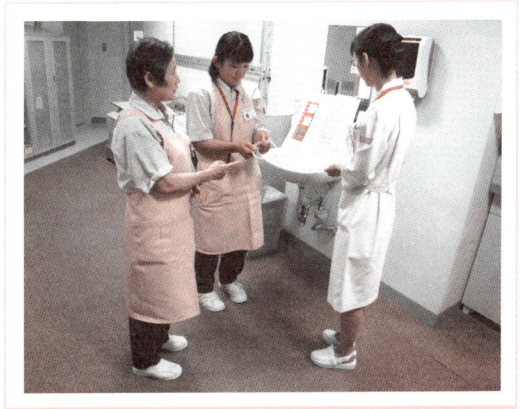

図16　清掃担当者・廃棄物処理業者との確認

(4) 医療環境の整備とゾーニング

　医療廃棄物の適切な分別のためには，廃棄物の種類ごとに収容する容器を準備し分別表が遵守されるように医療環境を整備する必要がある．

　医療現場に設置されている感染性廃棄物の梱包容器には，安全管理のため普段から蓋が付けられている必要がある．この蓋を手で扱うことを避けるために足踏み式の蓋開閉スタンドを設置することが望ましい．

　医療廃棄物の分別において，感染性廃棄物の梱包容器以外への混入は特に警戒する．このため，感染性のみならず非感染性廃棄物を投入する容器（ゴミ箱）にも注意を払う必要がある．スタンドや容器には，分別表に対応し投入する廃棄物が判別できる表示（分別シール）をつける．また感染性廃棄物と非感染性廃棄物とで容器の置場をゾーニング（区分け）して離すなど，分別が徹底される配慮が医療現場には求められる（図17）．

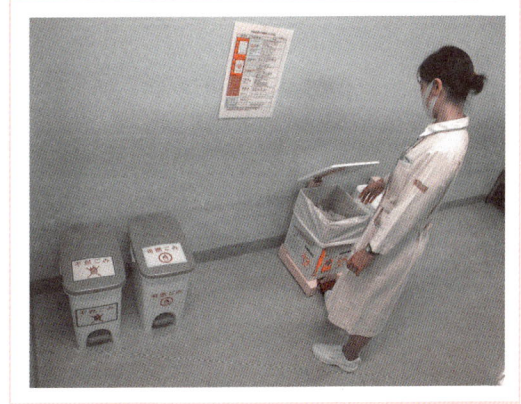

図17　容器の表示とゾーニング

(5) 管理状況のチェックと「排出事業者責任」

　感染管理担当者には，医療廃棄物の分別・管理状況を把握し，問題点の改善に向けた取組みが求められる．また，感染性廃棄物が医療現場から持ち出された後についても，その管理状況を確認しておく必要がある．たとえば梱包容器について，使用後の密閉は誰が行うのか，医療現場から病院内の保管場所に誰がいつどのように運ぶのか，保管場所から処理施設にどのように運ばれ処理されるのか，といったことにも注意を払うべきであろう．このことは，それぞれの業務に従事する人々の職業感染防止のためにも重要なことである．

　病院には医療行為等により生じた廃棄物を自らの責任において適正に管理・処理する法的義務がある．この「排出事業者責任」には，排出した廃棄物の処理が最終処分まで適正に行われるよう必要な措置を講じることだけでなく，「注意義務を負う」ことが求められている．このため，廃棄物管理についてはさまざまな法的手続きや事務処理が病院には義務付けられている（図18）．

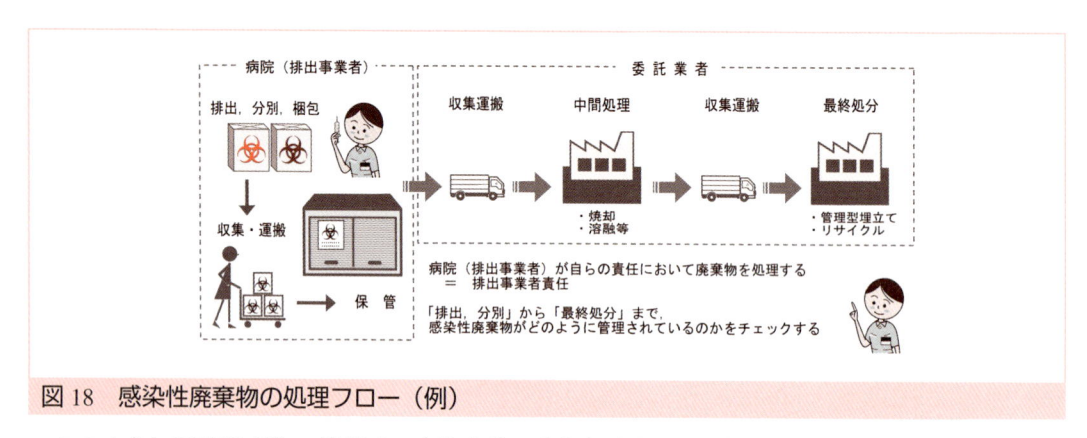

図18　感染性廃棄物の処理フロー（例）

　このように医療廃棄物の管理は，病院全体で取り組まなければならない課題である．

　医療廃棄物について病院内の運用や病院経営にかかわる問題は，感染対策委員会（infection control committee；ICC）等において検討し病院の経営者・管理者に働きかける必要がある．また医療廃棄物の分別など医療スタッフ間での問題意識の共有と努力が必要な問題は，ICCの実行部隊といえる感染制御チーム（infection control team；ICT）によって取り組むことが大変有効となる．感染管理看護師（infection control nurse；ICN），インフェクションコントロールドクター（infection control doctor；ICD）をはじめさまざまな職種・立場を横断した組織であるICT活動によって業務改善が効果的に進められることは，医療廃棄物の管理についても同様である．

（成田和彦）

■ 文献
1）（財）日本産業廃棄物処理振興センター：廃棄物処理法に基づく感染性廃棄物処理マニュアル．平成21年5月改訂．ぎょうせい，2009．

3. 院内感染の監視

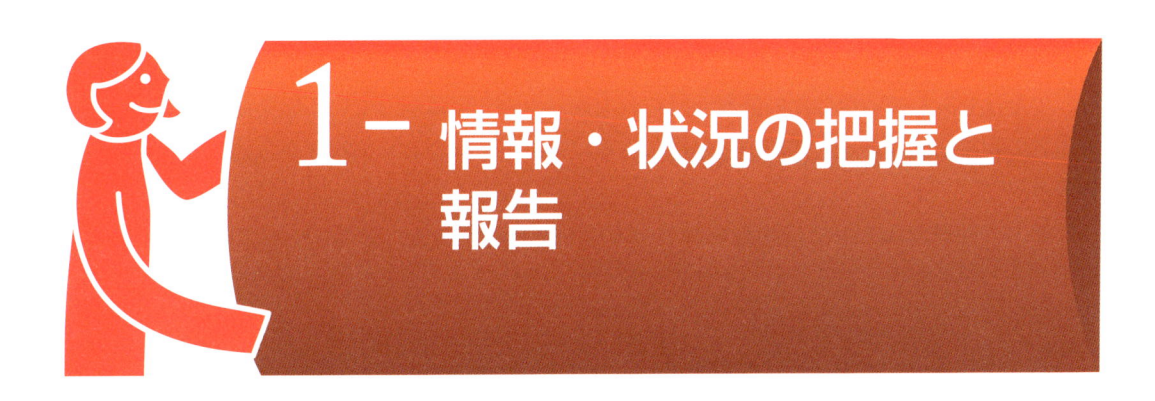

1 − 情報・状況の把握と報告

「病院内で今，どんな感染症が発生しているのだろうか，何か問題が生じていないだろうか」など，感染管理担当者は常にアンテナを張り，いち早く状況を把握して必要な対策を立て，実行しなければならない．入院患者は病棟から病棟へ，救急外来から入院病棟へ，ICUから病棟へと頻繁に移動する．また，日々多くの外来患者が来院し，スタッフや外部業者などの出入りも頻繁である．病院は多くの人々が交差する場所であり，対応の遅れによって思わぬ感染症の拡大に発展してしまう危険性がある．

1) 細菌検査室からの情報活用

多くの施設では，細菌検査室から菌の検出状況結果が定期的にレポートされる．これによりMRSA，ESBL，メタロ-β-ラクタマーゼなどの多剤耐性菌の検出数を病院全体あるいは部署別に定期的に把握することができる．さらに菌の種類，検出部位，検出場所（部署）別に経時的に把握することができる．

ある特定の診療科で通常よりも多くの菌の検出状況が確認されたら，何か問題があるのではないかと推測する．ある病棟でその月に限り特定の菌の検出数が突出して多ければ，その病棟において手技，環境などで何か変化や問題が生じていないかどうか確認する必要がある．このように細菌検査室からの情報を十分に活用することにより，問題の発生を早期にキャッチし，対応することが可能となる．

しかし，感染対策担当者は，細菌検査室からの情報だけに頼ることはできないことも認識しておかなければならない．検査データはあくまでも，検査に出された検体の培養結果であり，もし検体が提出されていなければ，当然データには反映されない．また，たとえ菌が検出されても検体の採取方法が誤っている場合もある．さらに細菌が検出されたことがすなわち感染症を発生しているとは限らず，保菌しているだけで，周囲への感染拡大の可能性は低い場合などもある．

2) 感染症患者の情報把握

定期的な ICT による巡回で，院内をラウンドして現場から直接情報を得ることが大切である．ラウンドの際に細菌検査の結果と照らし合わせて，感染症状を確認して感染症の有無を確認する．また検査をしていないため情報が得られなかったが，実は困っている感染症状が出現している患者の相談を受けたり，他院からの持ち込みによる感染症患者を病棟側から知らされることがある．

ICT との連絡窓口としては病棟を管理する師長が適切である．必要に応じて部屋移動，病棟移動が生じる可能性があるため，それらを指示できる権限が必要となるからである．実際には感染管理看護師が常に状況を把握し，師長に報告する体制をとる．

感染症の情報は，病棟だけが把握していればよいものではなく，また ICT だけが把握しておけばよいものでもない．連絡を取り合ってお互いに情報を共有することが円滑な感染対策を実行するうえで，非常に大切である．そのために，感染対策担当者は日常的に情報共有する関係づくりに努めなければならない．

3) 病院管理者への報告

毎月定例の感染症発生状況の報告レポートを事後的に見ることだけで，病院管理者がタイムリーな対応をすることは困難である．危機管理の視点から毎日状況を把握する必要があり，問題が生じる前に対策を講じるために院内における感染症状況を把握することが大切である．感染管理担当者は，病院管理者に向けて日々の状況報告（たとえば日報，図 1, 2）をすることが望ましい．

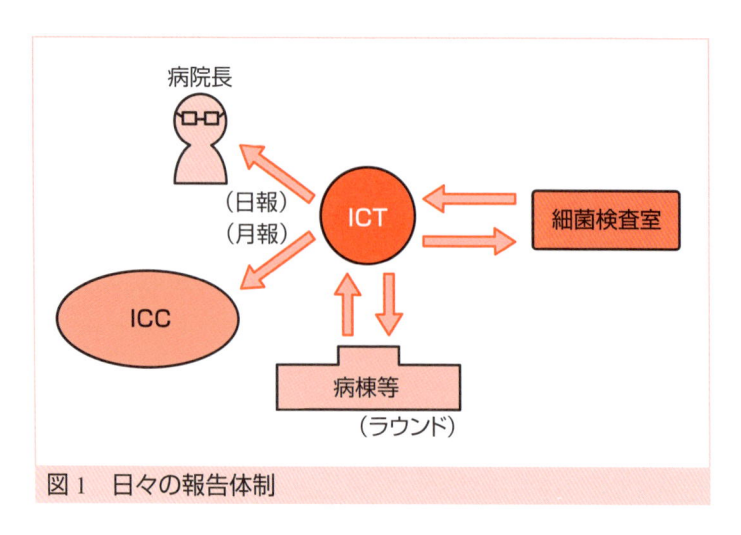

図1　日々の報告体制

感染管理日報

〇〇年〇月〇日

薬剤耐性菌	受付日	患者ID	氏名	材料	科		
・MRSA							
・ESBL							
・メタロ産生菌							
・MDRP							

その他の感染症							
麻疹							
水痘・播種性帯状疱疹							
その他のウィルス感染症							
その他の細菌感染症							

インフルエンザ抗原陽性者							年齢
A							
B							

抗酸菌塗沫陽性者(新規)			〇〇〇〇	喀痰	老年病科	G1号,PCR:(-)	
抗酸菌培養陽性者(新規)			〇〇〇〇	胸水	腎臓内科	MPB6陽性 固型培地 1個 PCR:TB complex	
結核菌陽性者(新規)							

血液(髄液) 培養陽性者			〇〇〇〇	静脈血	血液内科	*E. faecalis*	

その他報告事項

図2 日報の例

(内田美保)

3. 院内感染の監視

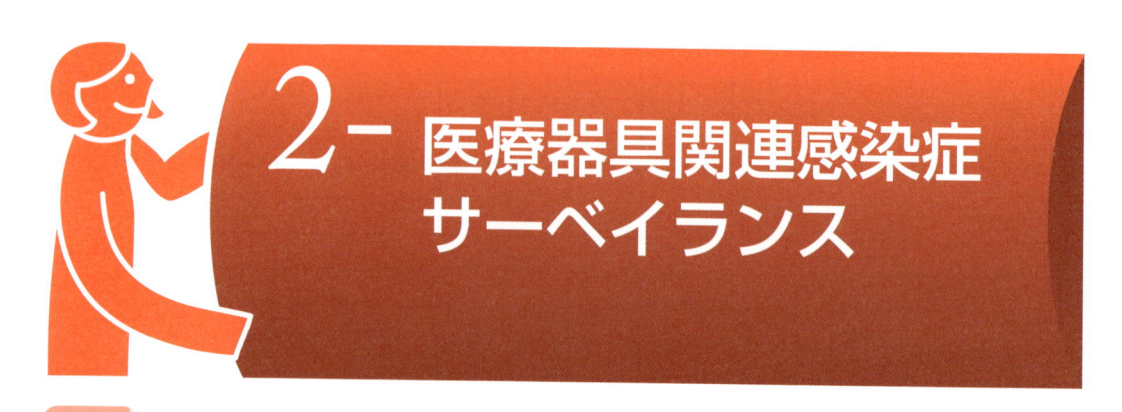

2 — 医療器具関連感染症サーベイランス

1) サーベイランスの目的と準備

　サーベイランス計画を立てる際には，目標（目的），対象，期間，方法を明確にして関係者の理解を得ることが重要である．そして，結果を職員に正確にフィードバックしてこそ感染症の低減につなげることができる．

(1) なぜサーベイランスを行うか

　自分の施設で感染管理を行ううえで問題となっていることを探る．たとえば，人工呼吸器装着患者が多い部署で最近，肺炎（人工呼吸器関連肺炎，VAP）を疑う患者が多いという声が聞こえたら，サーベイランスを実施する．肺炎が発生していなくて，自分たちの実施している看護が適切か，あるいは問題となることがあるか評価するためにもサーベイランスを実施する．

　また，手術部位感染サーベイランスは「最近，手術後の感染が多いような気がする」「術前の除毛をやめたが感染率に変化はあったのか？」というような場合に実施することで評価することができる．

(2) サーベイランスを実施する前の準備

❶ 対象部署を決めたら，対象部署に協力依頼を実施（医師や看護師）

　たとえば，人工呼吸器装着患者が多い部署としてICUでサーベイランスを実施することになったら，ICUの医師や看護スタッフに協力を得るため，サーベイランス実施についての説明会および協力依頼を行う．

❷ サーベイランスの対象と実施期間を決定

　いつまで，どのように実施するのか，期限を決める．

❸ ケースを判定するための定義を決定

　誰が判定するのか，どの定義で判定するのかを明らかにする．医師の診断と，サーベイランスの定義に基づく判定とは異なる場合があることを理解してもらう．

❹ 収集する情報と収集方法の決定

　入院患者数，医療器具使用数は，毎日同時刻にカウントする．情報量は多ければよいわけではなく，必要な項目について事前に十分検討すべきである．個人シートの説明と記録の方法について対象部署の担当者の理解と協力を得る．

(3) データのフィードバックと活用方法

　収集したデータをどのような形でどのようにフィードバックするか，またそのデータをどのように活用するかを明確にする．

コラム　データ収集方法の工夫

　臨床現場になるべく負担を強いることのない方法を検討する必要がある．いまだ手書きのサーベイランス用ワークシートを運用しているところが多いと思われるが，全国的に電子カルテ化が進んでいる．

　サーベイランスに必要な項目がマルチチャートで入力できるようなシステムにすれば，診療端末上から必要な情報を収集することができるようになる．

　入院患者数，器具使用数についても入力情報からデータ収集する方法を検討したい．データ収集にかける時間をできるだけ問題点の焦点化や対策に当てたい．

（内田美保）

2） サーベイランスの具体例

A. 尿道留置カテーテルに由来した尿路感染症（catheter-associated urinary tract infection；CAUTI）

(1) 目　的

　感染率が高く尿道留置カテーテルを使用している患者の多い病棟を対象に，定期的にターゲットサーベイランスを実施して介入し，改善項目の手技の統一を図り，その評価を行う．

　全病棟を対象とした包括的サーベイランスの結果を参考に，対象病棟を選んでもよい．

(2) 期　間

　○年○月○日〜△月△日の○日間

(3) 対　象

　○○病棟に入院中のすべての尿道留置カテーテル挿入患者

(4) 方 法

① 各病棟のリンクナースが個人ワークシート（図1, 2）を毎日記入する.
② ICN が定期的に病棟訪問し, NHSN（全米医療安全ネットワーク）の診断基準に基づいて感染症の診断を行う. 尿道カテーテルが抜去されたら個人ワークシートを回収する.
③ 尿培養の細菌検査結果と照らし合わせて, 細菌尿の見落としがないことを確認する.
④ 入院患者数および尿道カテーテル使用数は, 病棟で毎日同時刻にカウントし, 師長に報告する.
⑤ ICN が集計し, 感染率を出す.
⑥ 病棟へ結果を報告し, 問題点について検討し, また介入項目について評価する.

(5) 結 果（例）

	A病棟	B病棟	C病棟
延べ患者数	3536	3716	3872
延べカテーテル日数	377	1092	447
感染患者数	3	7	3
症候性尿路感染	0	0	0
無症候性細菌尿	3	7	3
カテーテル挿入患者数	24	45	85
リスク調整感染率	7.96	6.40	6.71
器具使用比	0.11	0.29	0.12

＊リスク調整感染率 ＝ 感染者数 ÷ 延べカテーテル日数 × 1000
＊器具使用比 ＝ 延べカテーテル日数 ÷ 延べ患者数

(6) 考 察

　A病棟では, それまで定期的に実施してきた前回値（①1年前, ②1.5年前）と比較してみると, リスク調整感染率が① 22.4, ② 25.0 だったが, 今回は「7.96」と著明な減少がみられた. この病棟では慢性疾患をもつ入院患者が長期間にわたり尿道カテーテルを留置するケースがあり, サーベイランス期間中の患者層について変化がなかったかどうか確認する必要がある. また, 使用数が十分であるためには, 期間の妥当性についても検討する必要がある.

　B病棟では, 前回値（同）が① 8.9, ② 8.3 であったのに対し, 今回は「6.4」とさらに感染率の減少がみられたことから, 尿道カテーテルの管理が適切であると推測される. 一方, 使用比が① 0.26, ② 0.23 であったのに対し, 今回は「0.29」と高かったことから, 尿道カテーテルが不必要に使用されていないか見直す必要がある. しかし, 今回はいずれの病棟においても症候性尿路感染はみられなかった. 以前のデータと比較して考察する, あるいはさらにサーベイランス期間を延長してみることも検討する.

ID	尿路感染症サーベイランスワークシート
	病棟・病室 _____
	歳 （男・女） _____ 科 記載者 _____
入院日（当該科）	年　　月　　日
主病名	
感染のリスク項目	1 □有（ステロイド服用中・WBC減少中（2000以下）・糖尿病・その他 2 □無
【尿道留置カテーテル挿入日】 【尿道留置カテーテル抜去日】	年　　月　　日 年　　月　　日
適応・目的 （複数選択可）	1 □検査・術中管理　　2 □重症管理　　3 □尿閉・尿路閉塞 4 □尿による創部の汚染　　5 □その他（　　　）
カテーテルの種類	1 □閉鎖性カテーテルセット　　2 □オールシリコンフォーリ 3 □バイオキャスフォーリー　　4 □その他
挿入時の消毒	1 □10％ポビドンヨード　2 □0.05％ヘキザック水 3 □0.025％ベゼドン液　4 □0.05％ヒビテングルコネート　5 □その他
カテーテル交換頻度	1 □1回/2週　2 □1回/月　3 □特に決めていない　4 □1回/週 5 □その他
陰部洗浄	1 □有（□Nrs.　□患者自身）　2 □無
方法	1 □石鹸と湯で洗浄　2 □微温湯のみで洗浄　3 □石鹸と湯で洗浄後消毒 4 □消毒薬で洗浄　5 □ウォシュレット使用または下半身シャワー
回数	回 / 日
膀胱洗浄	1 □無　2 □有（理由：　　　　　　　　　　）
尿バッグの位置	・床に接触していない　　　　　　　　（□はい　□いいえ　□時々） ・膀胱より低い位置に保たれている　　（□はい　□いいえ　□時々）
集尿	・排液後，排出口をアルコール綿で拭く　（□はい　□いいえ　□時々） ・容器は個別のものを使用　　　　　　（□はい　□いいえ）
退院日（当該科）	年　　月　　日
転帰	1 □生存退院　死亡退院（2 □原疾患　3 □感染症　4 □その他） 5 □転棟・転院　6 □入院中（　　年　月　日現在）

図1　CAUTIの個人シート（表面）

月	挿入日留置	尿カテ交換種類	検体採取尿培養	採取方法	尿培養結果	体温 38℃≧	尿路感染臨床症状・その他（自覚症状，尿性状等）
例	↕	閉鎖性16F	中間尿		○ P.aeruginosa	39.5℃	圧痛，尿混濁
1							
2							
3							
29							
30							
31							

図2　CAUTI の個人シート（裏面）

（内田美保）

B. 血流感染サーベイランス（blood stream infection ; BSI）

(1) 目 的
BSI に関する問題を知り，感染率を下げるための改善策を検討する．

(2) 期 間
○年　1月1日〜6月30日の6カ月間

(3) 対 象
3病棟の中心静脈カテーテル挿入患者

(4) 方法—全体の流れ（図3,4）
①病棟看護師がサーベイランスシートに患者情報を記入する（図5）．
・毎日決まった時刻（当院では16：00と決めている）での情報を記入する．
・16：00時点で在院しているカテーテル留置患者の情報を記入する．カテーテル感染徴候（カテーテル挿入部位の発赤，腫脹，排膿，圧痛）があればその情報も記入し，患者個人シートを作成し，看護師記入欄に必要事項を記入する（図5）．
・カテーテル挿入，交換日には，マキシマルバリアプリコーション実施の有無も記入する．
②感染対策チーム担当者（ICD または ICN）が，カテーテル由来感染の有無を判定する．
・感染対策チーム担当者が病棟に行き（週1回），サーベイランスシートと患者個人シートからカテーテル感染疑い患者を把握する．

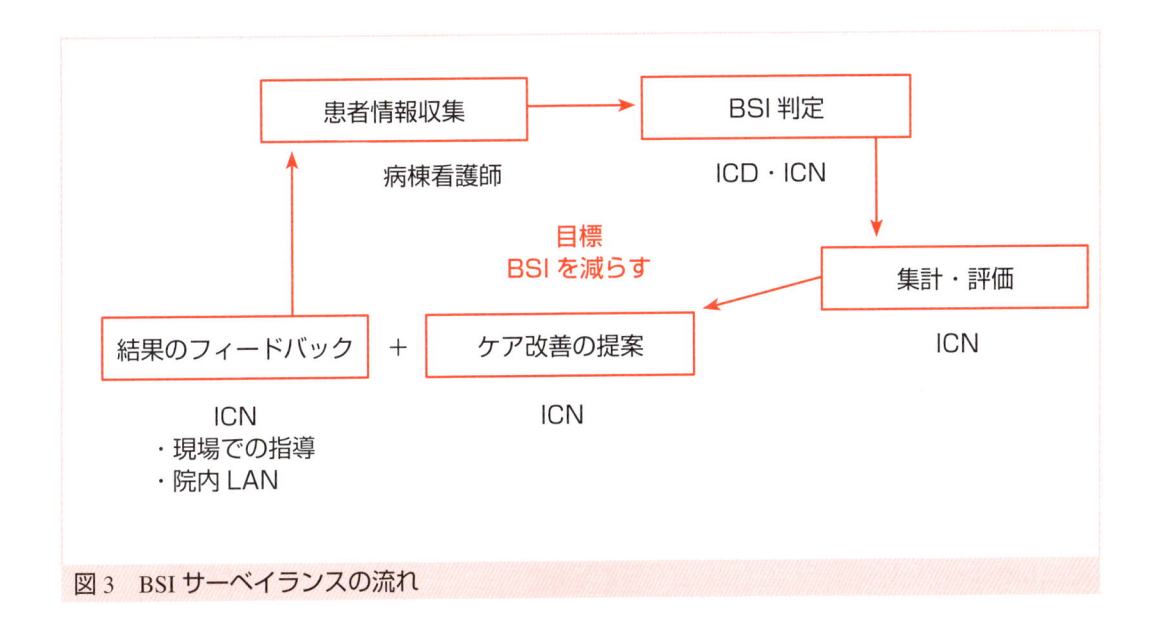

図3 BSIサーベイランスの流れ

- 患者カルテや病棟看護師から情報を収集し，判断基準分類に従い判定する．
- 血液培養結果，患者の全身状態（発熱の状況，炎症データ，ADL，不穏状態にありカテーテルに触れていないかなどの行動パターン，現疾患の病態と治療状況）も情報収集し判定する．

③サーベイランスシートを回収，集計，評価する．
- 月初めに，前月分のサーベイランスシートを回収する．
- 以下の項目についてカウントする．
    a. カテーテル感染患者数
    b. カテーテル挿入延べ日数
    c. 延べ患者日数（病棟日誌より集計）
    d. カテーテル挿入回数
    e. マキシマルバリアプリコーション（MBP）実施回数
- 以下の項目について集計する．
    a. カテーテル感染率＝カテーテル感染患者数／カテーテル挿入延べ日数×1000
    b. カテーテル使用比＝カテーテル挿入延べ日数／延べ患者数
    c. MBP実施率＝MBP実施回数／カテーテル挿入回数×100
- 過去の院内データと比較し，感染率の増加や検出菌の変化などを評価する．

Part I 3. 院内感染の監視

( )病棟　CVカテーテル感染サーベイランスシート　( )年( )月

患者氏名	項目	1	2	3	4	5	6	7	8	9	10	11	12	13	14	15	16	17	18	19	20	21	22	23	24	25	26	27	28	29	30	31
1	カテ / 特記事項																																
2	カテ / 特記事項																																
3	カテ / 特記事項																																
4	カテ / 特記事項																																
5	カテ / 特記事項																																
6	カテ / 特記事項																																
7	カテ / 特記事項																																
8	カテ / 特記事項																																
9	カテ / 特記事項																																
10	カテ / 特記事項																																
11	カテ / 特記事項																																
12	カテ / 特記事項																																
13	カテ / 特記事項																																
チェック者サイン	病棟Ns / ICT																																

記入方法
① 毎日16:00時点での情報を記入してください。
② カテ欄には,カテ挿入中は「→」,カテ抜去をされた日には「抜去」,差し換え交換した日には「交換」と記入してください。
③ 特記事項欄には,カテCVカテーテル感染徴候38℃以上の発熱があった日には「×」,血液培養提出された日には「血培」と記入してください。
④ カテーテル刺入部の感染徴候があった日には,特記事項欄に「発赤」「腫脹」「圧痛」「排膿」などと記入してください。
⑤ カテーテル刺入の際にマキシマルバリアプリコーションを実施していたら「○」,実施が不十分であったら「×」をカテ欄に記入してください。
⑥ ②〜④のいずれかのイベントが起こった際には,「CVカテーテル感染報告書」を作成してください。

図4　CVカテーテル感染サーベイランスの流れ

```
          IDカード刻印              感染症委員会報告済み  □ あり  ☒ なし
                                      CVカテーテル感染報告書
                                        院内感染症対策委員会
                                   報告年月日 _____
                                   転帰  □ 退院  □ 死亡  □ 入院中
```

看護師記入欄

病棟名　　□6西　□6東　□5西　□5東　□4西　□4東
病室　　　□4人部屋　□3人部屋　□2人部屋　□個室　□HCU
入院日 _____　退院日 _____
原疾患名 _____ 診療科 _____ 主治医 _____
手術　□あり　手術日 _____
　　　□なし　術式 _____
CV挿入日 _____　CV挿入部位　□鎖骨下　□内頸　□大腿　□その他…
抜去日

1. 感染症状　□発熱(38度以上)　□乏尿(1時間20ml未満)
　　　　　　　血圧低下(収縮期血圧90以下)　その他…
2. カテーテル部位感染徴候　□発赤　□圧痛　□排膿　□その他…
3. 血液培養施行　□あり　□なし
　　菌提出日　1回目 _____　2回目 _____

感染症委員記入欄

培養結果　□コアグラーゼ陰性ブドウ球菌(CNS)　□緑膿菌
　　　　　□黄色ブドウ球菌(MSSA)　　　　　　□クレブジエラ
　　　　　□黄色ブドウ球菌(MRSA)　　　　　　□カンジダ
　　　　　□大腸菌　　　　　　　　　　　　　□その他…
　　　　　□エンテロバクター

4. 他の感染巣　□肺炎　□尿路感染症　□化膿創　□腹腔内感染　□その他…
判断基準分類　□1)の基準1　　血液培養陽性(皮膚常在菌以外)+他の感染巣なし
　　　　　　　□1)の基準2a　感染症状+血液培養2回陽性(皮膚常在菌)
　　　　　　　□1)の基準2b　感染症状+血液培養1回陽性(皮膚常在菌)+抗生剤治療開始例
　　　　　　　□2)の基準1　　感染症状+血培陰性・未施行+他の感染巣なし+抗生剤治療開始例
　　　　　　　□2)の基準2a　感染症状+血培陰性・未施行+カテーテル挿入部感染徴候
　　　　　　　□2)の基準2b　感染症状+血培陰性・未施行+抜去後解熱例

カテーテル感染　□あり　□なし　感染確定日 _____　(挿入から ____ 日)
使用抗生剤, 期間 _____
注)皮膚の常在菌(CNS, 類ジフテリア菌, バチルス菌, プロピオン酸菌, ミクロコッカス)

図5　BSIの個人シート

<注意事項>
①感染の判定は，判断を一定のレベルで統一するために，感染対策チームのうち ICD と ICN に限定している．
②判定基準は他の施設とも比較できるよう，CDC が定めた NNIS 院内感染サーベイランスのための疾患定義を使用した．
③他の部位の感染が原因で菌血症を引き起こすこともあり，特に血液培養から以下の細菌が検出されている場合には，カテーテル留置に関連するかは注意して判断する．
・*E.coli*：尿路感染による菌血症の可能性も考える．
・*Klebsiella spp*：尿路感染，呼吸器感染，胆道系の感染による菌血症の可能性も考える．
・*P.aeruginosa*：尿路感染，呼吸器感染，皮膚（褥瘡）の感染による菌血症の可能性も考える．
④BSI では，細菌検査で菌が検出されても明らかな感染症状があらわれていない場合や，サーベイランスシート記入漏れなどによる感染患者把握不足を防ぐために，細菌検査室での血液培養検査陽性者のチェックも合わせて行う．
⑤病棟での判定の際に，個々の患者の感染状況に応じた原因の追究に努め，必要時にはケアの改善案をその場で指導する．
⑥カテーテル感染と診断した場合には，挿入部位も患者情報として追加し調査する（挿入部位による危険度を知らせるためと，ケア改善に役立てるため）．

(5) 結　果（例）

病棟名	A 患者数	A カテ数	A 使用比	A 感染者数	B 患者数	B カテ数	B 使用比	B 感染者数	C 患者数	C カテ数	C 使用比	C 感染者数	全病棟 患者数	全病棟 カテ数	全病棟 使用比	全病棟 感染者数	感染率
1月	1047	203	0.19	0	1128	79	0.07	0	1183	143	0.12	0	3358	425	0.13	0	0
2月	990	193	0.19	0	1204	165	0.14	0	1151	189	0.16	0	3345	547	0.16	0	0
3月	1125	199	0.18	0	1332	150	0.11	2	1209	127	0.11	0	3666	476	0.13	2	4.20
4月	995	176	0.18	0	1225	131	0.11	1	1245	163	0.13	1	3465	470	0.14	0	4.26
5月	1013	133	0.13	2	1138	157	0.14	0	1239	89	0.07	0	3390	379	0.11	2	5.28
6月	1226	303	0.25	1	1283	88	0.07	1	1077	58	0.05	0	3586	449	0.13	1	4.45

A：一般外科病棟，B・C：一般内科病棟

・この期間でのサーベイランス結果は，過去の院内データと比較して変化は認められなかった．
・皮膚常在菌が血液培養より検出されていたが感染徴候が認められない患者が，A病棟で5，6月に3名いた情報をサーベイランス過程で知った．

(6) 考　察

感染徴候がなく皮膚常在菌が血液培養より検出されていた患者はいずれも感染者とは判定さ

れないが，不適切な検体採取が続いていることが考えられた．院内の血液培養検査マニュアルには，検体採取時の皮膚消毒方法と検体ボトルの消毒方法が記載されておらず，手技の統一が図れていないことがわかり，マニュアル改訂と検体採取時の消毒方法の周知徹底に努めている．

(雨宮良子)

■ 文献
1) 牧本清子編：病院感染のサーベイランス入門— EBM に基づく感染管理をめざして．メディカ出版，2002．
2) 青木 眞監修：明日からできる病院感染サーベイランス．メディカ出版，2002．
3) 小林寛伊，廣瀬千也子監訳：改訂3版サーベイランスのための CDC ガイドライン— NNIS マニュアル（2004年版）より．メディカ出版，2005．

C. 人工呼吸器関連肺炎（ventilator associated pneumonia；VAP）

　人工呼吸器を装着後，48時間以上経過してから新たに発生した肺炎と人工呼吸器離脱後，48時間以内に発症した肺炎を人工呼吸器関連肺炎として扱う．
　たとえば，ICU でサーベイランスを実施していた場合，ICU から病棟に転棟した場合でも，継続してデータを収集する．転棟後48時間以内に発生した肺炎は ICU で感染したと判定する．

(1) 目 的

　自施設で感染管理を行ううえで問題となっていることを探る．たとえば，人工呼吸器装着患者が多い部署で最近，肺炎を疑う患者が多いという声が聞こえたら，サーベイランスを実施する．肺炎が発生していなくて，自分たちの実施している看護が適切か，あるいは問題となることがあるか評価するためにもサーベイランスを実施する．

(2) 方 法

①人工呼吸器関連の肺炎なのかの判定は，ICU リンクナース，ICU 医師（胸部 X 線を読影する医師），ICD，ICN で判定する．
②判定したら，月ごとのデータをまとめ，人工呼吸器の使用比や感染率を算出する（表1）．
③1カ月の感染率が出た場合，部署に報告し，サーベイランスを継続可能かどうか意見を聞く．当該部署のベースラインを知るためには数カ月継続する必要があることを理解してもらう．
④臨床現場にデータをフィードバックし，自分たちが行っている看護ケアを振り返る．人工呼吸器装着中の予防策について部署スタッフとともに検討する．さらに，検討した対策を用いてデータ解析すると評価しやすい．

(3) ポイント

①サーベイランスの必要性を理解して，臨床現場の協力を得ながら実施する．
②定期的に結果をフィードバックして，スタッフと確認し合い，さらに対策の検討を行う．

■ 表1　サーベイランスシート

2009年度3月　ICU病棟

日	挿管患者	カテ挿入患者	患者数	入室患者数	退室患者数
1	5	7	7	0	1
2	5	7	7	0	0
3	6	7	7	1	1
4	5	7	8	1	0
5	4	5	7	2	3
6	6	6	7	2	2
28	7	7	8	1	1
29	6	6	8	1	1
30	5	6	8	2	2
31	4	5	7	3	4
合計	160	178	214	47	48

患者名：　　　　　　患者ID：
病名：

月 日	熱	痰の性状	痰の量	胸部X-P結果	細菌培養	WBC	CRP	抗菌剤	チューブ挿入月日	挿入場所
7月1日	37.6	白色サラサラ	多	右胸水あり		5.97	6.88	タゴシット	6月21日	手術室
7月2日	37.5	白色サラサラ	多	右胸水あり		5.86	5.4	タゴシット		
7月3日	38.2	白色粘稠	多	右肺透過性改善		6.88	5	タゴシット		
7月4日	38.7	白色粘稠	多	右肺透過性改善	痰培養	7.10	6.07	タゴシット		
7月5日	37.7	白色粘稠	多	右肺透過性改善		8.05	6.09	タゴシット		

図6　VAPの個人シート

（加藤祐美子）

■ 文献
1) 坂本史依：ロールプレイ De サーベイランス．インフェクションコントロール，15(1)，2006．

D. 手術部位感染サーベイランス
（surgical site infection ; SSI）

（1）目 的
　心臓外科で実施件数の多い冠状動脈バイパス手術の手術部位感染発生率を把握し，病院のデータとして質指標の一環とするとともに，感染率を下げるためのケア改善案を検討する．

（2）期 間
　○年7月1日～12月31日の6カ月間
　術後30日間観察．退院した場合は外来カルテを確認する．

（3）対 象
　心臓外科に入院し，冠状動脈バイパス術（CBGB）（表2）を受けた患者

■ 表2　NHSN手術手技分類

コード	手術手技
AMP	四肢切断術
APPY	虫垂の手術
BILI	胆管，肝，膵手術
CARD	心臓手術（バイパス，血管，心臓移植，ペースメーカー埋め込み手術は除く）
CBGB	冠状動脈バイパスグラフト（胸部とグラフト採取側部での切開）
CBGC	冠状動脈バイパスグラフト（胸部のみの切開）

（森兼啓太訳，小林寛伊監訳：改訂4版サーベイランスのためのCDCガイドライン．メディカ出版，2008を改変）

（4）方 法
　①対象の患者を手術予定一覧からピックアップし，個人ワークシート（図7）を作成する．
　　個人ワークシートには以下の内容が記載される．
　＜必須データ＞
　SSIサーベイランスにおいては，リスク調整するために以下の3項目は必ず必要となる．
　米国麻酔学会ASAスコア（表3）：3以上は1点加算
　創分類（表4）：汚染または化膿・感染創は1点加算
　手術時間：t時間（表5）を越えた場合1点加算．24時間以内に同一創からの再手術を行った場合は手術時間を合計する（例1：麻酔科の記録よりASA 3，創分類は清潔創，手術時間は5時間20分であった）．
　ASAは1点加算，創分類は加算なし，手術時間は冠状動脈バイパス手術（足からグラフト採取）の場合のt時間が301分なので1点加算となり，リスクインデックスは2となる．

■ 表3　米国麻酔学会 ASA スコア

コード	患者の術前身体状態
1	標準的な健康な患者
2	軽い全身疾患の患者
3	重篤な全身疾患があるが，活動不能ではない患者
4	日常生活を営めない，常に生命を脅かされている全身疾患の患者
5	手術の有無にかかわらず，24時間生きることが期待できない瀕死の患者

(森兼啓太訳, 小林寛伊監訳：改訂4版サーベイランスのためのCDCガイドライン．メディカ出版，2008を改変)

■ 表4　創分類

コード	分類	
C	clean (清潔)	まったく炎症がなく，呼吸器，消化器，生殖器，非感染尿路に手を加えない非感染創
CC	clean-contaminated (準清潔)	呼吸器，消化器，生殖器，尿路が管理された状態で手術操作を受け，通常は起こらないような汚染がない手術創
CO	contaminated (汚染)	開放性の事故による創傷，無菌的手技に大きな破綻のあった手術
D	dirty (感染)	壊死組織の残存する陳旧性外傷，既に存在する臨床的感染，消化管穿孔の手術

(森兼啓太訳, 小林寛伊監訳：改訂4版サーベイランスのためのCDCガイドライン．メディカ出版，2008を改変)

＜SSI 判定のために必要なデータ＞
　発熱の有無，創部の状況（発赤，疼痛，排膿の有無），創部の細菌培養結果，担当医の診断と治療．
＜その他必要と考えるデータ＞
　カテーテル挿入，交換日には，マキシマルバリアプリコーション実施の有無も記入する．
　日頃，感染にかかわっているのではないかと感じていることや，改善したいと考えていることなどの情報を収集する〔患者の基礎データ（年齢，既往歴，喫煙歴など），抗菌薬の予防投与の状況，ガーゼ交換の実施状況，除毛の有無など〕．
　②担当医師と各フロアの対象患者の受け持ちナースが個人ワークシートを毎日記入する．
　③担当医師または ICD が NHSN の診断基準に基づいて感染の診断を行う．
　　SSI は，感染を起こした部位の深さによって表層，深部，臓器・体腔の3種類に分類される．
　④退院時，術後30日経過時に個人ワークシートを回収する．
　　　術後30日より前に退院した患者については，30日経過した時点で外来カルテを見て，感染の兆候がないか確認し，感染の有無の診断を行う．
　⑤ICN が個人ワークシートのデータを集計し，感染率を計算する．

　原則として，リスクインデックス毎に以下の式に当てはめて計算する．
　　SSI 発生率＝特定の NHSN 手技の特定のリスクカテゴリーに属する患者に発生した SSI 件数
　　　　　　　　／同じ術式の同じリスクカテゴリーに属する手術件数

ID	心臓外科SSI個人ワークシート

```
            病棟（  ） /        号室（大・2人・個）
                     /        号室（大・2人・個）
                     /        号室（大・2人・個）
     歳 （男・女）   /        号室（大・2人・個）
                     /        号室（大・2人・個）
```

入院日（当院）　　　　年　　　月　　　日

主病名

術式

創分類	□ C(Clean)：清潔手術　　　　　□ CC(Clean-contaminated)
	□ CO(Contaminated)：汚染手術　□ D(Dirty)：感染手術
ASA（全身状態スコア）	（1・2・3・4・5）
手術日	年　　　月　　　日
手術時間	時間　　　分

術前抗菌薬	□ 有り　　□ 無し
創部の消毒	□ 有り　　□ 無し
創部のドレッシング剤	□ 有り　　□ 無し ドレッシング剤の種類（　　　　　　　　　）

術前除毛	□ なし　　　　　□ 当日　　　　　□ 前日
	□ 前々日　　　　□ その他（　　　　　　　　　）
術前保清	□ 当日シャワー　□ 前日シャワー　□ 毎日清拭
	□ その他（　　　　　　　）

退院日（当該科）	入院日（当院）　　　年　　　月　　　日
転帰　□ 生存退院　　　死亡退院（□ 原疾患　□ 感染症　□ その他（　　　　　　　））
□ 転棟・転院　　　□ 入院中（200○年12月31日現在）

図7　SSIの個人シート

（つづく）

SSI観察シート　No.1

*ICD, ICNが記入

観察項目	創部の感染兆候（−・＋）胸部					創部の感染兆候・血管採取部					看護師介助の有無	サイン	最高体温	検体種類 表面膿 深部膿 ドレーン排液	菌名
	創・ドレーンからの膿性排液	疼痛	圧痛	発赤	腫脹	熱感	排膿	疼痛	圧痛	発赤	腫脹	熱感				
術後1日目 月　日																
術後2日目 月　日																
術後3日目 月　日																
術後4日目 月　日																
術後5日目 月　日																
術後6日目 月　日																
術後7日目 月　日																
術後8日目 月　日																
術後9日目 月　日																
術後10日目 月　日																
術後11日目 月　日																
術後12日目 月　日																
術後13日目 月　日																
術後14日目 月　日																
術後15日目 月　日																

【感染の有無】　　□なし　　□あり　（□表層感染　　□深部感染　　□臓器/体腔感染）
【　診断日　】　　　　月　　日　【診断医】

（図7のつづき）

■ 表5　t時間

手術手技コード	Duration cut point (t時間)
CARD	306分
CBGB	301分
CBGC	286分

(NHSN　Report2009より)

(5) 結　果

リスクが高い症例ほど感染の可能性は高くなるため，リスク調整を行ったリスクインデックス別に感染率を出すのが原則である．計算した感染率とNHSNの2009年のデータを比較すると次のようになる．

リスクインデックス	手術件数	感染数	感染率（感染数/手術件数×100）	NHSN 2009の感染率
0	1	0	0	0.35
1	22	1	4.55	2.55
2	19	1	5.26	4.26
合計	42	2	4.76	2.94

(6) 考　察

感染症例が少ないため，リスクインデックス別に感染率を出すことにはあまり意味がないが，NNISのデータと比較して大きな差はないことがわかる．

要因についての検討でも有意差は認めていないが，術前のシャワーができない症例のほうが，シャワーをした症例の5倍感染しやすくなっている．可能な範囲の洗浄などが望ましいと考える．

今回のサーベイランスで，すでにSSIの感染率を下げるとされている表6の対策はほとんどなされていることを確認できた．今後も継続していくことが望まれる．

■ 表6　手術部位感染予防策

剃毛禁止	剃毛はしない．手術の邪魔になる場合のみ，直前に除毛する．
血糖コントロール	術後48時間以内の血糖値が高いとSSI発生頻度が高くなるため，周術期の血糖コントロールを行う．
禁煙	手術30日前からの禁煙を勧める．
閉鎖式ドレナージ	ドレーンが必要な場合は閉鎖式を用い，できるだけすみやかに抜去する．
創の24〜48時間の保護	閉鎖した切開創は術後24〜48時間滅菌ドレッシング材で保護する．ガーゼ交換の際は処置前後で手洗いし，手袋を着用する．
抗菌薬の予防投与	手術中に血中濃度を保つため，術前1時間〜30分前に開始し，手術中3時間おきに投与する．

(間平珠美)

■ 文献

1) 森兼啓太訳,小林寛伊監訳:改訂4版サーベイランスのためのCDCガイドライン.メディカ出版,2008.
2) 青木眞:明日からできる病院感染サーベイランス.メディカ出版,2002.
3) 柴田清:医療関連感染の防止対策.医学芸術社,2004.
4) ICPテキスト編集委員会編:ICPテキスト感染管理実践者のために.メディカ出版,2006.
5) National Healthcare Safety Network (NHSN) report: Data summary for 2006 through 2008, issued December 2009.
   http://www.cdc.gov/nhsn/pdfs/datastat/2009nhsnreport.pdf

4. 退院に向けて

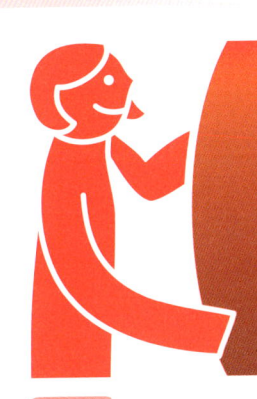

在宅における感染対策

1) 在宅における感染対策のポイント

　近年，医療施設における平均在院日数の短縮化が進み，在宅における医療処置を必要とする療養者が増加してきている．医療施設に入院中に退院の予定が決まったら，あるいは入院時からすでに退院後の在宅での看護を想定して準備をしていく必要がある．

　感染対策に関する基本的な考え方は，医療施設においても在宅においても同じであり，感染経路を遮断し，標準予防策を実施することが最も重要である．在宅における感染対策のポイントは，感染経路の遮断を念頭に置いたうえで，次の点が挙げられる．

- 手技が単純でかつ確実である．
- 経済的．
- 継続可能な方法である．

　しかし，医療施設では退院後に患者が置かれた在宅の環境がみえにくいため，在宅の環境や介護者の状況に合わせた個別的な指導が困難な場合もある．在宅での医療処置に関する感染対策を入院中とまったく同じにすることは難しいことが多い．状況に合わせてさまざまな工夫をすることが必要である．

　また，訪問看護やホームヘルパーなど社会資源を活用する場合，関わる介護者によって感染対策の方法に違いが生じないように，地域連携部などを通して退院指導計画の引き継ぎをしていく必要がある．

2) 在宅における具体的な感染対策

　ここでは医療施設入院の患者と家族への退院時指導を中心に，主なケアや医療処置[1]に関する感染対策について述べる．

(1) 手指衛生

　在宅における患者・家族を含めた介護者に共通して最も重要な感染対策は，手指衛生である．医療処置やケアの際に，適切なタイミングと適切な方法で手指衛生をするよう指導する．

　手指衛生方法の詳細については別項に譲るが（p102参照），在宅においてはケアや処置の途中に洗面所へ行き，手を洗うことは困難なことも多い．肉眼的な汚染がない場合には速乾性擦式アルコール製剤の使用や，手袋を適切に交換するなどケアの手順の検討を踏まえて指導する．

　手指衛生がなぜ大切であるか説明し，流水と石鹸での手洗い，速乾性擦式アルコール製剤での手指消毒の方法について実際に練習してみる．手洗い後は十分に手が乾燥する必要があるが，手を拭くタオルがいつも清潔であるように，交換時期についても確認する．

(2) 医療処置に関連する感染対策

　在宅における医療処置に使用する衛生材料などは，在宅療養指導管理料を算定している医療施設が患者に供給する仕組みになっている(表1)．供給する衛生材料の種類や数量には規定はなく，医療施設に任されているのが現状なので，その格差は感染対策を行ううえで問題となることもある[2]．感染対策を考慮した適切なケアの実施のためには，使用する衛生材料の種類や数量，具体的な使用方法など，個別的な対応を検討しておく必要がある．

❶ 喀痰吸引

　喀痰吸引を行う前には，手指衛生を行い，清潔な未滅菌手袋を着用する．上気道の分泌物を吸引する清潔操作や下気道の無菌状態を保持するための無菌操作が必要である．誰が吸引するのか確認し，手技の統一を計画する．

■ 表1　在宅療養管理料の算定できる医療処置

① 在宅自己注射（インスリン製剤，ヒト成長ホルモンなど）
② 在宅自己腹膜灌流，在宅血液透析
③ 在宅酸素療法
④ 在宅中心静脈栄養法
⑤ 在宅成分栄養経管栄養法
⑥ 在宅自己導尿
⑦ 在宅人工呼吸，在宅持続陽圧呼吸療法
⑧ 在宅悪性腫瘍患者の鎮痛剤注射・化学療法のための注射
⑨ 在宅寝たきり患者の創傷処置など
⑩ 在宅肺高血圧症患者の輸液投与
⑪ 在宅気管切開患者（吸引処置）
⑫ 在宅難治性皮膚疾患処置

（医学通信社編：診療点数早見表〔医科〕2010年4月診療報酬改定準拠．pp218-227，医学通信社，2010)

気管吸引に使用する水は，滅菌水が適切である．気管吸引に用いるカテーテルは医療施設においては原則として使い捨てにするべきであるが，在宅においては再使用してもよいとされる[3]．清潔に保つための処理例を示す（表2）．

❷ 尿道留置カテーテルと間欠的自己導尿

　尿路は病院感染症がもっとも高頻度に発症する部位であり，感染症全症例の40％以上を占め，カテーテル挿入から30日目までに100％の確率で細菌尿を認めるという[4]．しかし，尿路感染を発症しても無症状のことがあり，気づかないことが多い．発熱などの感染症状がなくても，尿量や尿の性状に注意することが必要であり，在宅においても尿路感染や膀胱内出血によるカテーテルの閉塞には緊急に対応しなければならない．カテーテルの清潔管理や逆流防止などの指導(表3) とともに，いつもと尿の性状や量が違うときには，医療関係者にすぐ相談するよう指導する．また，カテーテルを不要に長期留置することを避ける．

　間欠的自己導尿は尿道留置カテーテルに比べ，尿路感染のリスクが低いといわれている[5]．挿入時の手技の清潔操作の徹底と適切なカテーテルの再処理が感染予防のポイントとなる．

■ 表2　喀痰吸引後のカテーテルの処理例

口腔吸引カテーテル
① 使用後，分泌物をアルコール綿で拭き取り，清潔な水道水を吸引して清潔な乾燥した容器に入れておく． ② 毎日石鹸と流水で洗浄して，乾燥させたチューブと交換する． ③ チューブの損傷時は新しいものと交換する．

気管吸引カテーテル
① アルコール綿で分泌物を拭き取り，滅菌水を流す． ② 例1）再度アルコール綿でカテーテルを清拭し，清潔な蓋付き容器に入れておく． 　　　容器は1日1回洗浄して乾燥させるか，0.01％次亜塩素酸ナトリウム液に1時間浸漬する． 　　例2）8％エタノール含有の0.1％塩化ベンザルコニウムか，0.1％クロルヘキシジン（1日1回交換）の中に保管する．使用前には消毒薬が残らないよう滅菌水を吸引する． ③ カテーテルと滅菌水は，1日1回新しいものと交換する．

■ 表3　尿道留置カテーテル管理のポイント

① 不要なカテーテルの留置を避ける． ② 蓄尿バッグが膀胱より下になるように工夫する． ③ カテーテルを屈曲したり，逆さにしたりしない． ④ カテーテルの閉塞に注意する． ⑤ 尿は定期的に廃棄し，廃棄時には排泄口が容器に触れないようにする． ⑥ 制限がなければ，水分を負荷し，尿量を増す．

(3) 在宅における医療廃棄物処理

在宅で排出される医療廃棄物は「廃棄物の処理及び清掃に関する法律」（略称：廃棄物処理法，廃掃法．1970年，最終改正2006年）によると一般廃棄物に分類される．しかし，これらの排出物の中には針などのような鋭利な器材や血液が多量に付着したものも含まれるため，家族や回収をする他者が被曝することのないよう，その処理には配慮が必要である．

一般廃棄物の処理は市町村により可燃物あるいは不燃物の扱いが異なるため，退院時にはこれらを踏まえ，適切な処理方法を検討し指導する[6,7]．また，自己注射などで使用した針を医療施設で回収する場合もある．家族や医療関係者が針刺しをしないように耐貫通性の容器を配布したり，蓋の閉まるビンなどに入れ（図1），しっかり蓋をするよう指導する．血液の付いたガーゼやチューブ，バック類は厚手のビニール袋などに入れて廃棄するよう指導する[8]．

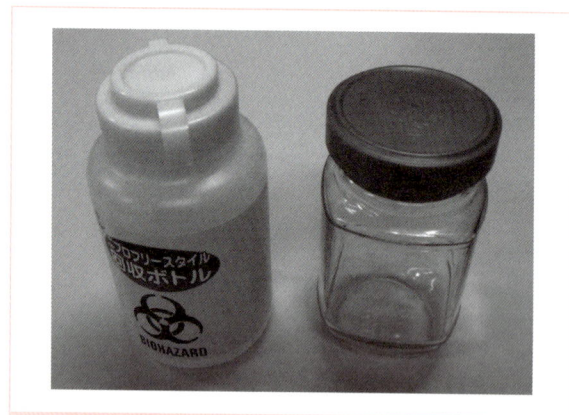

図1　耐貫通性の針捨て容器と蓋の閉まるビンの例

（室井洋子）

■ 文献

1) 医学通信社編：診療点数早見表〔医科〕2010年4月診療報酬改定準拠．pp218-227．医学通信社，2010．
2) 前田修子：在宅における医療・衛生材料の供給を取り巻く現状とその課題．Quality Nursing，10(9)：13-17．2004．
3) 坂本史衣：これだけは知っておきたい！在宅での感染管理　人工呼吸器関連肺炎予防策．コミュニティケア，8(4)：43-46，2006．
4) 日本看護協会：感染管理に関するガイドブック 改訂版．2004．
5) 坂本史衣：これだけは知っておきたい！在宅での感染管理　尿道留置カテーテル関連尿路感染予防策．コミュニティケア，8(3)：36-39，2006．
6) 矢野久子，鈴木幹三：在宅医療廃棄物の適正処理．臨床病理レビュー，133：142-148，2005．
7) 森登志恵，松浦稲子：訪問看護ステーションにおける在宅医療廃棄物処理例．臨床病理レビュー，133：149-153，2005．
8) 環境省大臣官房廃棄物・リサイクル対策部：在宅医療廃棄物取り扱い方法検討調査報告．2005．

Part II 感染防止のためのスタッフ教育・指導

感染対策の教育,実践指導についてのポイントを具体的に解説する.

1. 感染予防の基本
2. 職業感染対策
3. 洗浄・消毒・滅菌
4. 感染防止技術

1. 感染予防の基本

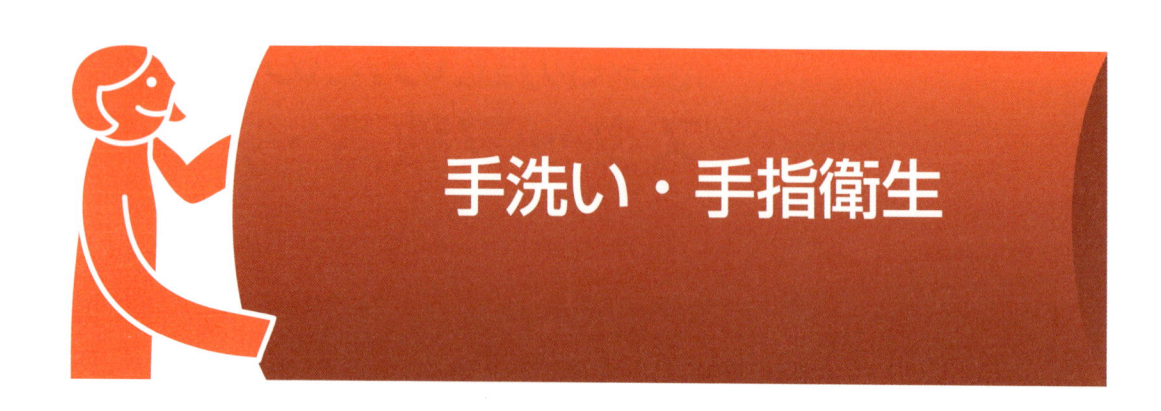

手洗い・手指衛生

　医療現場における感染防止の基本でありもっとも重要な対策として，手指衛生は誰もが認識している．多くの施設では入職時に手指衛生の講習が行われている．しかし，日常の業務のなかでいつの間にか，手指衛生の意識が薄くなってしまうというスタッフの声も多く聞かれる．正しい手指衛生の方法ができていなかったり，正しい方法はできていても必要な場面で実施しなければ，手に付着していた菌は運ばれてしまう．その場で適切な手指衛生を選択し，正しい方法で実施することをいかに継続できるかが課題となる．

1) 手指衛生の目的

　医療従事者の手指を介した交差感染を防止し，病原体より医療従事者を守るためである．
　施設で患者に関わる医療従事者は，医師，看護師，薬剤師，検査技師，放射線技師，栄養師，事務員，調理師，補助業務員，清掃員，整備員など多岐にわたる．あらゆる場面で患者や自分自身を守るために手指衛生が必要である．手指衛生の教育はすべての医療従事者を対象に行う必要がある．そのためには，対象者の仕事の内容や行動を把握し，対象者に合わせた内容・方法を検討しなければならない．

2) 正しい手指衛生

　図1，2のように手洗いや手指消毒の方法を写真や図でわかりやすく示したものを，スタッフステーションや病室，外来トイレなどさまざまな場所に表示すべきである．
　これらには菌をしっかり落とす（消毒する）ために必要なポイントが簡潔に記載されている．たとえ手指衛生の選択やタイミングが適切にできていても，正しく手洗いや手指消毒ができなければ，交差感染は防げないのである．手指衛生の正しい方法をスタッフに浸透させるために，手洗い方法の写

手洗い方法

① 腕時計・指輪などを外す
- 目には見えないが腕時計や指輪の隙間にも菌は入り込んでいる
- 腕時計・指輪をしたまま手洗いをすると，隙間に付いた菌は洗い残される
- 手洗いは手首までしっかり洗うためにも腕時計は必ず外して行う

② 手指・手首全体を流水でぬらす
③ 液体石鹸を手に取り，よく泡立てる
- 液体石鹸を十分に泡立たせるため
- 液体石鹸から皮膚への刺激を緩和するため
- 手についた菌を浮遊させるため

④ 手の平を合わせ，よく洗う
- もっとも接触する部位

⑤ 手の甲を伸ばすように洗う
- 甲を円を描くように擦ると指先のほうが洗い残されてしまう

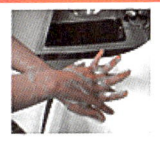

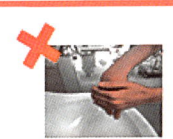

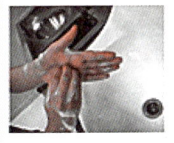

⑥ 指先・爪の間をよく洗う
- 洗い残しがもっとも多い部位

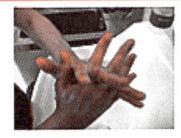

⑦ 指の間を十分に洗う
- 洗い残しがもっとも多い部位

⑧ 親指と手の平をねじり洗う
- 洗い残しがもっとも多い部位

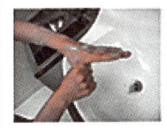

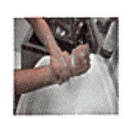

⑨ 手首も十分洗う
- あまり汚れていないと思いがちだが，汚れている
- 汚れた状況により腕まで洗うことも必要

⑩ 手指・手首をペーパーでよく乾燥させる
- 濡れた手のままで環境や物に触れると乾燥させた手よりも菌がつきやすい
- 水道の栓を閉めるときは，洗った手で直接触らず，ペーパーで覆い閉める

図1　衛生的手洗いの方法

真などを手洗い場や速乾性擦式消毒薬近辺に掲示したり，これらを利用して定期的に手指衛生の方法を確認することが重要である．

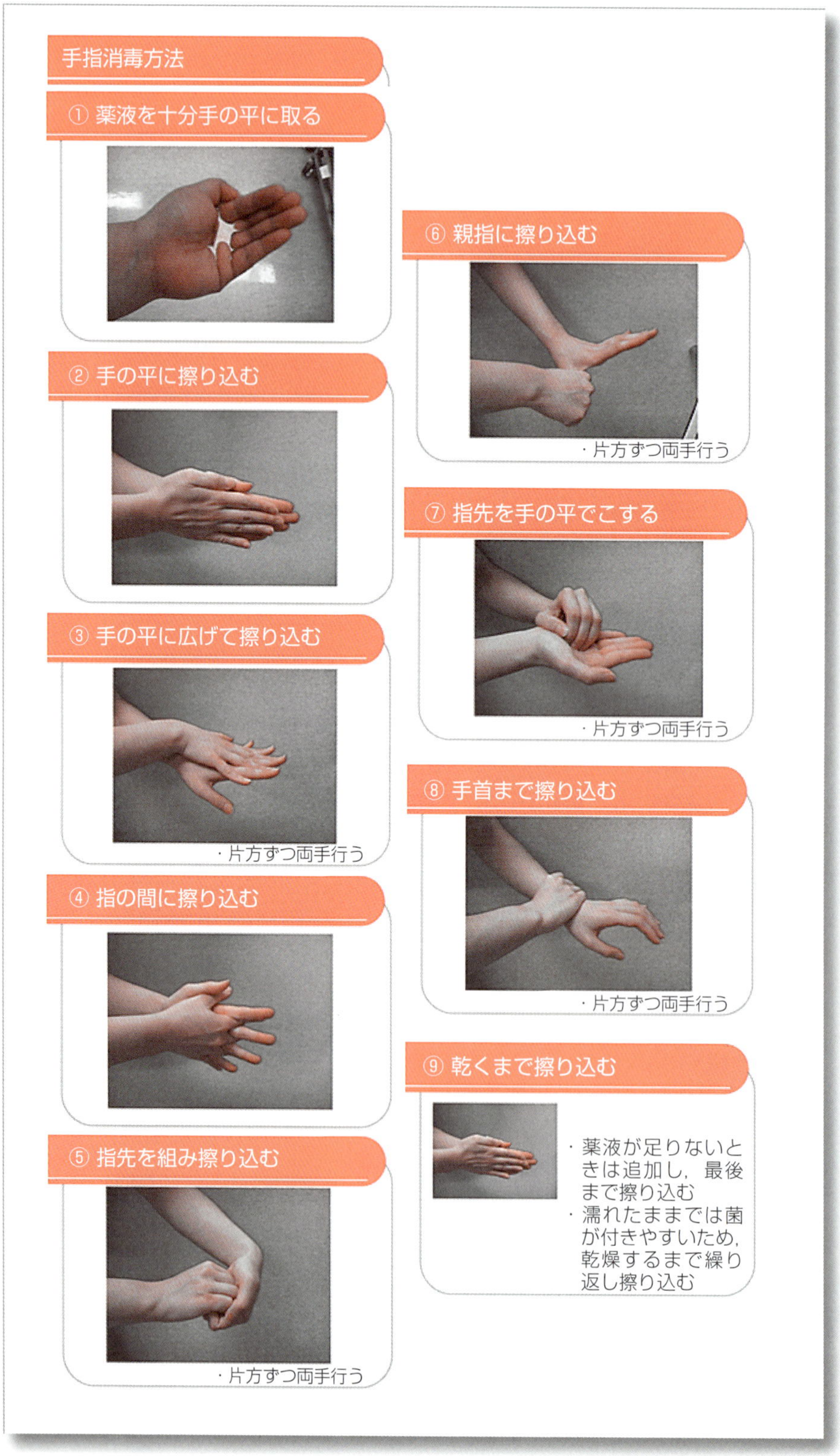

手指消毒方法

① 薬液を十分手の平に取る

② 手の平に擦り込む

③ 手の平に広げて擦り込む
・片方ずつ両手行う

④ 指の間に擦り込む

⑤ 指先を組み擦り込む
・片方ずつ両手行う

⑥ 親指に擦り込む
・片方ずつ両手行う

⑦ 指先を手の平でこする
・片方ずつ両手行う

⑧ 手首まで擦り込む
・片方ずつ両手行う

⑨ 乾くまで擦り込む
・薬液が足りないときは追加し，最後まで擦り込む
・濡れたままでは菌が付きやすいため，乾燥するまで繰り返し擦り込む

図2　手指消毒の方法

3）手指衛生の選択

　患者のケアや処置などの際に必要な手指衛生は，手洗いと手指消毒である．設備上，手洗い場の数が少なくて遠いという悩みは多い．CDCガイドライン[1]の勧告では，手が目に見えて汚れていないとき，アルコールベースの手指消毒薬を用いてルーチンの手指の汚染除去を行うことを強く推奨している．最近は，処置やケアの間に手指消毒薬を使用できるように各自が携帯する小型容器のものや，ベッド柵やワゴン，オーバーテーブル，コットンなど使いやすい場所に設置する取り付け式のものなど様々な工夫がされ，使用が推奨されている．簡便に使用できる手指消毒薬であるが，欠点を理解したうえで上手に手洗いと併用していく必要がある．

＜手指消毒薬の欠点＞
- 洗浄効果は期待できないため，汚染除去にはならない．
- タンパク質の汚染には，消毒効果が十分でない．
- アルコールの効果が期待できない病原体（ノロウイルス，クロストリジウム・ディフィシルなど）がある．

4）手指衛生のタイミング

　必要な場面で「手指衛生ができていますか」と聞くと，大体「やっています」と返事が返ってくるが，実際に場面を見てみると，できていない場面も多く見られる．1人ひとりの行動についてチェックし，個人が認識していない行動の欠点を指摘することは，とても時間がかかり難しいが，全員が必要な場面でしっかり手指衛生ができていなければ感染を防止することはできない．99人がきちんと行動できていても，ただ1人が無意識であれ，必要な場面における手指消毒ができていなければ感染拡大につながってしまう．1人ひとりの意識を高め，全員で取り組むことが大切である．

手指衛生が必要な場面のポイント
- 仕事の開始前および終了時
- トイレの後
- 食事の前後
- 患者への直接摂食の前後
- ケア時，汚染部位から清潔部位へ移る前
- 各無菌操作の前
- 体液・汚物を扱った後
- 手袋を取り外した後，ガウンを脱いだ後
- 点滴ミキシング前，点滴投与前
- ケア中，物や環境面に触れた後
- 食事を取り扱う前

手指衛生のタイミングを確認する一例を紹介する（図3）.

■オムツ交換
　物品準備 ─ 訪室 ─ 直前準備 ─ 陰洗 ─ オムツ交換 ─ 直後片づけ ─ 退室 ─ 片づけ
　　　　　　　　　（手袋着脱含む）　　　　　　　　　　　　（手袋着脱含む）

■吸引
　─ 訪室 ─ 直前準備 ─ 吸引 ─ 片づけ ─ 退室
　　　　　（手袋着脱含む）

■尿バッグ内廃棄
　─ 準備 ─ 訪室 ─ 尿採取 ─ 退室 ─ 尿あける ─ 片づけ
（手袋着脱含む）

■回診（直接介助）
　─ 訪室 ─ 直前準備 ─ 介助 ─ 片づけ ─ 退室 ─ 汚物片づけ
　　　　　（手袋着脱含む）

■点滴交換
　─ 準備 ─ 訪室 ─ 点滴交換 ─ 退室 ─ 片づけ

普段の手指衛生を振り返ってみましょう．
ケア時，どこでどのように手指衛生を行動していますか？
実際に，実施しているところの線の下に〔手（手洗い）　消（手指消毒）〕と記入してください．

図3　手指衛生のタイミング確認用紙の例

　日常実施することの多い看護行為について経過を記入した表を作成し，スタッフ同士で行動をチェックし合ったり，どのタイミングで手指衛生を行ったかを各自で振り返り，みなでディスカッションすることで，自分が実施できていなかった場面が明確になり，行動を振り返ることができる．また，どうしたら実施できるかを現場スタッフで話し合うことで，手指消毒に関する意識が高まり，指摘し合える場面が増えることで行動につながる．看護師だけでなく，その部署に携わる医師や他職種のスタッフにも声を掛け合うことが重要である．

5) 定期的な観察

　定期的にスタッフの手洗い方法を監視調査したところ（手洗い手順10項目できて100％とする），56％の実施率であった．結果をスタッフへ伝え，正しい手洗い方法を根拠とともに振り返った．半年後，再び監視調査をしたところ実施率が80％と上がっていた．しかし再度，半年後に調査したところ73％へと下がった．1年経過するとスタッフも変わるため，再指導が必要であるが，同じスタッフであっても意識が薄まることがわかった．

　このことから，定期的に手指衛生の行動観察をし，振り返る場をつくることが必要である．手洗い月間・週間などを計画したり，ラウンドを実施している施設も多い．

6) ポジティブな効果や行動変化のフィードバック

　手指衛生に必要な物品（液体石鹸やペーパータオル，手指消毒薬など）の消費量の変化や，手指衛生の遵守状況，耐性菌の検出状況の変化を振り返り評価する．そのなかで，改善されていることやよい方向に向かっていることなど，取り組んでいるスタッフががんばってきたことを評価することが大切である．取り組みを発表することも1つである．また，手指衛生が遵守できている証として，シールやバッジ，認定証などを渡したり，労うためにハンドケア製品を贈呈したりとさまざまな工夫がある．

Q&A

Q：手指消毒薬のタイプにはリンス剤とジェル剤のものがあるが，どちらのものを使ったらよいのか？

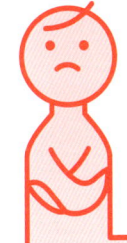

A：消毒効果にはさほど相違はないと考えてよい．べたつき，乾きにくさなどの使用感や製品の値段，容量，容器の形，使いやすさなどを選択の基準とする．

（盛田真弓・内田美保）

■ 文献
1) 満田年宏 監訳：医療現場における手指衛生のためのCDCガイドライン．イマインターナショナル，2003．
   http://med.saraya.com/gakujutsu/guideline/pdf/h_hygiene_cdc.pdf
2) 満田年宏：ナースのための院内感染対策．照林社，2003．

2. 職業感染対策

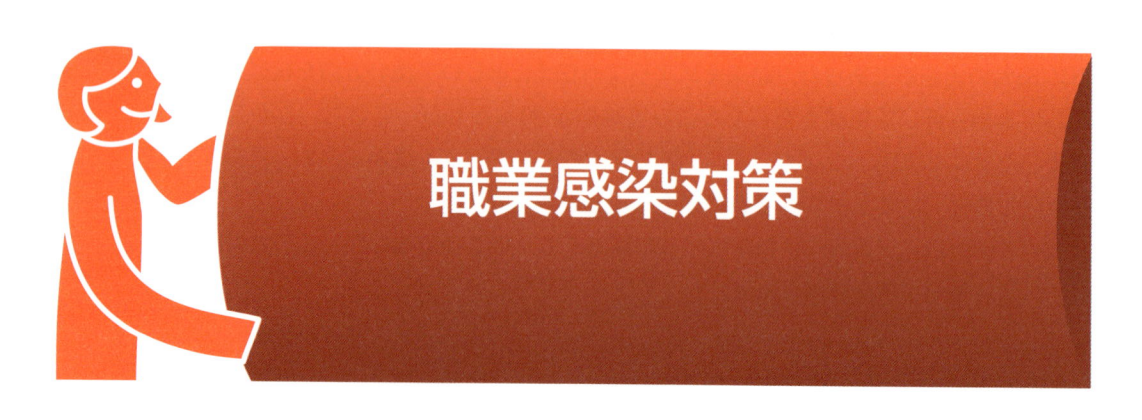

職業感染対策

1 針刺し・切創

　針刺し，切創対策は，血液や体液による感染を防止するもので，広くは，粘膜や傷のある皮膚に血液や体液が触れること（曝露）の対策も含む．

　感染症の予防や拡大防止を優先するあまり，プライバシーや人権，倫理に関する配慮がおろそかにならないようにしなければならない．1人ひとりの職員が針刺しによる感染リスクを知り，日ごろから気をつけるようにし，自らの健康を守るための方策をとれるように教育することが重要である．

(1) 針刺し予防教育

＜針刺し予防教育のポイント＞

- 血液媒介病原体感染症の基礎知識
- 安全器材の紹介と正しい使用方法の説明
- 針使用後から廃棄するまでの注意点
- 針刺し発生時の対応
- 針刺し後のフォローアップ
- B型肝炎ワクチン接種の重要性

　針刺し対策は，医師，看護師だけではなく，外注業者なども含めたその他のすべての病院職員に向けた継続した教育が必要である．夜間に針刺しが発生した場合や外注業者の針刺しの発生時などの対応も考慮する必要がある．

(2) 静脈穿刺・採血時の注意点

- 安全装置付き器材を正しく使う．
- 注射針をもったまま他の作業をしない．

・ゆとりのあるスペースで，明るい照明のもとで行う．
・注射・採血時に痛みがあった場合には動かず，口頭で伝えてもらうよう患者に説明する．

(3) 廃棄時の注意点

・使用後の針はすぐに廃棄する．
・リキャップしない．
・注射器を持ったまま他の作業をしない．
・針は専用容器に廃棄する．
・ゴミを手で押し込まない．
・針廃棄容器は，廃棄物が容器の7〜8分目になったところで処分する．
・針と他のゴミを一緒にしない．

(4) 発生状況の分析と傾向把握

　針刺し発生時の状況と原因を分析し，予防するための対策を検討する際には，以下の点について分析すると傾向を把握しやすい．
・職種別，経験年数別，発生した時間，発生場所，器材別
・リキャップをしていないか．
・針の廃棄方法に問題はなかったか．
・安全装置付き器材は正しく使用していたか．

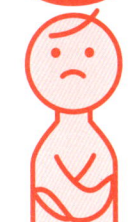

Q&A

Q：入職5カ月目の新人看護師が，術前の前投薬を筋注後にリキャップしようとして，その針を誤って自分の左第2指に刺してしまった．患者はHCV陽性であることがわかっている．どのように対応すればよいか．

A：　針刺し，切創，血液体液曝露時の対処については，各施設で明確にし，誰でも同じように対応できるようにしておく必要がある（図1）．この場合，マニュアル・フローシートに沿った対応を行うと，以下のようになる．
①流水で十分に洗浄する．
②針刺しした看護師から5mℓ採血する．
③患者から5mℓ採血する（3カ月以内にHIV，HB，HCVの検査を行っている場合は不要）．採血する際は，患者に説明し，検査の同意をもらう．
④報告書と検査同意書に記入し，採血検体と一緒に輸血部へ提出する．
⑤HCVのみが陽性の場合は，健康相談室での経過観察となり，3カ月，6カ月，12カ月，および希望時に受診する．

　同じような針刺しを繰り返さないため，どうすれば防げるかを検討することが重要である．

ここではリキャップが原因と考えられるが，なぜそのような状況で発生したのか，根本原因分析手法などを利用して状況を細かく分析すると，再発予防対策に有効である．

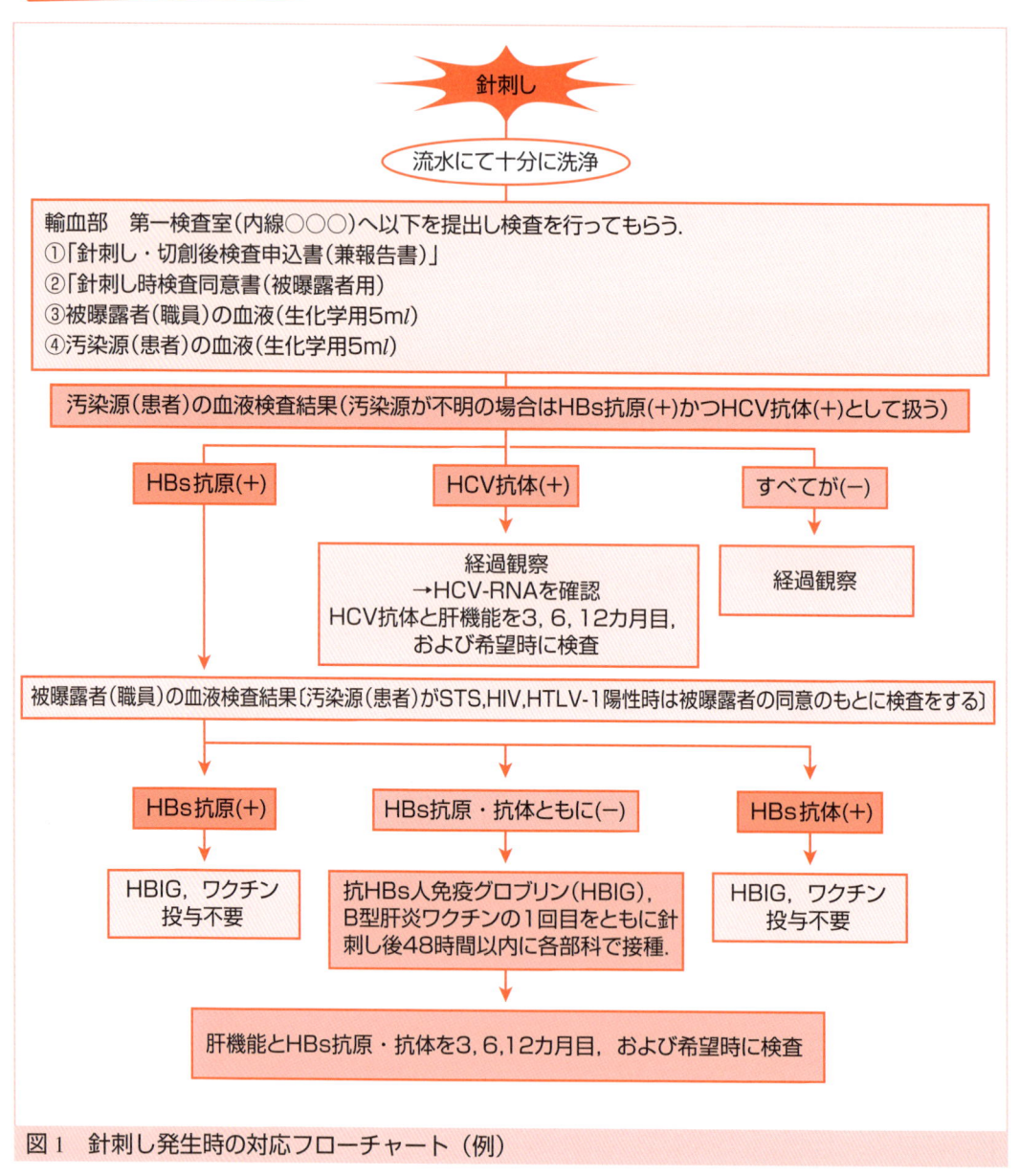

```
                              針刺し
                                ↓
                        流水にて十分に洗浄
                                ↓
  輸血部 第一検査室（内線○○○）へ以下を提出し検査を行ってもらう．
  ①「針刺し・切創後検査申込書（兼報告書）」
  ②「針刺し時検査同意書（被曝露者用）」
  ③被曝露者（職員）の血液（生化学用5ml）
  ④汚染源（患者）の血液（生化学用5ml）
                                ↓
  汚染源（患者）の血液検査結果（汚染源が不明の場合はHBs抗原（+）かつHCV抗体（+）として扱う）
        ↓                       ↓                       ↓
   HBs抗原（+）             HCV抗体（+）             すべてが（-）
                                ↓                       ↓
                            経過観察                  経過観察
                         →HCV-RNAを確認
                       HCV抗体と肝機能を3，6，12カ月目，
                          および希望時に検査
        ↓
  被曝露者（職員）の血液検査結果〔汚染源（患者）がSTS, HIV, HTLV-1陽性時は被曝露者の同意のもとに検査をする〕
        ↓                       ↓                       ↓
   HBs抗原（+）        HBs抗原・抗体ともに（-）       HBs抗体（+）
        ↓                       ↓                       ↓
  HBIG，ワクチン       抗HBs人免疫グロブリン（HBIG），   HBIG，ワクチン
   投与不要            B型肝炎ワクチンの1回目をともに針   投与不要
                     刺し後48時間以内に各部科で接種．
                                ↓
        肝機能とHBs抗原・抗体を3，6，12カ月目，および希望時に検査
```

図1　針刺し発生時の対応フローチャート（例）

（内田美保）

■ 文献
1）満田年宏 監訳：医療現場における手指衛生のためのCDCガイドライン．イマインターナショナル，2003．
　http://med.saraya.com/gakujutsu/guideline/pdf/h_hygiene_cdc.pdf

2 小児ウイルス性疾患－麻疹，風疹，水痘，流行性耳下腺炎

　職業感染防止対策というとまず針刺し防止が考えられるが，その他，感染の可能性のある疾患すべてについて医療従事者と患者の安全を守るために対策をとる必要がある．

　小児ウイルス性疾患は，主に小児期に罹患し抗体ができるので，既往があれば問題ないとされてきた．しかし，近年，既往のない人が増えて成人でも罹患する場合や，ワクチン接種していても抗体価が低下して罹患する場合などが増えてきている．大学生の麻疹の流行も記憶に新しい．

＜小児ウイルス疾患対策のポイント＞

- 医療従事者の抗体の把握
- 抗体陰性者へのワクチン接種の推進
- 診断がついたときの対応の明文化

（1）抗体検査とワクチン接種

　小児ウイルス性疾患は感染力が強いため，医療従事者は感染しないように，また感染の媒介とならないように，抗体検査とワクチン接種を行う必要がある．

　抗体がないということは，これらの疾患をもった患者の看護をした際，また病院の外においてもこれらのウイルスに自分がいつ感染するかわからない．それだけでなく，ウイルスに感染しても症状が現れるまでには潜伏期間があり，その間にケアした患者へ感染を媒介してしまう危険がある．

　抗体を有することが一番であり，抗体がない場合はワクチンを接種しておくことが原則であるが，アレルギーなどで接種できない場合はやむを得ない（抗体がないことがはっきりしていれば，これらの疾患の患者に接触した場合，すぐに対策を講じることができる）．ただし，医療現場で働く場合，抗体の有無が不明という状況は避けなければならない．

　既往が不明な場合や，ワクチンを1回受けただけという人は抗体価を確認しておくほうがよい．ワクチン接種1回のみでは，抗体価が下がる場合があることが報告されている．抗体検査を行って免疫の有無を確認することが重要である．

（2）抗体検査の方法

　抗体検査にはいろいろあるが，一般的に高価な検査ほど感度がよい．

　よく使用される検査としてCF法，HI法，ELISA（EIA）法などがある（表1）．抗体の有無を確認するための検査としては，CF法，HI法では感度が低く不適とされる（感度：CF＜HI＜ELISA）．

　しかし，すべてELISA法ではかなり高価格になってしまうので，時間に余裕があれば，まずHI法で調べ，陰性であった場合ELISA法で再検査という方法もある．水痘に関してはHI法がないため，ELISA法で行う．

　各検査の抗体の判定基準は表1のとおりであるが，ぎりぎりの値では安全と言い難く，場合に

よってはワクチン接種が必要となる．

■ 表1　小児ウイルス性疾患抗体検査

抗体検査法	ウイルス	判定(陽性)基準*
CF	麻疹，風疹，水痘，流行性耳下腺炎	4倍以上
HI	麻疹，風疹，流行性耳下腺炎	8倍以上
NT	麻疹，流行性耳下腺炎	4倍以上
PA	麻疹	16以上
IAHA	水痘	2倍以上
ELISA	麻疹，風疹，水痘，流行性耳下腺炎	陽性(IgG：2～4以上)

（高久史麿 監修：LAB DATA 臨床検査データブック．医学書院，2001）

*ワクチン接種推奨値とは限らない．メーカーにより異なることもある．
　・風疹はHI法で32未満，EIA-IgG8未満での接種を推奨．
　・麻疹はPA法256未満，EIA-IgG16未満での接種を推奨．

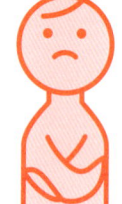

Q&A

Q：麻疹であることがわかった患者と同室の患者に，麻疹の免疫があるかわからないとき，どうすればよいか？

A：　まず，抗体価を測定し，抗体の有無を確認する（これは，他の疾患の場合も同じ）．抗体がないことがわかったら，麻疹の場合は表2にあるとおり，接触してから72時間以内にワクチン接種，または6日以内にγ-グロブリン筋注を予防与薬として行うことができる．γ-グロブリンは発症予防や症状軽減に効果があるとされる．水痘の場合も表2に沿った予防与薬が可能である．風疹や流行性耳下腺炎の場合は予防与薬はない．
　いずれにしても，抗体が陰性であった場合，伝播可能な潜伏期間は他の免疫のない患者と同室にならないようにし，症状が出現しないか注意深く観察する必要がある．

■ 表2 小児ウイルス性疾患の特徴と対策

	麻疹	風疹	水痘	流行性耳下腺炎
病原体	measles virus	rubella virus	varicella-zoster virus	mumps virus
感染源	気道分泌物	鼻咽頭分泌物	気道分泌物, 水疱液	鼻咽頭分泌物, 唾液
感染経路	空気, 飛沫感染	飛沫感染	空気, 飛沫, 接触感染	飛沫感染
潜伏期間	9〜11日	14〜21日	10〜21日	12〜25日
伝播可能期間	発症2日前〜発疹出現5日後	発疹出現7日前〜発疹出現5日後	発疹出現2日前〜水疱痂皮化	耳下腺腫脹9日前〜腫脹9日後
感染性	極めて高い	高い	高い	高い
曝露後の予防与薬	72時間以内のワクチン接種, または6日以内のγ-グロブリン筋注	なし	72時間以内のワクチン接種, または96時間以内の水痘高力価γ-グロブリン静注	なし

(間平珠美)

■ 文献
1) ICPテキスト編集委員会 編：ICPテキスト感染管理実践者のために．メディカ出版，2006．
2) 高久史麿 監修：LAB DATA 臨床検査データブック．医学書院，2001．
3) 本田章子：医療従事者に求められる麻疹・水痘・風疹・ムンプスへの対策．インフェクションコントロール，17(9)：29-35，2008．

3 インフルエンザ

　インフルエンザ対策は，流行前のワクチン接種とその教育・啓発活動，インフルエンザ流行期の飛沫感染予防策の徹底および職員の健康管理が重要となる．飛沫感染予防策の実際については，その項を参照されたい（p46参照）．

＜インフルエンザ対策のポイント＞

- 飛沫感染予防策の徹底
- ワクチン接種とその教育
- 職員の健康管理

（1）インフルエンザ予防に対する教育・啓発活動

❶ 職員教育

　インフルエンザの職業感染を起こさないため，職員への感染予防策の教育は重要となる．

　当院では新年度のスタートを切ったあとに全職員を対象とした院内感染対策研修会を行っている．そのテーマには，「標準予防と経路別感染対策」を取り上げ，インフルエンザの対策を飛沫感染予防策の代表として教育している．

❷ ワクチン接種の推進

　インフルエンザについてはワクチンがあるので，その接種の推進も重要となる．

　当院では，職員のインフルエンザワクチン接種を促すために，院内感染対策委員会のみでなく，健康管理室の保健師や職員の健康管理に関する問題を取り扱う安全衛生委員会などとも協力してPRし，個人負担額の交渉もこれらの多くの組織を通じて，病院管理者と行っている．当院のインフルエンザワクチン接種率は事務や清掃員などの委託業者も含めて80％台であったが，ここ5年間で90〜95％台となった．近隣病院の感染症医は，「接種率95％は必要だ」と講演で述べていた．その医師はワクチン接種を受けない職員と面接まで行っているという．当院ではICNが中心となって各部署の勉強会や研修会の機会にＰＲして接種率アップを目指して奮闘中である．

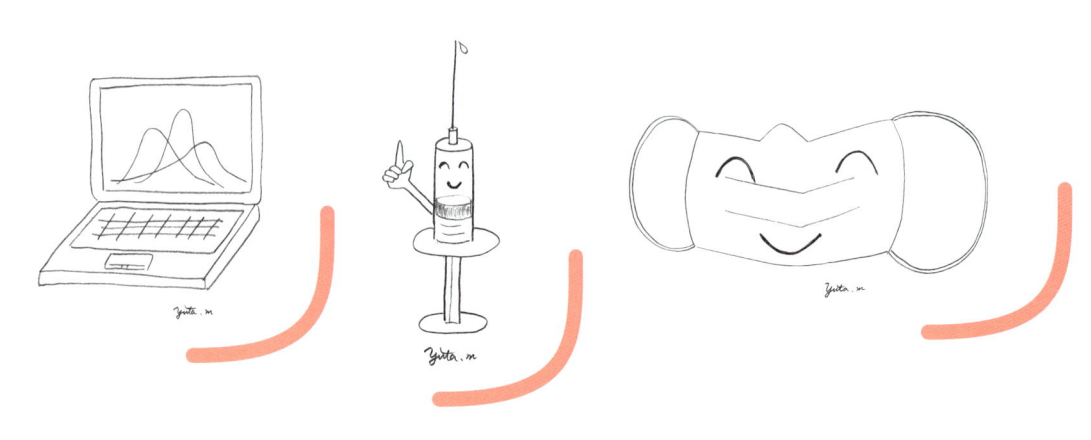

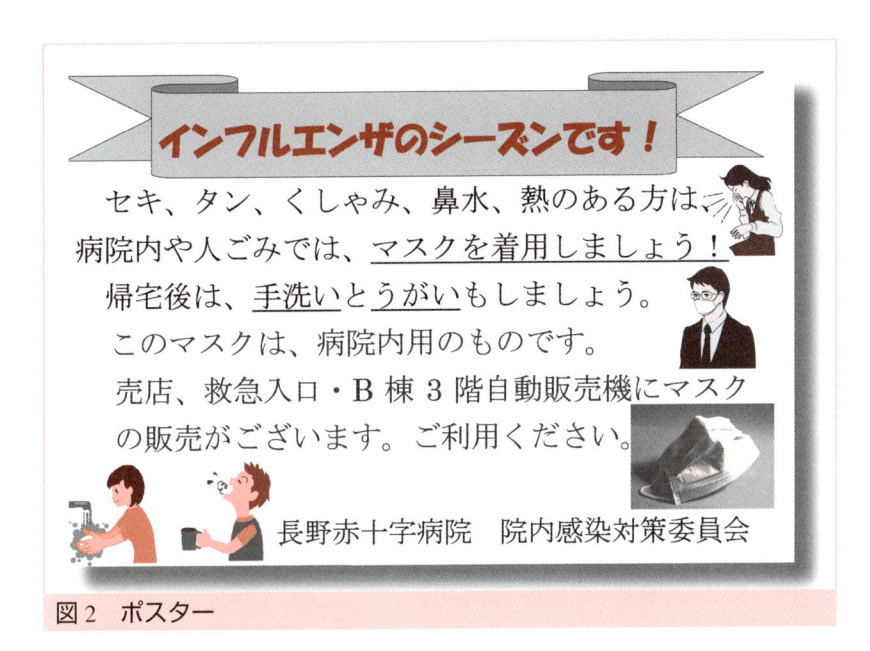

図2 ポスター

❸ 患者への啓蒙

ポスター（図2）を掲示して，「咳エチケット」およびインフルエンザ対策について教育し，特に免疫不全の患者には通年マスクを着用して外来通院をするように指導を行う[1]．

(2) インフルエンザＨＡワクチン接種の目的および副反応

❶ ワクチン接種の目的

ワクチン接種の予防効果は100％ではないが重症化を防ぐ効果が期待される．医療従事者がかかると，患者や同僚の職員にうつしてしまうリスクがあることを強調し，ワクチンの接種を推進している．

❷ 副反応

ワクチン接種の推進に際しては，副反応も説明する必要がある．

主な副反応は局所の発赤，腫脹，疼痛などである．全身反応として，発熱，悪寒，頭痛，倦怠感，嘔気・嘔吐，下痢，関節痛などがあるが，通常2〜3日で消失する．過敏症として稀に発疹，蕁麻疹，紅斑，掻痒感などがある．極めてまれであるが，アレルギー様症状，急性散在性脳脊髄炎（acute disseminated encephalomyelitis；ADEM），ギラン・バレー症候群，痙攣，肝機能障害，喘息などの報告があることも伝える必要がある[2]．

❸ 妊婦への適応

妊娠初期においては自然流産の起こりやすい時期であり，無用の混乱を避けるためにもワクチンの接種は避けたほうがよい．

一方，妊娠14週以降の妊婦は，むしろインフルエンザの合併をきたしやすく，入院となるリスクの高いことが報告されている[3]．このため，CDCは妊娠中にインフルエンザの流行期を迎える妊婦に対して，現行のインフルエンザ不活化ワクチンの接種を推奨している．

(3) 効果的なワクチンの接種時期およびインフルエンザ流行状況の把握

インフルエンザウイルスは毎年のように変異しながら流行を繰り返している．ワクチンの効果は接種後約2週間～約5カ月間である．各施設で地域の発生状況を踏まえて接種時期の検討をすることが必要だと考えるが，通常は12月より散発して1～3月にピークを迎えることを考慮し，11月末に接種し終えることがよい．また，接種方法は毎年1回でよいが，外部委託業者を含む全職員を対象とすべきである．

通常のインフルエンザ流行期は12月から翌年3月ごろであるが，2006～2007年度のシーズンでは過去5年で最もピークが遅かったため，当院のワクチンプログラムは12月上旬に計画されていた．しかしインフルエンザサーベイランスを実施し，院内および地域や関東周辺の発生情報をインターネットでの公開情報からとらえて*，例年どおりの11月末～12月上旬には接種し終えるようにプログラムの変更を委員会に提案した．

* 厚生労働省ホームページ　インフルエンザ対策：http://www.mhlw.go.jp/seisakunitsuite/bunya/kenkou_iryou/kenkou/kekkaku-kansenshou/infulenza/index.html
* 国立感染症研究所ホームページ　インフルエンザ：http://www.nih.go.jp/niid/ja/diseases/a/flu.html

(4) インフルエンザの施設内への持ち込み防止

インフルエンザの流行する時期に注意しなければいけないのは，施設外からのインフルエンザの持ち込みである．

当院では，市内でインフルエンザの流行が始まると，外来フロアのみならず，各病棟の入口やエレベーター内に，インフルエンザ様症状のある人の面会を制限するポスターを掲示して協力を求めている（図3）．また，面会時間に合わせて，院内放送で協力を呼びかけている．

売店や自動販売機でマスクを販売しているほか，インフルエンザの流行した病棟では入口にマスクを設置し，無料で配布する工夫も行っている．

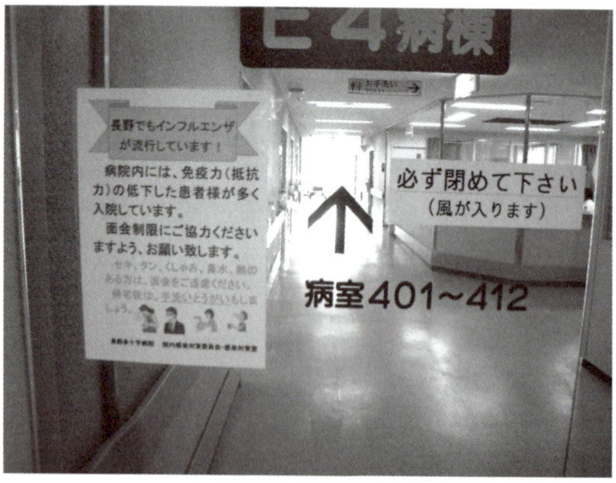

図3　病棟の入口

(5) 職員の健康管理

インフルエンザのみに限ったことではないが，症状の出現時には職員に早期に受診を促すことが二次感染を防ぐためにも重要である．

発熱時には休養をとらせるように各職場の管理者に依頼し，受診結果からインフルエンザと診断されたときには，感染対策室に報告されるシステムとなっている．また，各病棟の看護師長は，毎朝看護部長に病棟の現状報告を行うため，インフルエンザ流行期にはインフルエンザ発症患者および職員の有無の情報も得るようにしている．

医療施設においてはインフルエンザを発症したら，5～7日間の就業制限を設けている施設が多いが，法的な規制は今のところ定められていない．学校保健安全法施行規則（昭和三十三年六月十三日文部省令第十八号）第十九条イによれば，インフルエンザの流行は学校を中心に拡大することが多いため，インフルエンザにかかった児童や生徒から学校で感染が広がるのを防ぐために「出席停止」が定められ，期間は昭和33年以降，「解熱したあと2日を経過するまで」と定められてきた．しかし，近年では抗ウイルス薬の普及で10年前に比べて解熱までの期間が半分程度に短縮された一方で，ウイルスを排出する期間は発症後5日前後までとほとんど変わらないことから，文部科学省は「発症後5日を経過するまで」とする基準を新たに設け，これまでの「解熱後2日を経過」に加え，「発症後5日を経過するまで」とする基準により実質的に出席停止の期間を延長することになった．当院では，解熱後48時間以上は自宅療養として症状が回復に向かっていることを確認し，仕事復帰を可能としている．ただし，手洗いとサージカルマスクの着用は厳重に行うように指導している．部署の勤務の状況にもよるが，実際には5～7日間程度の就業制限をとることが多い．

Q&A

Q：職員のインフルエンザワクチン接種の費用は？

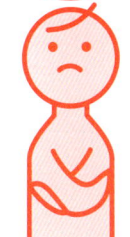

A：施設により自己負担金（無料～1,000円など）は異なる．感染管理担当者として，職員がかかると患者や職員間にうつしてしまうなどのリスク管理上の問題に波及することを管理部門に伝えることも重要である．当院においては，6年前より職員への接種が無料となった．

Q：卵アレルギーのある人はワクチン接種をできないのか？

A：一般的には卵アレルギーでは禁忌となっているが，インフルエンザを発生したときの本人のリスクと卵アレルギーによる反応とを天秤にかけて主治医あるいは感染症医に相談して，ワクチン接種をすべきか判断することが重要である．

（水内　豊）

■ 文献

1) 認定病院患者安全推進協議会：患者安全推進ジャーナル別冊　感染管理に関するツール集2006年度版．pp11-27, 84-95, 2007.
2) 一般社団法人日本ワクチン産業協会（旧社団法人細菌製剤協会）：予防接種に関するQ&A集．pp108-119, 2011.
3) CDC：MMWR, 55 (RR-10)：1-42, 2006.

4 結核

　2007年4月に改正された「感染症の予防および感染症の患者に対する医療に関する法律」において結核は二類感染症となった．結核固有の対策について，定期の健康診断，受診義務，病院管理者の届出などの必要な規定が設けられた．従来の二類感染症はコレラ，腸チフスなど消化器疾患が主であったため，設備の特別な基準は設けられていなかったが，結核は空気感染であるため，空気感染予防策を講じる必要があり，施設においては混乱ととまどいを感じていると考えられる．

　(財) 結核予防会の報告[1]によると2000〜2006年の結核集団感染の発生場所は，学校（75件）に次いで病院・医療機関（71件）が2番目に高い．結核の発症病院は，専門病院，地域支援病院，高度専門病院，特定機能施設に多い[2]とされており，病院における発症者の職種では看護師が多い[3]．この理由としては「若い医療従事者に結核未感染が多い」「高齢者の結核患者の増加」，設備においては「機密性の高い施設構造への変化」「感染防止に対応不可能な設備」などが挙げられる．

　医療従事者は結核に感染するリスクが高く，職員の結核感染の予防対策は重要である．当院での対策を例に施設における職業感染予防対策について述べる．

＜結核対策のポイント＞

・施設の管理体制
・感染予防対策
・職員の健康管理

(1) 施設の管理体制

❶ 施設としての体制整備

　小野[4]は「自施設における結核感染リスクを把握し，自施設の状況に合致した機能的，実用的な組織体制を作り上げることが重要」と述べている．自施設でのリスク状況に応じた体制整備を行い，管理していく必要がある．

❷ マニュアルの作成と運用

　施設の体制整備後は，実際の管理方法についてマニュアルを作成する．当院での記載内容の一部を示す．

疑似症患者のトリアージ

　　結核を疑う所見がある場合には，他の診察室から独立した系統の換気を備えた場所に待機させることが望ましい．当院では2週間以上続く発熱，咳嗽などがみられる場合や主治医が結核を疑った場合には，一般の外来待合室ではなく，救急室内の個室にて診察を行っている．

検査時の対応

　　喀痰採取の際に結核菌に曝露する可能性があるため，採痰ブースの設置が望ましい．設置後の管理方法や使用基準も明確にしておく必要がある（図4）．

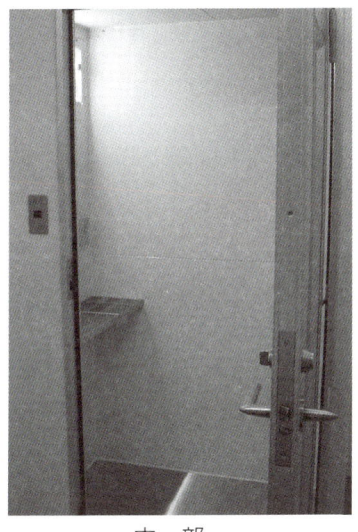

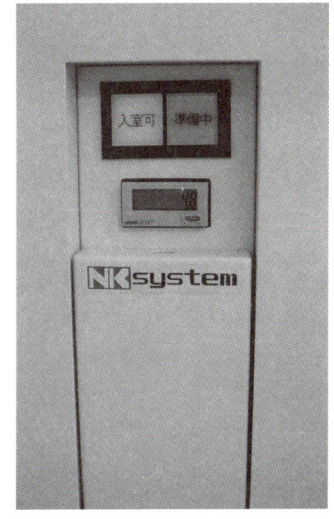

　　　　　　内　部　　　　　　中に人が入ると自動で
　　　　　　　　　　　　　　　スイッチが入る　　　（日本医科器機製作所製）

図4　採痰ブース

患者発生時のフローチャート

　患者が結核と診断された場合に各部署がとるべき体制をまとめたフローチャートを作成する（図5）．

接触者リストの作成

　当院では感染症科病棟（陰圧病室を設置）以外で入院患者が結核と診断された際には，その患者と接触した職員について接触者リストを各部署で作成し提出している．このリストに基づき，定期外検診の検討，実施を行っている（図6）．

患者退室後の室内整備

　患者が結核と診断された場合，使用後の診察室や病室の整備を行う．救急室や一般病床の場合，病室の広さや換気回数に応じた開放時間をマニュアルに記載し，その時間が経過してから次の診察や患者受け入れを行うようにしている．

(2) 職員の感染防止対策

❶ 防護具の使用― N-95 マスク

　使用時に正しく使用できるよう，ユーザーシールチェック（フィットテスト）についてマニュアルにポイントと写真を掲載するとわかりやすい．

　結核患者を受け入れる機会の多い感染症科病棟ではフィットテストを定期的に実施している．またフィットテストの物品を院内に複数準備し，その他の職員も必要時に実施できるようにしている．マスクの着用，フィットテストの方法は訓練が重要である．

　また，自分の顔にフィットしたマスクを知っておくことはいざというときに非常に役立つ．正しいマスクの着用方法を確認する手段としては，定性的な方法（サッカリンなどを使用した方法）

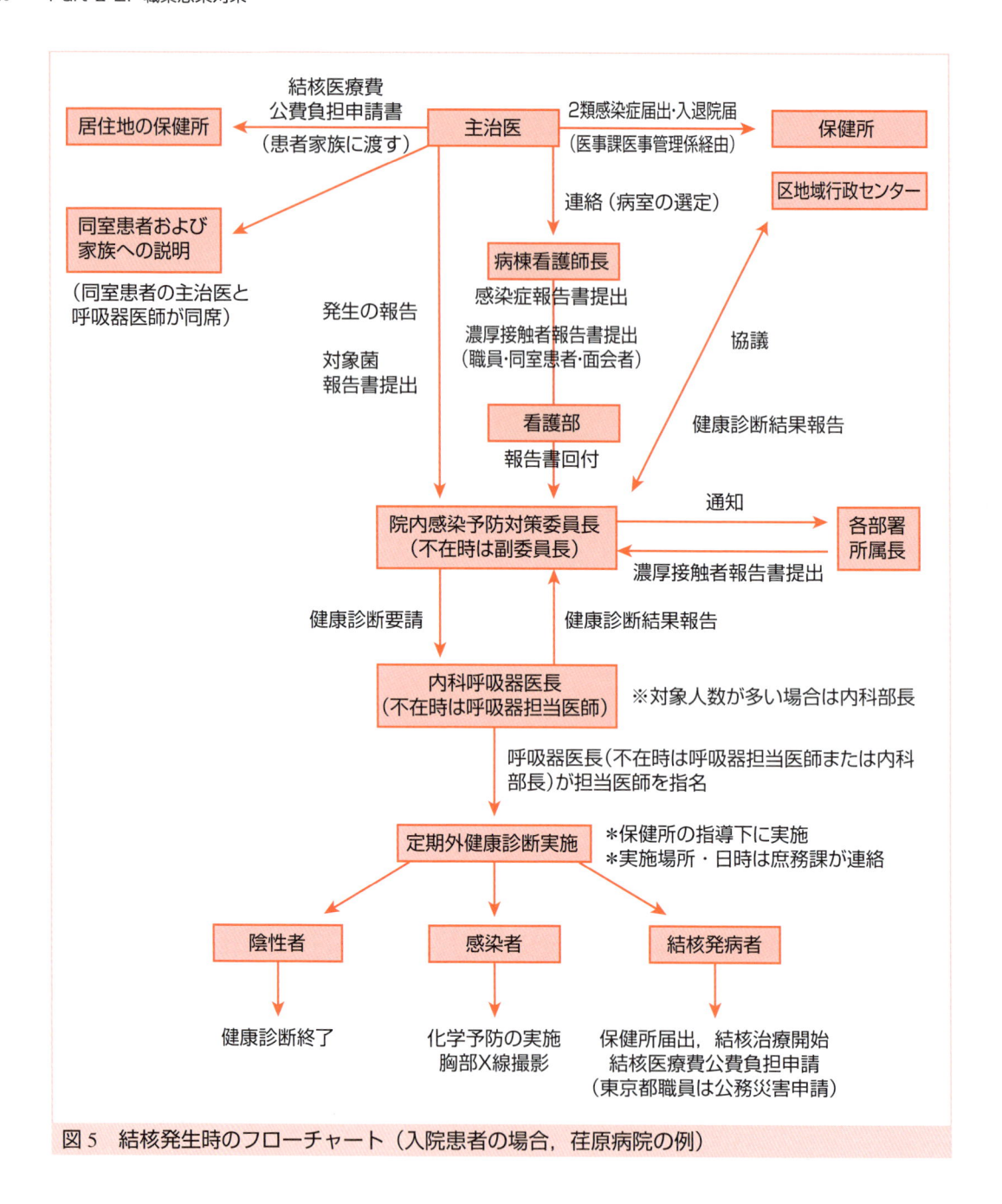

図5 結核発生時のフローチャート（入院患者の場合，荏原病院の例）

院内感染予防対策委員長　殿

結核患者との濃厚接触者報告書

報告年月日：
発症患者氏名：＿＿＿＿＿＿＿＿　病棟名：＿＿＿＿　発症年月日：　　年　　月　　日
接触者：医師・看護師・その他職員・委託職員・同室患者・患者家族等・実習学生
所属：＿＿＿＿＿＿＿＿　　　　　　　　報告者氏名：＿＿＿＿＿＿＿＿

	氏　名	年齢	住　所	接触時間在室日数	備考
1			〒　　　　　電話		
2			〒　　　　　電話		
3			〒　　　　　電話		
4			〒　　　　　電話		
5			〒　　　　　電話		
6			〒　　　　　電話		
7			〒　　　　　電話		
8			〒　　　　　電話		
9			〒　　　　　電話		
10			〒　　　　　電話		
11			〒　　　　　電話		
12			〒　　　　　電話		
13			〒　　　　　電話		
14			〒　　　　　電話		
15			〒　　　　　電話		

図6　接触者リストの例

と定量的な方法（パーティクルカウンターを使用した方法，労研式マスクフィットテスター™などを用いる）がある．定量的な方法では，漏れ率が数値で表されるため，視覚での確認が可能である．

❷ 職員教育

防護具の正しい使用方法やマニュアル記載内容について，職員全員を対象とした勉強会や職場内学習会を実施している．

（3）職員の健康管理

❶ ツベルクリン反応検査

従来は，日本結核病学会予防委員会[5]において，結核感染曝露の機会のある医療職員等の健康管理は，①雇い入れ時，②曝露時に，結核感染の有無を点検するとされている．医療従事者の新規採用時にはツベルクリン反応検査（二段階法）を行い，2回目の判定結果をその後の感染判定における重要なデータとして記録することを推奨している．また2回目の判定が陰性でBCG接種歴がない新規職員には積極的にBCG接種を行うとしている．BCG接種歴がありツベルクリン反応が陰性の新規職員については，各施設が接種の必要について判断を行う．

❷ クオンティフェロン®TB-2G

この検査は感度，特異度ともに高く，BCG接種や多数の非結核性抗酸菌感染の影響を受けない．また，ツベルクリン反応検査と比べて，検査時の個人の技術的な差が少なく，判定のための再受診が不要，ブースター効果を考慮する必要がないというメリットがあり，施設内で多数の医療従事者が接触した場合に実施するのに有用であるとされている．2006年1月に保険収載されており，導入に向けて各施設で検討が進められている．

当院では院内で検査が実施できるため，2007年度より結核発生時の接触者調査に利用している．

❸ 定期健康診断─胸部X線検査

定期健康診断での胸部X線検査は結核発症の早期発見に有用である．当院では，委託職員においても必ず年1回の胸部X線検査を受診させ，結果を確認している．ハイリスクな部署に配属されている職員は半年に1回などの追加検査も考慮する．

❹ 個人衛生

結核に限らず，医療従事者は日ごろから健康管理が求められる．原因不明の発熱や咳嗽が長引く際には，自発的に申し出てすみやかに受診するよう，職員個人だけでなく管理者にも日ごろから意識づけを行うことが望ましい．

職業感染のなかでも結核は，1名の発症者からの接触者が多いため，発症者が出現した際にすみやかに行動できる体制づくりと日ごろからの教育や意識づけが重要である．

Q&A

Q：入院患者の喀痰から結核菌が検出されました（塗沫検査）．接触者リストは直ちに作成したほうがよいでしょうか？

A： 結核は小児ウイルス疾患のように接触後すぐに発症する疾患ではない．まずは当該患者の隔離などの対策を先行し，その後，接触者の確認を行う．接触者検診は届出後に保健所より指示があるが，最初の接触から約2カ月後に検診となる．

Q：接触者リストに記載する対象は？

A： 結核と診断された患者にかかわった職員，患者家族や面会者，同室者などが対象である．

後で確認することが困難となる面会者や同室者などからリストアップし，その後職員の状況も確認する．後日，職員が感染や発症した場合，接触者リストに記載されていないと，保障が受けられなくなる恐れがあるので，時間がかかってもしっかりと調査することが重要である．

（黒須一見）

■ 文献

1) 財団法人結核予防会：結核の常識 2010.
   http://www.jata.or.jp/jou_tp.html
2) 福留はるみ：看護職員の結核の発病や健康管理，施設内における結核対策調査結果．
   http://www.jata.or.jp/jou_tp.html
3) 青木正和：結核の院内集団感染の実状とその防止策，結核予防会．
   http://www.jata.or.jp/rit/rj/aokiq.html
4) 小野和代：結核による職業感染管理．インフェクションコントロール，13（6）：30-35，2004．
5) 日本結核病学会予防委員会：医療従事者の結核予防対策について．結核，68：731-733，1993．
6) 日本結核病学会予防委員会：クオンティフェロン®TB-2G の使用指針．結核，81：393-397，2006．
7) 永井英明：おさえておきたい結核．インフェクションコントロール，16(10)：46-51，2007．
8) 森 亨：結核院内（施設内）感染予防の手引き．pp1-71，財団法人結核予防会，2000．
9) 日本看護協会：感染管理に関するガイドブック．pp69-76，2001．
10) 洪 愛子：ベストプラクティス NEW 感染管理ナーシング．pp17-22，学習研究社，2006．
11) ICP テキスト編集委員会 監修：ICP テキスト．メディカ出版，2006．

3. 洗浄・消毒・滅菌

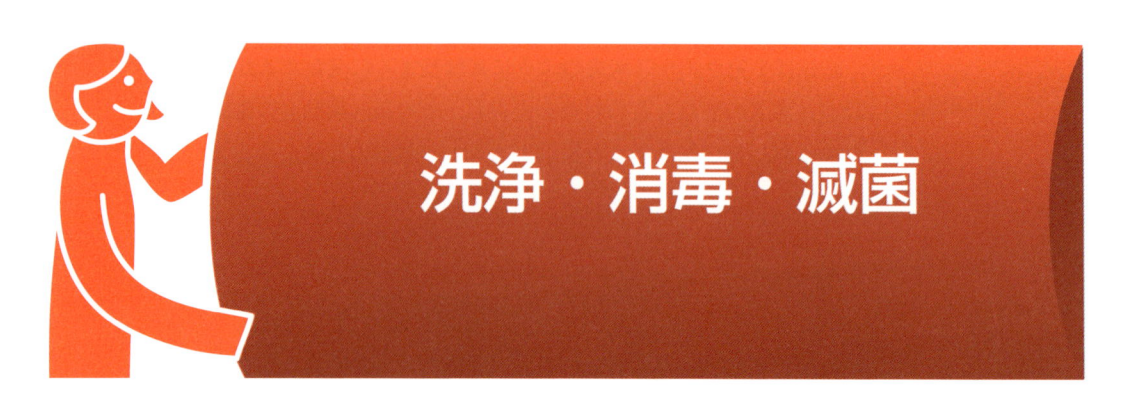

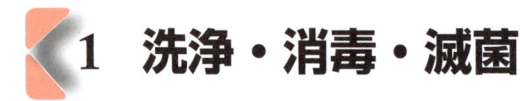

洗浄・消毒・滅菌

1 洗浄・消毒・滅菌

　器材の洗浄・消毒・滅菌について正しい知識をもち，適切に対処することは，感染対策上の基本，かつ重要なことである．なぜなら，感染が成立する因子のうち，感染を起こすための原因微生物の存在と，感染の伝播経路を断つことになるからである．

(1) 概　念

❶ 洗浄とは
　対象物からあらゆる異物（汚物，有機物）を物理的に除去することをいう．通常は，水やブラシで擦るなどの物理的作用に加えて，洗剤やアルカリ系・酵素系洗浄剤での洗浄が行われている．

❷ 消毒とは
　対象器材（生体の場合もある）を処理し，処理後生存微生物を，使用するのに適切である水準まで減少させることをいう．蒸気や熱水を使用する物理的消毒法と，消毒薬を使用する化学的消毒法がある．

❸ 滅菌とは
　物質からすべての微生物を殺滅または除去することをいう．一般に病院では，高圧蒸気滅菌，エチレンオキサイドガス（EOG）滅菌，過酸化水素プラズマ（ステラッド®）滅菌が行われている．それぞれの違いを表1に示す．

(2) 器材処理の基本的な考え方

❶ 使用後の器材は，まず洗浄することが基本
　洗えるものはまずは洗浄する．洗えないものは清拭をして汚れを落とす．汚染した器材を洗浄せず消毒薬に浸けると，消毒薬の作用により血液や体液中タンパク質が変性・凝固し，器材の表面に固着してしまうため，汚染した器材を洗浄せず，滅菌や消毒をしても十分な効果は得られない．

■ 表1　各滅菌方法の特徴

滅菌法	滅菌時間	滅菌温度	適応	適応外
高圧蒸気滅菌	約1時間	121℃〜135℃	鋼製小物 リネン類 シリコン製品 ガラス製品	耐熱性のないもの 耐水性のないもの
EOG滅菌	約6時間後，8時間以上のエアレーション（滅菌物や設備により違う）	55℃〜60℃	プラスチック製品 ラテックス製品 軟性内視鏡 鋼製小物	55℃〜60℃に耐えられないもの
過酸化水素プラズマ滅菌	約1時間半	45℃	プラスチック製品 ラテックス製品 鋼製小物	セルロース（植物繊維） 長い狭腔をもつもの

❷ 洗浄・清拭後の処理

　器材を使用するときの感染危険度に応じた処理（消毒や滅菌）をする．感染の危険度に応じて3つのカテゴリーに区分したスポルディング（Spaulding）分類を参考に決定する（表2）．

■ 表2　スポルディングの分類をもとにした使用後器材処理方法の例

医療器具の消毒区分	医療器具	消毒薬
Critical items 滅菌	手術器具，埋込み器具，体腔内留置カテーテル	滅菌処理 高水準消毒薬の長期接触
Semi-Critical items 高水準消毒	麻酔器具，内視鏡機器，挿管チューブ，喉頭鏡，体温計（中水準消毒）	グルタラール 過酢酸 フタラール
Non-Critical items 低水準消毒	マンシェット，聴診器，ベッド柵，床頭台，スイッチ，食器	第4級アンモニア塩 クロルヘキシジン 界面活性剤

❸ 消毒方法の選択

　熱水や蒸気消毒が可能なものは，ベッドパンウォッシャーなどの熱水洗浄機を使い洗浄・消毒する．消毒薬を使用する際は，消毒対象物品の素材と汚染微生物を考慮し，消毒薬を選択する．また，器具や環境に使用する消毒薬と，生体消毒薬は区別する（ただし，アルコールは両者に適用される）．生体消毒薬と器材消毒薬で濃度の違う同一商品名の消毒薬を使用しないことは安全管理面で有効と考える（表3）．

❹ 患者の感染症によって器材の処理方法は違うのか

　感染症・非感染症では区別しない．標準予防策に準じ，すべての患者の血液，体液，分泌物，排泄物は感染の可能性があると考え，感染症の有無にかかわらず同じ扱いとする．

❺ 院内で器材を一括処理している場合の注意事項

　器材の搬送中に作業者が汚染物に触れないよう，密閉できるコンテナ等の容器に入れる．器材へ汚れがこびりつくことを防ぎ，洗浄処理を容易にするために，血液凝固防止剤を現場で散布することも有効である（図1）．

■ 表3　消毒薬選択の例

分類	消毒薬
鋼製小物	洗浄機での熱水洗浄・消毒 酵素系・アルカリ系洗剤
プラスチック製品 ガラス製品	両性界面活性剤製剤
食器類	台所用洗剤
便器・尿器・吸引瓶	洗浄機での熱水洗浄・消毒 両性界面活性剤製剤
環境 (ドアノブ・床頭台など)	通常の清掃(消毒薬使用なし) 血液汚染や接触感染予防策ではアルコール清拭
生体	ポビドンヨード製剤 グルクロン酸クロルヘキシジン製剤 塩化ベンザルコニウム製剤

❻ 院外へ器材の滅菌委託している場合の注意事項

「感染のおそれのある医療用器材は，医療機関の施設において感染予防のために必要な処置を行なった上で，受託するものとする」(感染症の予防及び感染症の患者に対する医療に関する法律　平成10年法律114号)上記の法律により，現場での一時処理が必要になるが，手で触れても感染の危険性がない状態まで洗浄することが重要であり，消毒は必要ない．主な対象物はクーパーやセッシなどの鋼製小物であり，アルカリ系・酵素系洗浄剤での浸漬洗浄＊が望ましい．

＊浸漬洗浄：洗剤溶解液に汚染物を浸けることで，洗剤成分により汚れの分解や，水への溶解を促進し，洗浄すること．浸漬には，適切な濃度(洗剤により異なる)，温度(約35℃)，時間(10分以上)を要し，汚染の強いときは擦り洗いも追加する(図2)．

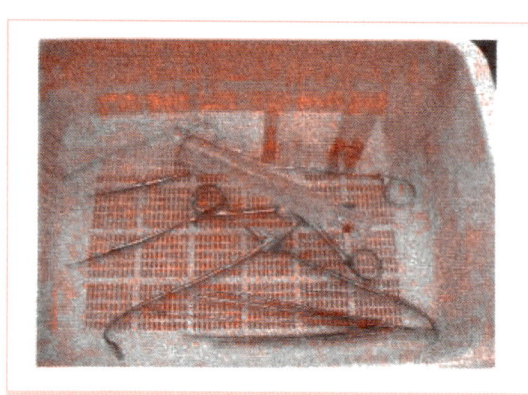

図1　浸漬中の器材

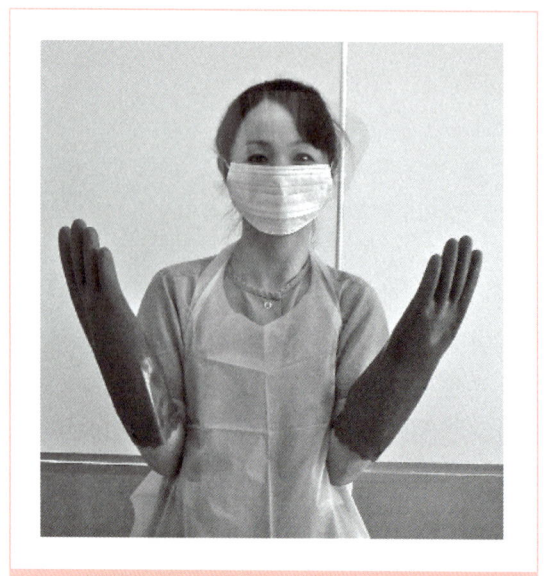

図2　洗浄作業は汚染物や洗浄液に触れないよう防御用具を使用する

❼ 内視鏡に使用する高レベル消毒薬とは

現在，日本で内視鏡機器の高レベル消毒薬として正式に許可されているものは，グルタラール製剤，過酢酸製剤，フタラール製剤の3剤がある．高レベル消毒薬は，一般細菌，抗酸菌，真菌，ウイルスなどに有効で，長時間使用で滅菌も成し遂げるものをいう（例：グルタラール製剤は10時間の使用で化学滅菌を成し遂げる）．高レベル消毒薬は，強い殺微生物力があり人体に対する毒性が強いという問題もあるが，金属，ゴム，プラスチックなどを腐食せず，EOG滅菌ほどの長い滅菌時間を必要としないため，熱に弱い内視鏡の消毒に適している．使用する際は，マスク，手袋，ガウンなどの防御具を使い，消毒薬に直接には触れないよう注意する．曝露を避けるため，できれば内視鏡の自動洗浄機を用い，洗浄・消毒作業室専用の排気装置を設置するか，窓を開けて十分な換気を図る．消毒前には血液や体液中タンパクの固着を防ぐために内視鏡の外側，吸引チャンネル内を洗浄し，付着した粘液，血液，汚物を取り除く．

ワンポイント learning

滅菌物の有効期限はどのように考えるか

滅菌物の有効期限に関する現在の欧米の考え方は，従来の包装材料や形態に応じて一定の期限を設定してきたTRSM (time related sterility maintenance) 法とよばれるものから，包装材料，保管場所搬送方法，取り扱い方法などの滅菌性保持に影響を与えうる要因に関して文書で規定し，滅菌物の管理を実施することにより特定の有効期限は設けないERSM (event related sterility maintenance) 法とよばれるものに移行しつつある．ERSM法の実施には，滅菌物を取り扱う職員に対して明文化した業務基準が必要であり，担当者全員がそれを遵守する必要がある．

Q&A

Q：アンビューバッグ，ジャクソンリースの使用後処理はどうしますか？

A： 洗浄 → 消毒 → 乾燥（必要に応じて滅菌）を行う．

　洗浄剤で洗浄後，次亜塩素酸ナトリウム（0.01％ 60分以上，0.1％ 30分以上）に浸漬後，すすいで乾燥させる．ゴム部分は次亜塩素酸ナトリウムにより劣化することがあるため，消毒用エタノールで清拭後に乾燥させる．L字コネクターの先端にバクテリアフィルターを使用すると，バッグ内腔の消毒は不要となる．構造上，洗浄作業が困難なため，ディスポーザブル製品の使用も考慮するとよい．

Q：酸素マスクはどのように消毒しますか？

A： 洗浄 → 乾燥（必要に応じて消毒や滅菌）を行う．

　原則はシングルユースで，ディスポーザブル製品は再使用しない．再使用する製品の場合には，洗浄剤で洗浄後に乾燥させる．チューブ部分が付属している製品では，洗浄と乾燥が容易に行えないため，チューブ製品専用の低温洗浄，乾燥機を用いることも有効である．消毒する場合には，次亜塩素酸ナトリウム（0.01％ 60分以上，0.1％ 30分以上）に浸漬，滅菌ではEOG滅菌を行う．

　非使用時には，埃などにより汚染しないようビニール袋やプラスチック容器などに入れ保管する．

（雨宮良子）

■ 文献

1) 小林寛伊・他：改訂消毒と滅菌のガイドライン．へるす出版，2004.
2) 大久保憲編：即効解決洗浄・消毒・滅菌のポイント209—EBMに基づいて．インフェクションコントロール2004年増刊，メディカ出版，2004.
3) 小林寛伊：改訂医療現場の滅菌．へるす出版，2003.
4) 小林寛伊編：医療現場における滅菌保証のガイドライン2005．医器学，75(9)：7-85，2005.
5) 坂本眞美：滅菌物の包装と安全保存期限．インフェクションコントロール，12(4)：52-54，2003.
6) 日本消化器内視鏡技師会安全管理委員会：内視鏡の洗浄・消毒に関するガイドライン（第2版）
7) Spaulding EH：Chemical disinfection of medical and surgical materials. Disinfection, sterilization, and preservation, Lawrence CA et al（eds），Lea & Philadelphia，1968.

2 病棟で消毒する物品

(1) 基本的な考え方

　使用済みの汚染物品は，血液や体液などが付着しており，その洗浄作業は，環境を汚染する危険や，洗浄する看護師や看護補助者に曝露する可能性がある行為である．かつては，病棟で一次洗浄を実施するのが常識であったが，洗浄を中央部門で一括処理する施設が増えている．

　使用済みの汚染物品は，感染の危険性があるという認識をもち，標準予防策の励行，なかでも個人防護具の着用が重要となる．

　材料部で洗浄を担当するスタッフは，手袋，キャップ，マスクとゴーグルまたはフェイスシールド付きサージカルマスク，防水性ガウンを装着する（図3）．

　一次洗浄をしないということは，汚染した物品を洗浄しないまま運搬することになるため，運搬中の曝露を防ぐ必要がある．材料部に出す物品や提出する方法について明確にしておきたい．

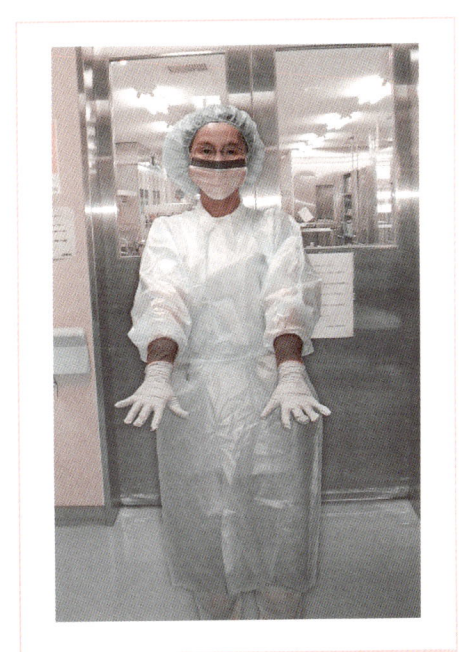

図3　材料部で洗浄を担当するスタッフ

(2) 使用後器材の取り扱いルール

　使用後，器材を材料部に提出するとりきめの例を表4に示す．

■ 表4　使用後器材の取り扱いルール（例）

材料部にて洗浄・消毒・滅菌する器材（一次洗浄不要）

器材名	取り扱い
ピンセット，クーパー，ペアンなど処置に使用した鋼製小物 バイドブロック，エアウェイ	回収コンテナに入れ，所定の場所に置く． 針が混入していないことを確認する．
シャワーボトル，ガーグルベースン	一患者専用とし，不要になったら，ビニール袋に入れて材料部へ
ジャクソンリース，テスト肺，ディスポでない呼吸器回路，フレキシブルチューブ，酸素吸入の加湿瓶，ネブライザー物品（薬液カップ・蓋・マスク・蛇腹管） ※ブルーミストは使い捨て	使用後，ビニール袋に入れて材料部へ ※酸素吸入のフロメーター，インスピロンの加温器は，アルコール（ショードック®）で清拭する．
ガラス製の吸入器，ガラス棒など割れやすいもの	紙などでくるんでから，回収コンテナに入れる．

便器・尿器等（ベッドパンウォッシャー使用）

器材名	取り扱い
便器・尿器・ポータブル便器	1回ごとにベッドパンウォッシャーを使用

（東京大学医学部附属病院）

Q&A

Q：どうしても病棟で消毒しなければならない場合はどうすればよいのか？

A： 施設によっては，中央部門での一括処理ができない場合や，一括処理していても，物品の数が足りない，中央滅菌室では受けてもらえない物品など，どうしても病棟で消毒しなければならない場合がある．

病棟で一次洗浄・消毒を行う場合の注意点は以下のとおりである．

① 洗浄・消毒する人の安全を守る：洗浄・消毒する際は，必要な個人防護具を着用すること．これは，物品を使用した患者の感染症の有無で変わるものではない．使用後の物品はすべて感染症の可能性があると考えて扱うことが重要である．手袋，エプロンは必須とし，洗浄の際に，水はねがあれば，ゴーグル，マスクも着用する．

② 消毒の前に洗浄を行う：有機物が付着していると消毒の効果が期待できない．確実に洗浄することが重要である．

③ 適切な消毒薬を選ぶ：感染症の有無ではなく，物品の材質や，使用目的によって適切な消毒薬を選択する必要がある．各施設で採用している消毒薬のなかで適切なものを示しておくとよい．

④ 適切な消毒を行う（濃度・温度・時間）

濃度：濃すぎては環境汚染や刺激が強いなどの弊害が出る．薄すぎては，必要な効果を得ることができない．現場で調製しやすいように，明記しておくことが必要である．

温度：20℃前後がよいとされる．温度が低いと効果が落ちる．

時間：消毒には，物品と消毒薬が接している時間が重要とされる．消毒薬によって決まっているので，効果的な時間も明記しておく．

＊現場でいつでも使えるように図4のようなものを掲示しておくと便利である．

1. 基本的には一次洗浄は行わず，材料部へ送る．
2. 排泄物に使用したものは，ベッドパンウォッシャーで洗浄する．

毎回，ベッドパンウォッシャーで洗浄・消毒できない場合は，以下の方法で行う．

器　材			消毒方法	時　間
汚物室	採尿に使用したもの		水10*l*にピューラックス®（6%）33m*l* <200ppm（0.02%）次亜塩素酸ナトリウム>	30分浸漬
	排便に使用したもの		水10*l*にピューラックス®（6%）85m*l* <500ppm（0.05%）次亜塩素酸ナトリウム>	30分浸漬
			※下血，血便時 水10*l*にピューラックス®（6%）170m*l* <1,000ppm（0.1%）次亜塩素酸ナトリウム>	30分浸漬
	足浴などケアに使用したベースン		通常は洗浄のみ 感染症患者や，傷のある皮膚に使用した場合は，体温計ケースに準ずる	30分浸漬
ステーション流し	体温計	本体	アルコール（ショードック®）で清拭する	
		ケース	水1*l*にハイアミン®（10%）20m*l* <0.2%塩化ベンゼトニウム>	10分浸漬
	経管栄養用ボトル		水10*l*にピューラックス®（6%）17m*l* <100ppm（0.01%）次亜塩素酸ナトリウム>	1時間浸漬後，乾燥
	ネブライザー	本体	1日1回アルコール（ショードック®）で清拭する	
		薬液カップ・蓋・マスク・など	水10*l*にピューラックス®（6%）17m*l* <100ppm（0.01%）次亜塩素酸ナトリウム>	1時間浸漬

図4　フロアで薬液消毒する場合の消毒薬と濃度，浸漬時間（例）　　（東京大学医学部附属病院）

（間平珠美）

■ **文献**

1) ICPテキスト編集委員会 編：ICPテキスト感染管理実践者のために．メディカ出版，2006．
2) 柴田　清：医療関連感染の防止対策．医学芸術社，2004．

3 リネン・タオルの清潔

（1）汚染リネンの処理

❶ リネンの取り扱いの基本的な考え方

　病院で使用したリネンは，血液，体液，排泄物，病原微生物で汚染されることが多い．通常，リネン類から患者や医療従事者などへの感染を引き起こすことはまれであるといわれているが，汚染したリネンを適切に取り扱わないと環境や人へ汚染を拡散させる可能性がある．リネンの取り扱いは，感染症の患者に使用したかどうかで区別して取り扱うのではなく，標準予防策の考え方にもとづいて処理をする．

＜汚染したリネン類の日常的な取り扱いのポイント＞

- 空気や環境，人への汚染を避けるために，埃をたてずに静かに取り扱う．
- 使用済みリネンは専用のランドリーボックスなどに入れて搬送するが，患者ケア区域で仕分けをしたり，予備洗浄をしたりしない．
- 湿性の汚染がある場合には，濡れている部分を内側にして水溶性のランドリーバッグに入れるか密閉容器や袋に入れ，感染性を明示して搬送する．
- 取扱者は曝露を予防するために，必要に応じて手袋，マスク，エプロンなどを使用する．
- 保管や搬送時に洗濯された清潔なリネン類が交差して，汚染をしないようにする．

❷ リネンの洗濯と消毒

　リネン類は傷のない正常な皮膚と接触するもので，粘膜とは直接接触しないため，ノンクリティカルにリスク分類される[1]．正しい工程で洗濯され，適切な保管や取り扱いができていれば，NICUで使用するリネン類でも滅菌などの必要はない．

　リネンの消毒には熱水によるものと消毒薬によるものがある．熱水による処理温度は各国基準が様々であるが，CDCのガイドラインでは，「温水で洗濯される場合は，洗剤を用い71℃以上の高い水温で25分以上洗濯すること」[2]とされている．日本における熱水消毒の基準では80℃10分以上で感染性を消失させることができるとされる（表5）[1, 3]．

　感染症患者に使用したリネンの消毒については厚生労働省による「感染症法に基づく消毒・滅菌の手引き」に示されている．1類・2類感染症においては特に厳重な取り扱いが必要であり，プリオンによる疾患であるクロイツフェルト・ヤコブ病を除く1類～5類感染症の消毒は80℃10分以上の熱水消毒か次亜塩素酸ナトリウムを適切な濃度で使用することとなっている[3]．

　洗濯業務は施設内で行う場合と業者に委託する場合がある．委託できるリネン類の範囲としては，1類～4類感染症の病原体に汚染されているもの（汚染されている恐れのあるもの）以外とされ，これらの病原体で汚染されたリネン類は適切に消毒を行ったうえで委託する[4]．例外的に消毒前の寝具類の洗濯を外部委託する場合は，感染の危険があることを明示したうえで，密閉容器に入れて持ち出すなどの注意が必要である．

■ 表5　リネン類の消毒と洗濯の基本

リネン類消毒法
① 80℃の熱水で10分間以上の洗濯処理を行う方法
② 次亜塩素酸ナトリウムなどの塩素系消毒薬を加えて洗濯を行う方法
③ その他の消毒薬を加える方法
④ すすぎの段階で，次亜塩素酸ナトリウムを使用する方法

洗濯の基本
① 感染性が低いと考えられるものから洗濯する．
② 汚れの少ないものから洗濯する．
③ 洗濯物の材質や汚れ具合に応じた洗濯時間，洗濯方法，使用洗剤，すすぎ回数などを工夫する．
④ 漂白剤，酵素系洗剤など適切なものを選択する．

(小林寛伊編：改訂消毒と滅菌のガイドライン，p31，へるす出版，2004より)

(2) 清拭タオルの清潔は保たれているか

　清拭に使用するタオルは前述したように，傷のない正常な皮膚と接触するもので，滅菌の必要はない．しかし，セレウス菌（*Bacillus cereus*）によるカテーテル感染のアウトブレイクがいくつか報告されているように[5,6]，カテーテル管理が不十分であると血液に混入したり，菌血症の起因菌になる可能性がある．セレウス菌は通常土壌や塵埃などの中にみられ，広く環境に存在する菌である．病原性は弱いが芽胞を有するため消毒薬に抵抗性があり，リネン類の熱水消毒基準である80℃10分の消毒では完全に死滅しない．通常，適切に洗濯されたタオルにもセレウス菌が存在している可能性はあるが，不適切な洗濯や清拭タオルの管理によってセレウス菌が通常以上に増殖すると，医療処置やケアを通して血液内へ混入するリスクが高くなる．

　清拭タオルを使用する場合，高温のお湯が適時準備されるなら，乾燥したタオルを準備して絞りながら清拭することが望ましいが，設備や業務の都合上，清拭車や保温庫を導入している施設も多いと思われる．清拭車を使用する場合にはその使用を誤るとセレウス菌などの芽胞菌の増殖がみられるため，いくつかの注意が必要である．注意点を表6に示す．また，ディスポーザブルタオルなどの使用も適時検討してみるとよい．

■ 表6　清拭車を使用する場合の注意点（給水タンク付加温タイプの清拭車）

① タオルは適切に洗濯，保管をする．
② 清拭車に入れるときまでタオルは乾燥した状態で置く（湿らせた状態で作り置きしない）．
③ タオルは清潔な手で取り出す．
④ 取り出して使用しなかったタオルを，清拭車に返却しない．
⑤ タオルや水を追加する場合は，再加温（約60分間）をしてから使用する．
⑥ 使用後は給水タンクと加温層の排水を行い，可能なかぎり乾燥させる（定期的に消毒のための空運転をするとよい）．
⑦ 余ったタオルは翌日使用せず，使用済み扱いとする．

(室井洋子)

■ 文献
1) 小林寛伊編：改訂消毒と滅菌のガイドライン．p31，へるす出版，2004．
2) CDC：Guidelines for Environmental Infection Control in Healthi-Care Facilities．MMWR，52（RR10）：1-42，2003．
3) 厚生労働省：感染症法に基づく消毒・滅菌の手引き．厚生労働省通知 健感発0130001号，2004年1月30日．
4) 社団法人日本病院寝具協会寝具研究委員会作成：寝具類の消毒に関するガイドライン5版．2011．
5) 井沢義雄，伊藤　誠：Bacillus cereusによる偽アウトブレイクと清拭タオルの管理について．日本臨床微生物学雑誌，15(2)：82-89，2005．
6) 増田美登里，真木美知子・他：清拭車使用マニュアルの見直しⅡ．医器学，76(10)：713-714，2006．

4. 感染防止技術

1 — 尿道留置カテーテルの管理

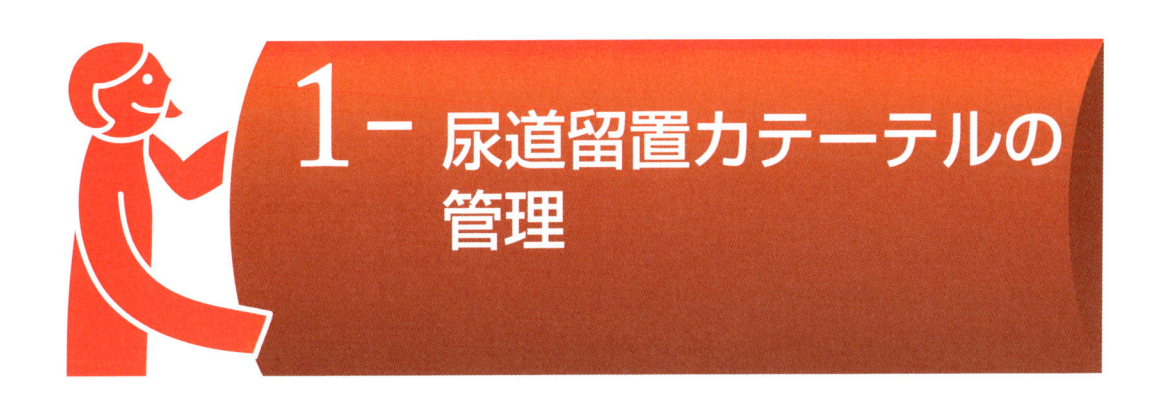

　医療関連感染症のなかで尿路感染症（urinary tract infection；UTI）は約40％を占める．米国では第1位32％の割合を占めたという報告がある[1]．UTIの2〜4％が菌血症に進展し，院内で発生するUTIの80％以上がCAUTI（尿道留置カテーテル関連尿路感染症；catheter-associated UTI）であるとされる．

　尿道留置カテーテルの管理は看護師によることが多く，CAUTIの減少に看護師が貢献するところが大きい．

1）CAUTIの発症経路（図1）

細菌の侵入口は次の3カ所である．
①カテーテルと尿路粘膜の間隙（カテーテルの外側を通るルート）
②カテーテルと採尿バッグの接続部（カテーテルの内側を通るルート）
③排尿バッグの尿排出口（カテーテルの内側を通るルート）

2）CAUTI予防に効果的な予防対策

①不要なカテーテルの使用回避
②カテーテルの閉鎖性の維持
　やむを得ず接続部を開放する場合は，接続部をアルコール綿で消毒してから接続する．
＜閉鎖性の尿道留置カテーテルセット＞（図2）
　尿道留置カテーテル挿入時に必要な物品が1つの袋にセットされ，カテーテルと採尿チューブが最初からつながっている（タンパーシールド）．
③清潔操作によるカテーテル挿入

図1 CAUTIの発症経路

- カテーテルと尿路粘膜の間隙
- カテーテルと採尿バッグの接続部
- 採尿バッグの尿排出口

図2 閉鎖性尿道留置カテーテルセット

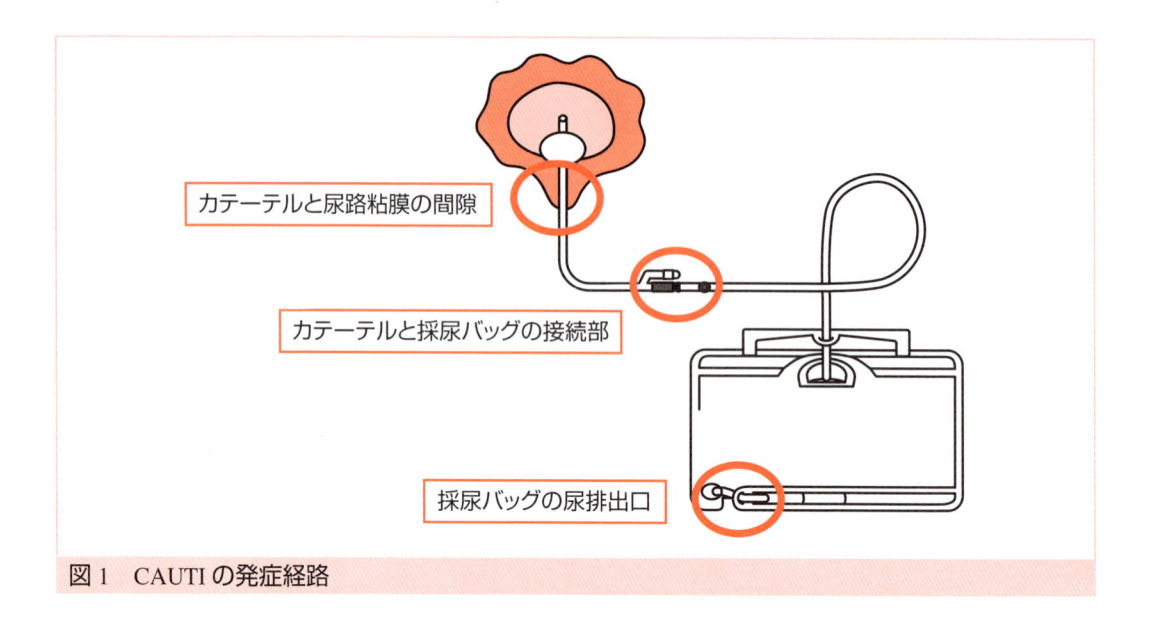

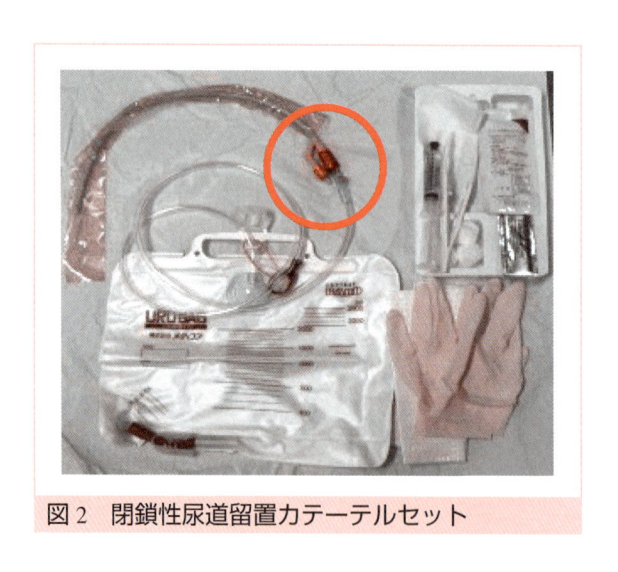

④交差感染の予防
・採尿バッグは床との接触を避ける．
・同じ集尿容器を異なる患者間で使い回さない．
　採尿バッグ内の尿を廃棄する場合は，排出口に集尿容器を接触させないようにし，集尿後は排出口を消毒用アルコール綿で拭く．
⑤尿の逆流防止
・採尿バッグやチューブは患者の膀胱よりも低い位置にする．
・不必要なクランプは避ける．クランプすることにより膀胱内に尿が停滞するので，膀胱訓練は行わない．
⑥適切な径のカテーテルの選択．

⑦定期的なカテーテル交換の禁止．
・採尿バッグの汚染が目立つようになったらカテーテルも一緒に交換する．

3）尿道留置カテーテル留置の手順

（1）留置の目的
・尿道から膀胱にカテーテルを挿入して人為的に排尿を促す．
・創傷・縫合創への感染防止を図る．
・体液のバランス管理を行う．

（2）適　応
・検査，術中・術後の管理
・重症患者の尿量測定，水分バランスの管理が時間ごとに必要な場合
・尿閉，尿路閉塞
・尿による創部の汚染防止

（3）観察項目
・尿量，尿比重，尿の性状，浮遊物の有無
・カテーテル挿入に伴う違和感や疼痛
・尿道口の発赤や腫脹
・カテーテルの固定状況：閉塞，屈曲，尿漏れの有無
・患者の訴え：下腹部の灼熱感，不快感，尿意，疼痛

（4）尿道留置カテーテル挿入時の消毒手順

　消毒用綿球は1回ごとに新しいものに変え，2, 3回消毒する．陰部の汚染が明らかな場合は，陰部洗浄を行ってから消毒する．健康人の外陰部は微生物が常在しており，尿道の前1/3には常在菌が存在しているため，カテーテル挿入時，逆行性感染を防止するために十分に消毒する．

❶ 女性の場合
　片方の母指と示指で小陰唇を開き，尿道口を確認しながら，尿道から腟に向かって拭き，十分に消毒する．
　左右の小陰唇内側，尿道口を消毒する．

❷ 男性の場合
　片方の手で陰茎を持ち，陰茎包皮をやや下方に引っ張るようにして尿道口を出し，円を描くように中心から外側に向かって消毒する．

(5) 尿道留置カテーテルの選択

　通常は女性の場合は 12 〜 14Fr, 男性の場合は，14 〜 16Fr であるが，カテーテルが太すぎると，尿道が拡大されて痛みや違和感が出現し，尿路上皮の傷害の原因となる．しかし，細すぎると尿漏れによる尿道口周辺の汚染やカテーテルの外側からの細菌汚染の危険性があり，患者に合ったカテーテルの太さを選択することが重要である．カテーテル挿入の長さ（尿道の長さ＋ 2cm）に注意し粘膜損傷を避ける．女性の場合は 5 〜 6cm，男性の場合は 17 〜 18cm を目安とする．

(6) 尿道留置カテーテルの固定

　体動により不用意にカテーテルが引っ張られると尿道や膀胱を損傷するため，余裕をもって固定する．

❶ 女性の場合

　カテーテルに少し余裕をもたせ，大腿上部の皮膚に固定する．膣分泌物でカテーテルが汚染されないように上方に向けて固定する．

❷ 男性の場合

　陰茎を斜め上方に向け，カテーテルに少し余裕をもたせ下腹部に固定する．

Q&A

Q：間欠導尿と尿道カテーテル留置はどちらが感染のリスクが高いか？

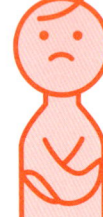

A：　30 日以上の留置により，CAUTI の発生率は 100％といわれる．清潔操作を遵守して，必要時に間欠導尿をすることが推奨される．

（内田美保）

■ 文献

1) Klevins RM et al：Estimating Health Care-Associated Infection and Deaths in U.S.Hospitals, 2002：Public Health Reports, Vol.122, March-April, 2007.
2) 洪　愛子編：感染管理ナーシング．学習研究社，2006．
3) 川村佐和子編：ナーシング・グラフィカ基礎看護学—基礎看護技術．メディカ出版，2004．

4. 感染防止技術

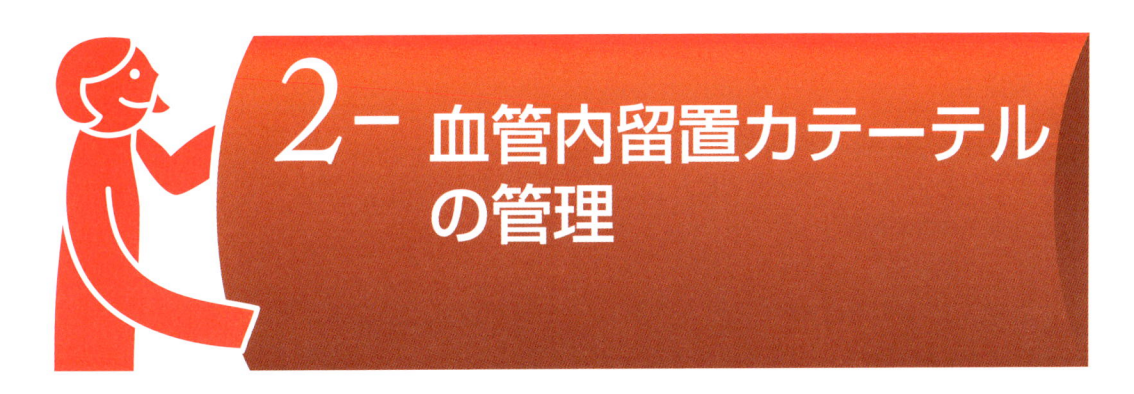

2 — 血管内留置カテーテルの管理

1) 血管内留置カテーテルに関連した感染の原因

血管内留置カテーテルに関連した感染の起因菌侵入経路は以下の3つが考えられ（図1），血管内留置カテーテルの管理はこれらに対する感染対策が重要となる．

①カテーテル挿入部位
②カテーテル接合部
③輸液自体の汚染

感染の起因菌侵入経路は時期によって特徴がある．

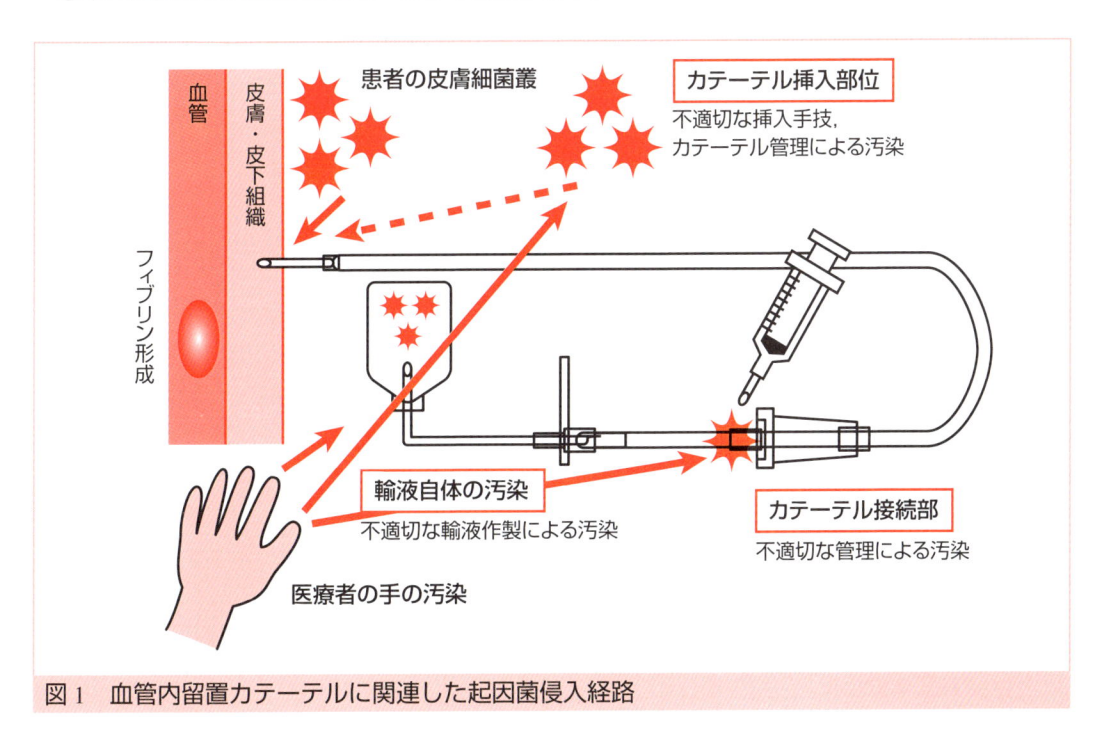

図1　血管内留置カテーテルに関連した起因菌侵入経路

(1) 挿入時

- 挿入部の皮膚消毒不足
- 不適切な挿入操作による挿入部位やカテーテルの汚染

(2) 留置中

- 患者自身の皮膚常在菌の増殖
- カテーテルに沿った微生物の侵入
- 汚染された薬剤投与
- ライン接続部の不適切な取り扱い
- 患者自身の他の部位で起きている感染巣からの微生物の移動．血流に乗って微生物が運ばれ，カテーテルの表面に定着，バイオフィルムを形成しカテーテル感染を引き起こすことがある．

2) 血管内留置カテーテルの管理

血管内留置カテーテルは表1のように取り扱い，管理する．

■ 表1　血管内留置カテーテルの取り扱い

		中心静脈ライン	末梢ライン
挿入時の対策	挿入時の対策	手指衛生とマキシマルバリアプリコーション	手指衛生と手袋装着
	挿入部位	鎖骨下→内頸→鼠径 上記の順番で選択する	上肢→下肢 上記の順番で選択する
	カテーテルの選択	できるだけルーメン数の少ないものを選ぶ	
	輸液ラインの選択	一体型ラインを使用	注入ポートは最小限にする
	患者の準備	シャワー浴や清拭により挿入部皮膚をできるだけ清潔にする	
	挿入部位の消毒	10%ポビドンヨード ヨード禁忌の場合は0.5%クロルヘキジン液（エタノール配合薬が望ましい）	消毒用アルコール綿
	挿入部位の保護	大きい(約12×13cm)フィルムドレッシングまたは滅菌ガーゼ	小さい(約6×7cm)フィルムドレッシング
留置中の管理	カテーテル交換	定期的な交換は必要ない	3～4日以内に交換する
	輸液ライン交換	週2回交換 ※輸血，血液製剤，脂肪乳剤を投与した後は，24時間以内に交換する	
	ドレッシング材の交換頻度	週1回 （末梢ラインは，やむをえない理由で長期留置しているとき） ※ドレッシング材の汚染，湿潤，剥がれかかっている時には交換する	
	注入ポート取り扱い	消毒用アルコール綿で消毒する	
	観察	患者の全身状態やカテーテル挿入部の異常（発赤，腫脹，疼痛，熱感，漏れ）などに注意し，早期発見に努める	

（1）中心静脈ラインについて

❶ マキシマルバリアプリコーション

　マキシマルバリアプリコーションとは，滅菌手袋，滅菌ガウン，マスク，帽子，患者の全身を覆うほどの大きな滅菌覆布を使った清潔操作のことである．中心静脈カテーテル挿入時に，これを行うことが，標準的バリアプリコーション（滅菌手袋と小さな滅菌覆布）より，カテーテル関連血流感染が有意に少ないことが証明されている．

❷ マキシマルバリアプリコーションを実施してもらうためには

　滅菌材料を取り扱うメーカーでは，施設ごとの注文に応じた滅菌物セット（消毒材料や覆布などのセット）（図2）を販売している．それを利用し，手間を省いた確実な必要物品の準備や，医療材料の在庫削減に役立てることもできる．

　現場への啓蒙活動としては，マキシマルバリアプリコーション実施率などを一時的に調査することも効果的である．

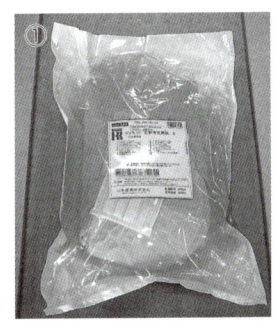

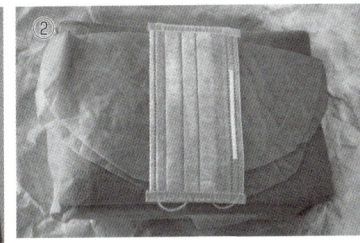

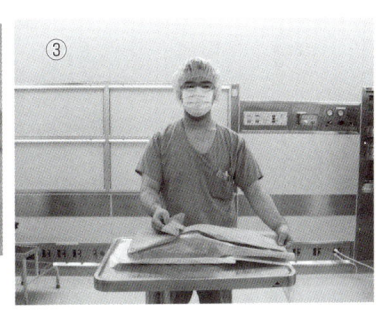

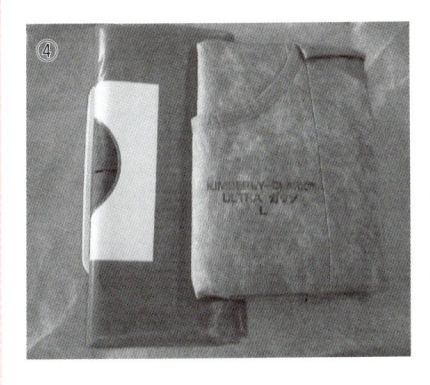

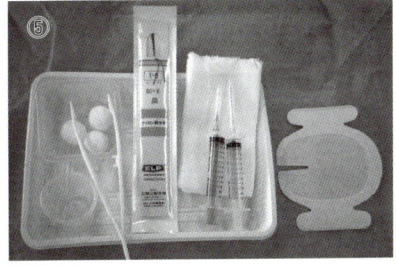

① セット開封前
② セットを開封したところ．まずマスクと帽子が取り出せるようになっている．実施者は手洗い後にマスクと帽子を着用する．
③ 内側に触れないよう包みを開く．
④ セット外の滅菌手袋を装着し，滅菌ガウンを取り着用する．
⑤ 必要資材が揃っている．

図2　マキシマルバリアプリコーションセット（例）

❸ 挿入部位による感染危険度

鎖骨下よりも内頸でカテーテル関連感染率が高いのは、ドレッシングによる固定が難しいことが関連していると考えられている．鼠径部は陰部に近いため感染の危険が高い．

❹ 消毒薬の選択

米国では2%クロルヘキシジン製剤を推奨しているが、日本では許可されておらず、0.5%クロルヘキシジンアルコール、10%ポビドンヨード、70%アルコールが推奨されている．

❺ ドレッシング材

カテーテル挿入部を密閉することによって、消毒された状態を保つことが重要である．フィルム材は挿入部の観察がしやすい．挿入部から血液が染み出しているときや汗をかいているときには、ガーゼを用いてテープでガーゼを覆うよう固定する．

(2) 末梢カテーテルについて

3～4日以内に差し換える理由は、血栓静脈炎およびカテーテルの細菌定着率が、カテーテルが72時間以上留置されたままになった時に増加すると報告されているためである．

3) 輸液調整

注射薬の混合は、薬剤部で無菌的に行うのが望ましい．できない場合には、汚染区域と交差しない専用の場所で行い、作業台はアルコールで清拭消毒することが望ましい．輸液調整の直前に手洗いし、非滅菌手袋を着用する．

血流感染の多くは血管カテーテルに関連している．カテーテル関連血流感染を防止するには、微生物の侵入経路を理解し、経路を遮断する対策に努める．

(雨宮良子)

■ 文献

1) 小林寛伊・他編：改訂第2版 エビデンスに基づいた感染制御 第1集-基礎編．メヂカルフレンド社，2005．
2) 洪　愛子編：ベストプラクティスNEW 感染管理ナーシング．学研，2006．
3) 矢野邦夫訳：血管内カテーテル由来感染予防のためのCDCガイドライン．メディカ出版，2003．
4) 沼　直美：経路・器具・処置別の感染と予防Q14．ナーシングケアQ&A．総合医学社，1(5)36-37，2004．

4. 感染防止技術

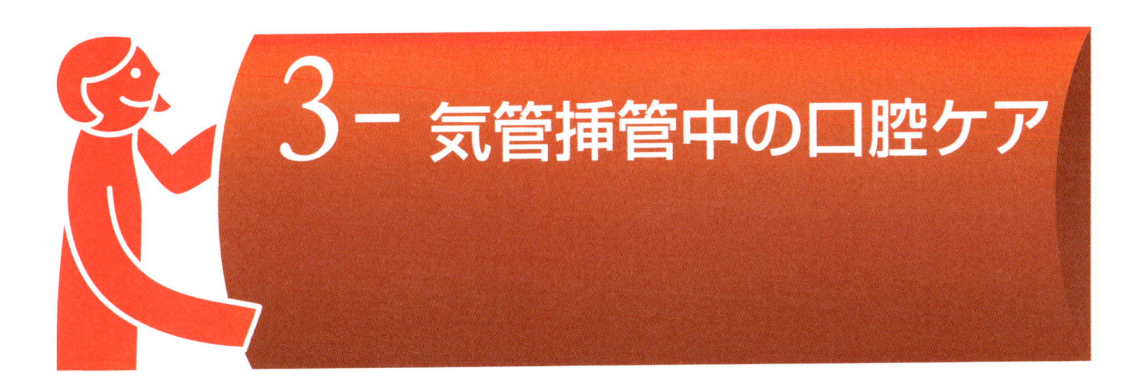

3 — 気管挿管中の口腔ケア

1) 口腔機能と口腔ケア

　口腔は消化管の始まりで，口唇，口蓋，頬，歯，舌，顎などから構成されている．口腔の唾液腺から分泌される唾液によって，消化，嚥下や咀嚼の補助，口腔内の清潔保持，粘膜保護に作用している．また，口腔は外呼吸の入り口でもあり，発声にも関係している．口腔は常に37℃前後の温度が保たれ，食物残渣などから微生物が繁殖しやすい環境である．何らかの原因で唾液の分泌が減少し，歯磨きなど口腔清潔保持の行為が障害されると口腔の清潔が保たれず細菌が急激に増殖してしまう．そして，口臭や発声障害，味覚障害，粘膜損傷，歯肉炎などを引き起こし，健康回復に障害をきたす．このような状態を生じないために口腔ケアは重要である．

2) 気管挿管中の口腔機能と人工呼吸機器関連肺炎

　気管挿管中は口腔内に常に気管チューブがあり，気管チューブの圧迫や固定器具による口腔内の損傷を起こしやすい．また，常時，開口状態となり，咀嚼や嚥下が抑制され，唾液分泌が減少する．そのため，口腔乾燥や自浄作用の低下が生じ，口腔の清潔が保持できず，細菌が増殖しやすい環境となっている．さらに，気管チューブを介し気管に細菌が肺に進入しやすく，肺炎の発生率が上昇する．口腔ケアは肺炎予防の視点からも重要である．

3) 口腔ケアの実際とポイント

(1) 体位と開口保持

- 口腔ケア時，洗浄液の誤嚥を予防するため，側臥位や頸部前屈位して顔を横に向けるなどの体位を保持する．

- カフ圧を適正な値（25〜30cmH₂O）にして誤嚥を予防する．
- 気管チューブが口腔内にあると視野の確保が困難なので，開口器を使用し視野を確保する．
- 左右の口角を順番に開口すると患者の負担も少なくなる．

(2) ブラッシングと洗浄

歯，歯間をブラッシングし，汚れを落とす．

① 口腔内に気管チューブがあるため歯ブラシはヘッドの小さなもの，柄の細いものが使いやすい（図1）．
② 歯磨き粉は洗浄が十分できないので使用しない．
③ 舌，頬や歯肉など粘膜はスポンジブラシや綿棒で汚れを落とす．
④ 舌苔は舌ブラシや舌クリーナーを使用する．10倍希釈オキシドール水溶液を使用すると汚れが浮き上がり，取れやすい．しかし，苦味や誤嚥のリスクもあるので，使用後は十分に洗浄する．ブラッシングで落とした汚れを十分に洗浄するために200m*l* 程度の水で洗浄する．注射器に洗浄水を入れ，圧をかけて洗浄すると少量の洗浄水で洗浄できる．

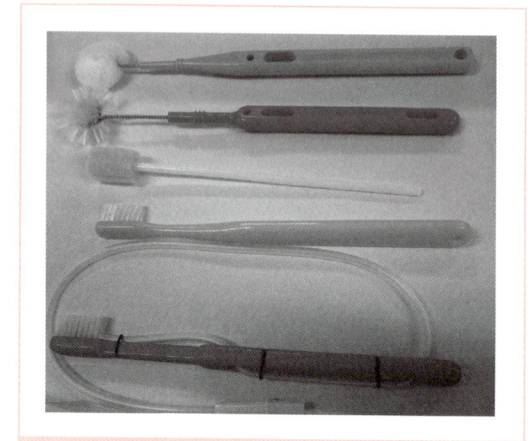

図1　口腔ケア用品（歯ブラシ）

⑤ 気管への流入を予防するため，顔を横に向け，排唾管を使用し効率よく吸引する．
⑥ カフ上部吸引ポート付き気管チューブを使用している場合は，口腔ケアの前にカフ圧を10cmH₂O 程度上げ，口腔ケア終了時にカフ上部吸引ポートから吸引を行う．シリンジを付けて高い圧がかからないようにゆっくりと吸引する．その後カフ圧を適正な値に戻す．
⑦ 口腔洗浄水は洗口剤，レモン水，お茶，ポビドンヨードなどさまざまである．口腔乾燥を助長しないためにアルコール成分を含まないものが望ましい．

口腔内の細菌を完全になくすことはできないが，菌量の減少のために1日に3〜4回程度の口腔ケアを行うことが重要である．

(3) 口腔内の乾燥予防

気管挿管中は口腔内に常に気管チューブがあり開口状態となる．そのため，口腔内は乾燥しやすく唾液分泌も減少するため，自浄作用が低下する．唾液分泌を促し，口腔乾燥を予防することが重要である．口腔ケア終了後は口腔内保湿剤（図2）を塗布し，口唇にリップクリームを塗布する．また，口腔乾燥が著

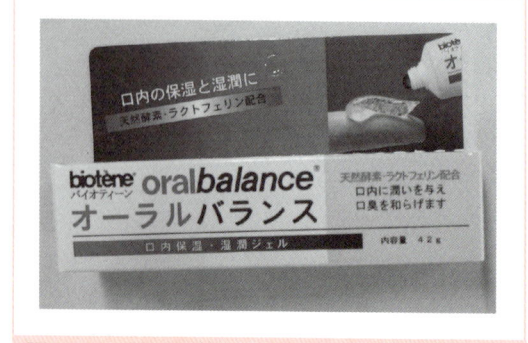

図2　口腔保湿剤

明なときは，濡れたガーゼを挟んだマスクを着ける，室内の湿度，温度を変更するなどを行う．

Q&A

Q：開口が困難な時はどうしたらいいのか？

A：　開口障害の原因をアセスメントして，開口する方法を検討する．顎関節等に問題がなければ，Kポイント刺激法や開口器で開口する．気管チューブやケアしている人の指を傷つけないようにバイトブロックや指ガードを使用する．

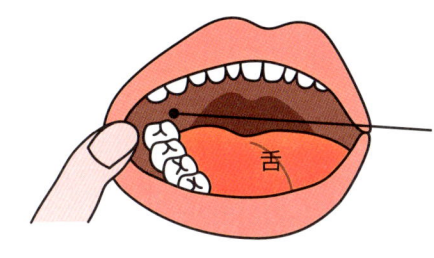

Kポイント刺激法
　頬と歯の間に指を入れて，臼後三角のやや後方を刺激する

Q：ブラッシング後は洗浄がいいのか？　清拭がいいのか？

A：　ブラッシングで落とした汚れを誤嚥させないことが重要になる．スポンジブラシを濡らし汚れを回収することもできるが，細部の汚れが残るときがある．注射器に10～20ml洗浄水を入れ，圧をかけて洗浄すると細部の汚れも流すことができる．その際，誤嚥予防のために洗浄時の体位は頸部を前屈させ，側臥位で顔をしっかりと横に向ける．洗浄水をしっかり吸引できるように排唾管の位置や角度に注意する．気管チューブのカフ圧を10cmH₂O程度上げ，口腔ケア終了時に吸引し，カフ圧をもとに戻す．

（高尾ゆきえ）

■ 文献
1) 中野栄子：清潔ケアのエビデンス－口腔内清潔ケア．ケア技術のエビデンス．深井喜代子 監修，pp91-103，へるす出版，2006．
2) 佐藤憲明：口腔ケアは，肺炎防止を第一目的として行う．根拠でわかる人工呼吸ケアベストプラクティス，道又元裕編，pp90-93，照林社，2008．

4. 感染防止技術

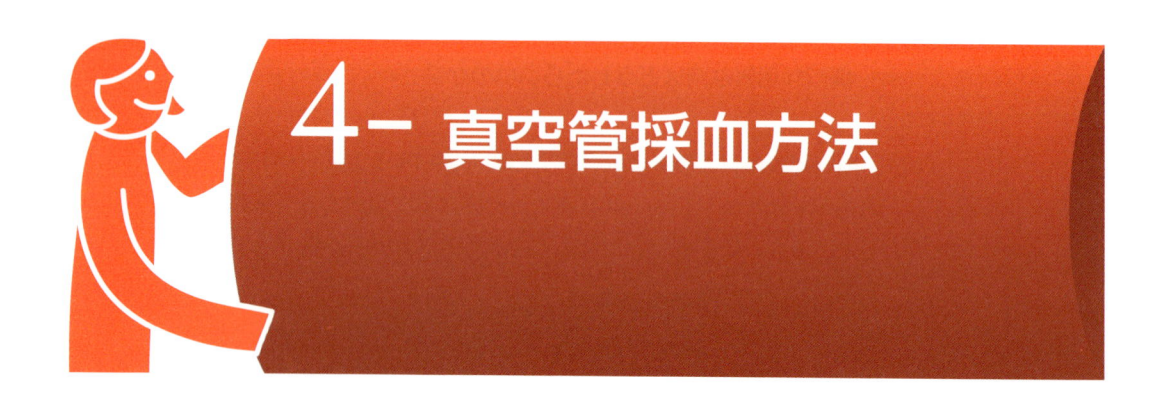

4− 真空管採血方法

　採血は，日常最も多く行われる血液検査に必要な手技であり，針刺しの防止は，医療従事者の安全の確保のため重要である．真空管採血は，試験管に分注する際の針刺し防止に有効であるが，逆流による感染の問題や，ホルダーの複数患者への使用禁止などの問題もあり，以下について院内でのルールの徹底が必要である．

①内部が滅菌されている真空採血管を使用する．
　　⇒逆流による細菌感染を防止できる．
②ホルダーは原則使い捨てとする．
　　⇒ホルダーに付着した血液を介した患者間での交差感染を防ぐことができる．消毒して再利用する場合は，洗浄消毒の効果の保証が困難であること，ホルダーの耐久性が保証されていることなども考慮する必要がある．
③採血管をホルダーから抜去した後に駆血帯を外す．
　　⇒採血管が刺し込まれたまま駆血帯を外すと，圧力差によって血管内への逆流が起こるおそれがある．

1) 真空管採血の方法

(1) 必要物品

　真空採血針または真空採血用翼状針＋単回使用ホルダー（針付きのホルダーもある）（図1），滅菌済み真空採血管，駆血帯，腕枕，消毒綿，止血用パッド，針捨て容器，使い捨て手袋，汚染防止シーツ．

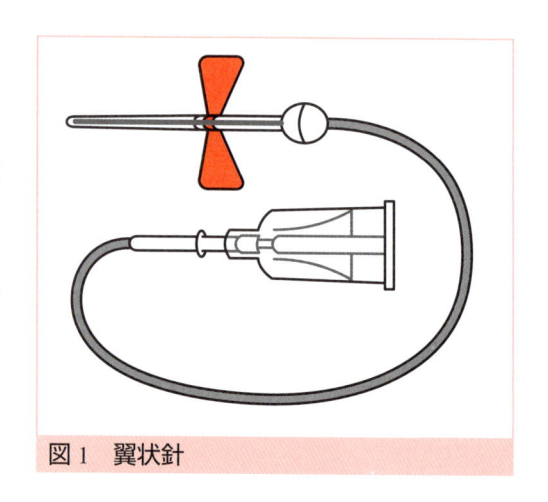

図1　翼状針

(2) 手　順

① 手を洗い，必要物品を持参する．
② 患者の名前と検体ラベルの氏名を照合する．
③ 手袋を着用し，ホルダーと注射針を接続する．
　　針基をホルダーにしっかりねじ込む．
④ 駆血帯をしたあと，皮膚の消毒を行う．
　　＊消毒後は穿刺部位に触れない．
⑤ 採血針を血管に穿刺したら，しっかり固定し，採血管をまっすぐホルダーに押し込む．
⑥ 規定量の血液が採れるまで状態を保つ．
⑦ 採血が終わったら，採血管をホルダーから外し，5回以上混和する．
⑧ 続けて採血する場合は，ホルダーを固定したまま，次の採血管を押し込む．
　　＊ゴムスリーブの耐久性により，採血本数は6本までとする．
⑨ すべての採血終了後，採血管をホルダーから抜去したあとに駆血帯を外す．
⑩ 抜針し，針とホルダーはその場で針捨て容器に廃棄する．
　　＊ゴムスリーブの部分での針刺しもあるので，針とホルダーは分解せず廃棄する．
⑪ 止血を確認し，止血用パッドを貼る．
⑫ 採血管を片づけたのち，手袋を外し，手を洗う．

Q&A

Q：採血管を刺し込むときに針先が動いてしまうが，よい方法はないか？

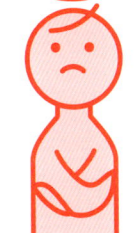

A：　ホルダーをしっかり保持することが重要である．
　慣れないうちは翼状針を用いる方法もある．この場合は，チューブの部分のデッドスペースが大きく1本目は採血量が不正確となるので，採血管の順序を考える必要がある．

Q：真空管採血なら分注のときの針刺しの心配がなければ，手袋をしなくてもよいか？

A：　真空管採血でも手袋は最後まで必要である．
　穿刺時，抜去時，廃棄まで，針刺しの危険は分注時以外にもある．また，真空管採血の場合，採血管の上部に血液は付着するため，血液曝露の危険もある．採血開始時から検体の片づけまで，手袋を装着しておく必要がある．

（間平珠美）

■ 文献
1) 渡邊　清明 編：標準採血法ガイドライン．日本臨床検査評議会，2004．

4. 感染防止技術

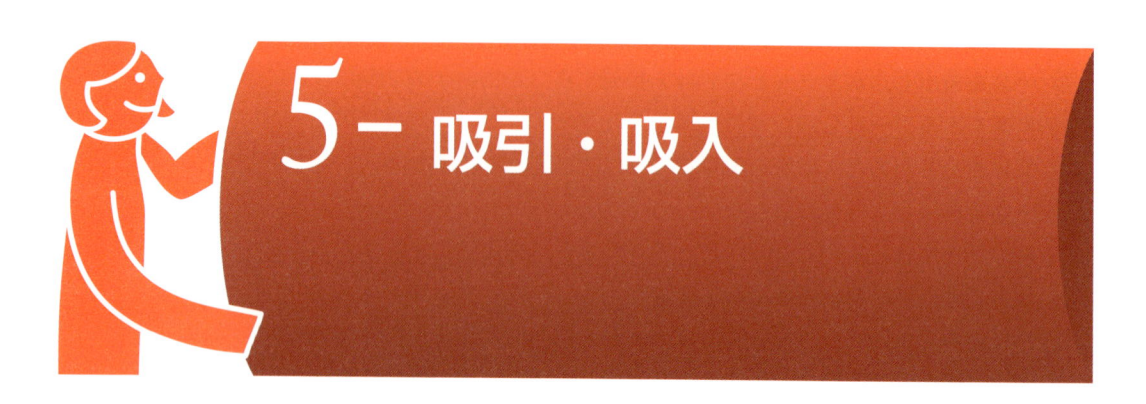

5 — 吸引・吸入

1) 気管吸引時の感染予防

(1) 気管吸引の種類と特徴

　何らかの原因で自力で喀痰を喀出できないとき，特に気管挿管や気管切開をしているときには気道内の分泌物を喀出できない場合がある．このような患者には必ず気管吸引が必要である．気管吸引には開放式気管吸引と閉鎖式気管内吸引があり，どちらが感染のリスクが低いかについては，人工呼吸器関連肺炎（VAP）発生率の比較では明確な結果が得られていない[1]．両者の特徴を理解し，どちらを選ぶかは患者の状況に合わせ，目的と経済性を考慮しながら選択していくとよい[2, 3]．

❶ 開放式気管吸引

気管チューブや直接，鼻や口から吸引カテーテルを挿入して吸引する一般的な方法である．

　＜利点＞
　　・吸引の手応えがわかりやすい．
　　・痰の性状や量がわかりやすい．
　＜欠点＞
　　・カテーテルの清潔操作や挿入の深さ，吸引圧や時間などの技術を要する．
　　・低酸素血症，高炭酸ガス血症，肺用量の低下や肺胞虚脱などの合併症の危険がある．

❷ 閉鎖式気管吸引

　人工呼吸器装着患者に，人工呼吸器を外さないで吸引をすることができる（図1）．

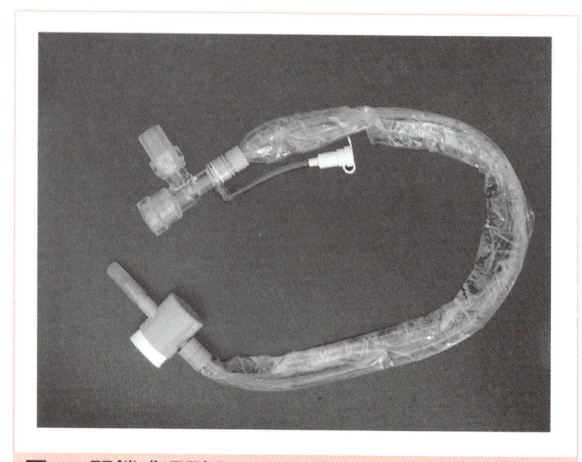

図1　閉鎖式吸引カテーテル

＜利点＞
- 気道内分泌物や結露の周囲への飛散を防ぎ交差感染を予防する．
- 換気の中断やPEEP（positive end-expiratory pressure）の消失による低酸素を予防することができる．

＜欠点＞
- チューブの先端の誘導が難しく，吸引の手応えや痰の性状がわかりにくい．
- 価格的な問題（72時間使用のものもある）

(2) 開放式気管吸引の清潔操作

感染予防のためには無菌組織である気管内にカテーテルを挿入することになるため，清潔操作が必要である．直接，鼻腔や口腔からカテーテルを挿入する場合は無菌組織ではないが，可能なかぎり，手技や物品の取り扱いを清潔にする必要がある[4]．

＜清潔操作のポイント＞

- 処置の前後には確実な手指衛生をし，サージカルマスクと手袋，必要時はビニールエプロンを着用する．手袋は滅菌手袋または清潔に管理された未滅菌手袋を使用する．
- 吸引カテーテルは単回使用が望ましいが，複数回使用する場合はその管理に注意する（表1）．
- カテーテルを洗浄するための吸引水は，滅菌水を使用する．1回分ずつ滅菌カップに分けて使用することが望ましいが，できない場合は8～24時間ごとに交換する．

■ 表1　吸引カテーテルの再使用の方法

乾燥保存
- アルコール綿でカテーテルの外側を清拭後，滅菌水を吸引し，清潔な蓋付き容器に保管する．容器は1日1回洗浄して乾燥させるか，0.01％次亜塩素酸ナトリウム液に1時間浸漬する．

消毒液に浸漬保存
- アルコール綿でカテーテルの外側を清拭後，滅菌水を吸引し，8％エタノール含有の0.1％塩化ベンザルコニウムか0.1％クロルヘキシジンの中に浸漬する．

※カテーテルは8～24時間を目安に交換する．

2) 吸入器の種類と感染予防

(1) 吸入の種類と特徴

吸入療法は効果的に行うことによって，気管内の分泌物の抑制や喀出促進，局所に対する薬剤の投与を可能にする．吸入療法に用いるネブライザーの種類は，超音波ネブライザー，ジェットネブライザー，定量噴霧式吸入器などがある．使用目的を考慮し，特徴を理解したうえでこれらを選択する[3]．

❶ 超音波ネブライザー

　水に高周波の超音波振動を与えて液体を 0.5～3μm という微粒子にする．肺胞や細気管支などへの作用を期待するときに使用する．薬剤の種類によってはエアロゾル化される量に差が生じたり，分解や変質を伴うことがある（図2）．

❷ ジェットネブライザー

　圧縮ガスが勢いよく噴射するときに発生する陰圧を利用して，細い管から薬液を吸い上げ，エアロゾルを発生させる．1～15μm と比較的大きく不ぞろいな粒子となり，末梢気道には届きにくい（図3）．

❸ 定量噴霧式吸入器

　吸入器を指で押すことによって，一定量の薬液を噴霧器でエアロゾルを発生させる．呼気と同時に噴霧させるが，タイミングよく吸入させる必要がある．

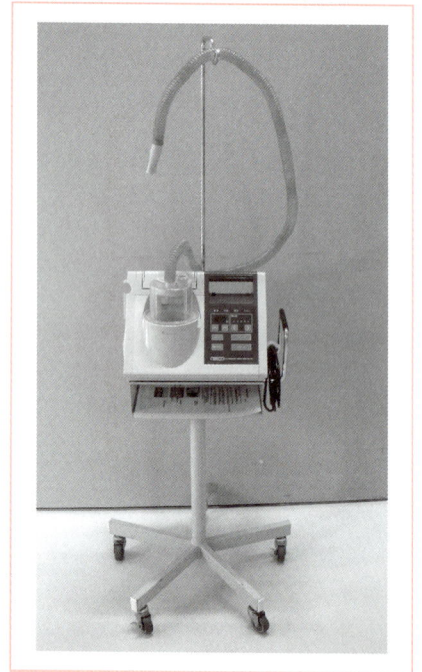

(2) ネブライザーの洗浄と消毒

　ネブライザーはエアロゾルを気道粘膜に接触させるため，セミクリティカル器材に分類され，滅菌か高水準消毒を行う．0.1％以上の次亜塩素酸ナトリウムによる消毒か，対象器材が耐熱性であればウォッシャーディスインフェクターによる処理も有効である．次亜塩素酸ナトリウムによる消毒の場合には，洗浄，消毒，滅菌水によるすすぎ，乾燥の工程をとる．滅菌水が使用できない場合には，水道水ですすいだあとにアルコールで洗浄し，強制乾燥をする[5,6]．

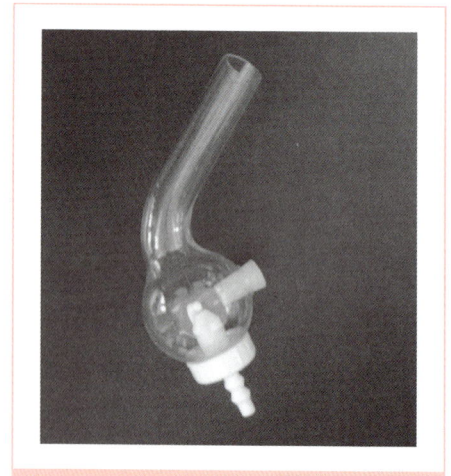

　超音波ネブライザーの使用の場合，装置が複雑であり，感染防止のための管理には注意をする．薬液層の汚染による感染の可能性があるので，器械を複数の患者に使い回しすることを避ける．1日終了後には作用層の水を捨て，メーカーの指示にしたがい，洗浄，消毒をする．エアフィルターからの交差感染を避けるためには，適時フィルターの交換をする．また，ルーチン業務として超音波ネブライザーの使用をしている場合は，患者の病態に合わせ，継続する必要があるか常にケアプランの検討が必要である．

図2　超音波ネブライザー

図3　コンプレッサー式ジェットネブライザー本体

（室井洋子）

■ 文献

1) CDC：Guideline for Preventing Healthcare-Associated Pneumonia, 2003. MMWR, 153(RR3)：1-36, 2004.

2) 中嶋史子：人工呼吸器関連肺炎（VAP）予防から見た吸引手技，人工呼吸器回路の取り扱い方．看護技術，49(6)：45-48，2003．
3) 山口早月，飯田晴美・他：吸入・吸引の知識と技術．臨床看護，31(4)：478-488，2005．
4) 中俣正美：医療ケア関連肺炎予防のためのガイドラインの実践．インフェクションコントロール，13(2)：24-28，2004．
5) 浦野美恵子：洗浄・消毒・滅菌のポイント209．大久保憲 編，pp153-157，インフェクションコントロール 2004年増刊，メディカ出版，2004．
6) 勝井則明，真鍋美智子・他：ネブライザーの微生物汚染防止と適正使用法．医科器械学，70(7)：311-317，2000．

4. 感染防止技術

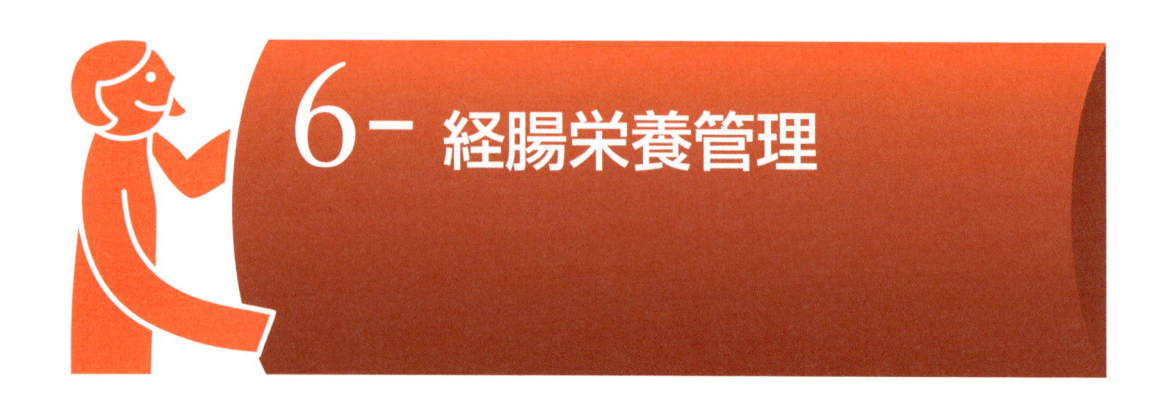

6 — 経腸栄養管理

　感染防止技術の中で，感染管理を担う者にとってのデバイス関連の感染防止技術の重要性についてはここで筆者がいうまでもないことであるが，日本は欧米諸国に比べると中心静脈カテーテル挿入期間が長く，デバイス関連の感染を起こすリスクも高い．このデバイス関連の感染を減らすためには，カテーテル抜去が可能かどうかを毎日のカンファレンスで検討し，1日も早く抜去することが必要である．

　したがって本項では，経静脈栄養に替わる経腸栄養について説明しながら，感染管理上の注意点などについて述べる．

1) 栄養管理法の選択

　栄養管理を考えるうえでは，まず，患者の消化管の機能が使えるのであれば可能な限り経腸栄養を選択すべきである．「とりあえずCVカテーテルを入れておこう」という対応は防ぎたいものである．

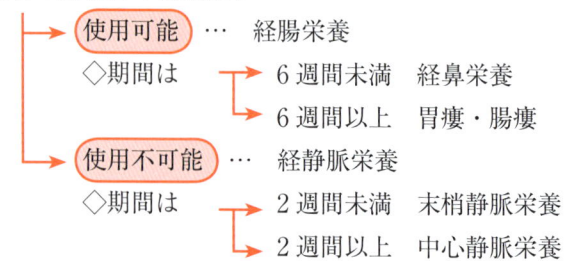

患者の消化管の機能は？
- 使用可能 … 経腸栄養
  - ◇期間は
    - 6週間未満　経鼻栄養
    - 6週間以上　胃瘻・腸瘻
- 使用不可能 … 経静脈栄養
  - ◇期間は
    - 2週間未満　末梢静脈栄養
    - 2週間以上　中心静脈栄養

2) 経腸栄養の利点

　長期にわたる静脈栄養管理を行うと腸管粘膜の萎縮が起こる．腸管粘膜が萎縮すると，消化吸収が悪くなるだけでなく，腸管粘膜の免疫防御機構が破綻することで腸内細菌が血管内に侵入し，敗血症から死に至ることも起こり得る状態となる．言い換えると，MRSA腸炎やVRE（バンコマイシン耐性腸球菌）腸炎などの院内感染のリスク上昇へも結びつくことになるといえる．

経腸栄養の利点および特徴は以下などが挙げられる．
・消化管を利用するため生理的である．
・経静脈栄養に比べて重篤な合併症がない．
・代謝上の合併症も少ないため安全であり，心肺機能への負担が少ないことから，高齢者に対しても長期管理が可能
・消化管免疫や内分泌機能を活性化し，腸管安静による合併症が起こらない．
・持続投与の必要が少なく，在宅での管理が可能
・安価であり，医師でなくても日常の管理ができる．

3）経腸栄養における合併症

① 胃食道逆流：嘔吐や誤嚥性肺炎の原因となる．
　患者の可能な安静度により 30 ～ 90 度にベッドアップして行う．
② 栄養剤のリーク：瘻孔からの栄養剤の漏れ
③ 下痢：注入速度が早いと，下痢を発生しやすい．
　下痢防止のためには 100 ～ 150ml/ 時の滴下がよいといわれているが，半固形化栄養剤を用いることで，胃食道逆流の防止，栄養剤リークの防止，そして短時間注入が可能であるため褥瘡予防にもつながる対策といえる．入院時の栄養スクリーニングから栄養剤の選択方法などに関しては，栄養サポートチーム（nutrition support team；NST）などと話し合って進める．

4）経腸栄養における感染対策

前述した合併症の予防も重要な感染対策である．嚥下障害に対しての経腸栄養中の管理では，誤嚥性肺炎を起こすと中断を余儀なくされる．肺炎防止策が必要であり，経鼻胃管チューブはできる限り早期に抜去するのがよい．
① 経腸栄養を行うときには，手洗いをして準備する．また，細菌繁殖を考慮すると，栄養剤はその都度開封して使用する．特に温めて使用するものは 2 ～ 3 時間以内での使用がよい．中心静脈栄養（total parenteral nutrition；TPN）製剤のように 24 時間使用とはいかない．
② 内視鏡的胃瘻造設術（PEG）施行後数日～ 1 週間は，胃瘻造設部は創傷として取り扱い，清潔に管理する．瘻孔が安定すれば，消毒ではなくむしろ入浴やシャワーで皮膚をきれいにするほうがよい．
③ 胃瘻カテーテルの種類には，バンパー型かバルーン型か，ボタン型かチューブ型かによって専門の接続チューブを要するものもある．添付文書の取り扱いに記載があるように，バルーン型はバルーンの耐久性の問題から 1 カ月ごとに，バンパー型は 6 ～ 8 カ月ごとに胃

瘻カテーテル本体を交換する必要がある．
④ イルリガートル（ボトル）と栄養管の取り扱いは，スポルディングの分類からセミクリティカルな器具として取り扱うことが必要である．

　耐熱製品であれば，70～80℃10分以上の熱水洗浄消毒ができればそれで十分だと考えられる．もう1つの方法は，使用後は中性洗剤でよく洗い，お湯を流した後に，0.02％次亜塩素酸ナトリウム液に30分漬け置き消毒し，乾燥機に入れて乾燥させるとよい．干して乾燥させる場合には，シンク近くで水はねしない場所や汚染物と離した場所で，先端が不潔にならないように保護する．

　当院では，使用後毎回よく洗浄して温湯を通すことを指導し，夕食後には洗浄後，次亜塩素酸ナトリウム液で消毒している．ただし，洗っても汚れが落ちていないものは新しいものと交換する．パック型のイルリガートルはチューブも一体型で内部が洗えないため，再使用すべきでない．また，消毒液に漬けたつもりが，消毒容器の中でぷかぷかと浮いているようでは消毒の意味をなさないことを強調したい．

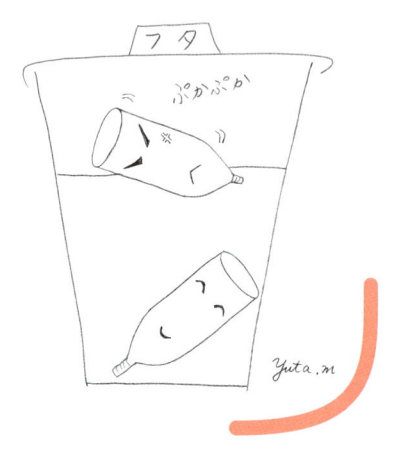

　製品メーカーにひとこと述べたい．ここ10年で経腸栄養は大きく発展を遂げている．医療安全を推進するうえからもコネクター類の形状が経静脈栄養のものと注射用のものとが明確に区別されたことは医療現場に大きな安心をもたらした．器具類に関しては，病院から施設・在宅まで幅広く使用されることから，管理と操作が容易であること，すべて単回使用製品にするのではなく，地球環境にも考慮した製品開発を今後進めてほしいと願う．また，当院では現在，洗浄・消毒のリユース管理のものからバッグと栄養セットが一体となった経腸栄養注入セット（フィーディングバッグ）の導入を検討している．

Q&A

Q：胃瘻のカテーテルに酢を注入するといいって，本当？

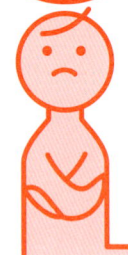

A：　はっきりしたエビデンスはないが，酢の静菌作用を利用したものである．方法は，チューブ型の胃瘻チューブへは，栄養剤の注入後に白湯でチューブ内をフラッシュし，その後に4～10倍に薄めた食酢をフラッシュする．食酢を満たしておくと，管内に胃内容が逆流することなく，閉塞防止にもなる．

（水内　豊）

■ 文献
1）小川滋彦：PEGのカテーテル管理と退院時の患者指導，Nursing Today，23(9)，10-35
2）日本静脈経腸栄養学会：静脈経腸栄養ガイドライン―静脈・経腸栄養を適正に実施するためのガイドライン（第2版），2007.4

Part III 組織で取り組む感染管理

1. ICT活動とICNの役割
2. 実習生,研修生を受け入れる際の留意事項
3. 看護師長が気をつける感染対策
4. リンクナースの役割
5. 医療安全と感染管理
6. 感染対策へのスタッフからのアプローチ

1 ICT 活動と ICN の役割

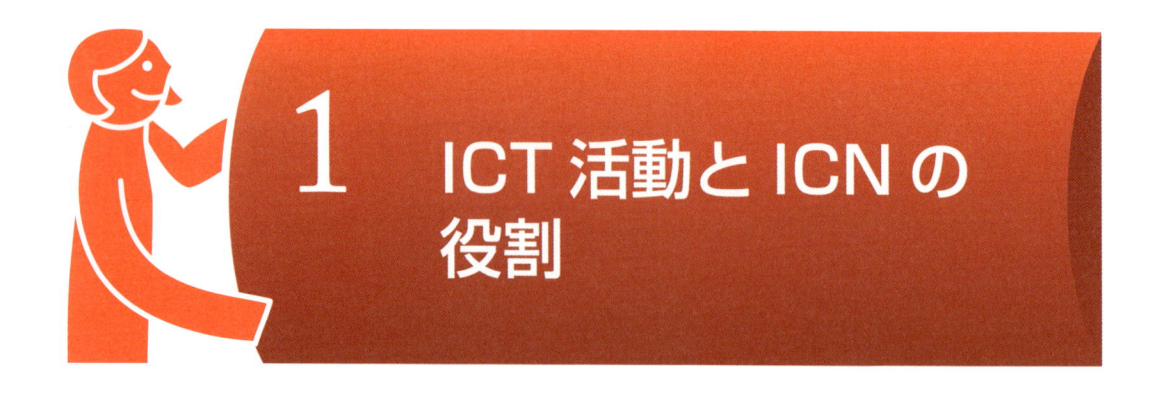

1) 医療の質の保障のために果たすチーム医療の重要性

　医療の質（quality assuarance；QA）は，正しい知識，技術を伴うプロセスが実践されているか，医療設備，環境が整っているかなど専門技術の質と，治療のプロセスのなかでわかりやすい説明がされているか，プライバシーが尊重されているか，患者や家族が望むサービスが提供されているかなどの患者サービスの質とに分けられる．

　医療の質を維持するためには外部評価が有効である．厚生労働省による保険医療機関等の指導および監査や日本医療機能評価機構による病院機能評価などがある．病院機能評価は 2009 年 7 月から Ver.6 に改訂されたが，診療と看護が統合され，実践的活動が行われているかが病院全体として評価されるような流れになっている．

＜質評価の視点＞
　構造（structure）
　　病院の規模や設備，医療者の能力，組織の体制整備など，機器や建物の整備，スタッフの確保，病院運営
　過程（process）
　　医療を提供する方法
　　ガイドライン，マニュアルの整備と活用状況
　結果（outcome）
　　病院感染率の低減

2) ICT 活動

(1) ICT とは

　感染制御チーム（infection control team；ICT）は，患者と医療従事者，来訪者，その他医療環境にいる人々に安全な医療環境を保障するために医療関連感染症の予防と制圧により医療の質を向上させることを目的としたチームである．当院での具体的な活動内容を述べる．

(2) 主な活動内容

① 病院感染症サーベイランスの実施：データの収集と評価
② 病院内巡視による情報収集および指導
③ 感染制御部微生物検査部門と連携し，病院感染症の早期発見，特定
④ MRSAをはじめとする耐性菌感染症例，定着症例の疫学的調査とその対策に関すること
⑤ 病院職員の職業感染防止に関すること
⑥ 抗菌薬の適正使用の教育と指導，監視（図1）
⑦ 病院感染症予防マニュアルの作成と実施のための指導，教育，提言（図2）

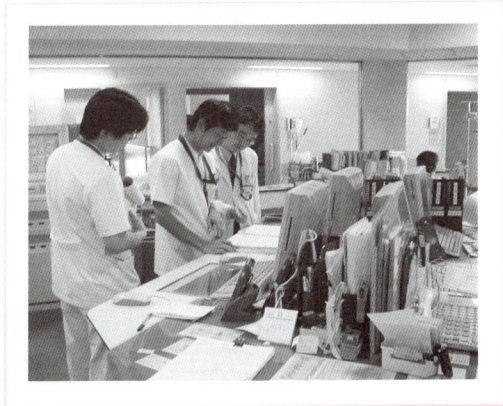

図1　ICTラウンドで抗菌薬の使用状況を確認している

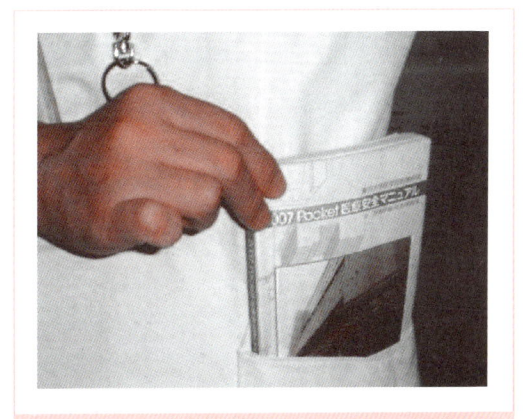

図2　ポケット医療安全マニュアル（例）

⑧ 医療廃棄物の適正処理の指導と監視（図3）
⑨ 環境の清浄化のための監視
⑩ 清掃業者，クラーク，物品管理・供給センター（supply processing & distribution；SPD）職員
　など外注業者に対する教育支援
⑪ 感染防止対策の啓発広報活動（ICTニュースの発行および院内電子メールなどによる）
⑫ 病院感染対策にかかわる各種研修会および研究会の計画，立案，実施
⑬ アウトブレイク時における調査，原因究明と対応
⑭ 伝染力の強い感染症の発生時の対応
⑮ 病院感染対策の評価
⑯ 年間計画の作成と病院長への報告

(3) 活動の具体例

　ICTの強みは，診療科，部署を超えた横断的なチーム活動により，迅速な対応ができることである．当院の感染対策に関する組織編成の概要を図4に示す．
　ICTは医師，看護師，薬剤師，臨床検査技師，事務職員など多職種から構成され，それぞれが病院感染を起こさないという共通の目標のもとに自らの役割を担い，協働して活動を実践する

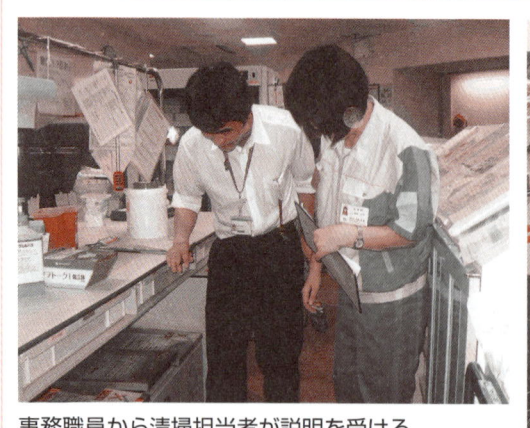

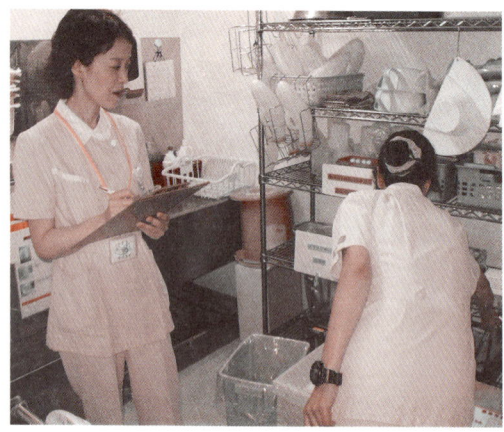

図3　医療廃棄物の適正処理の指導と監視
事務職員から清掃担当者が説明を受ける

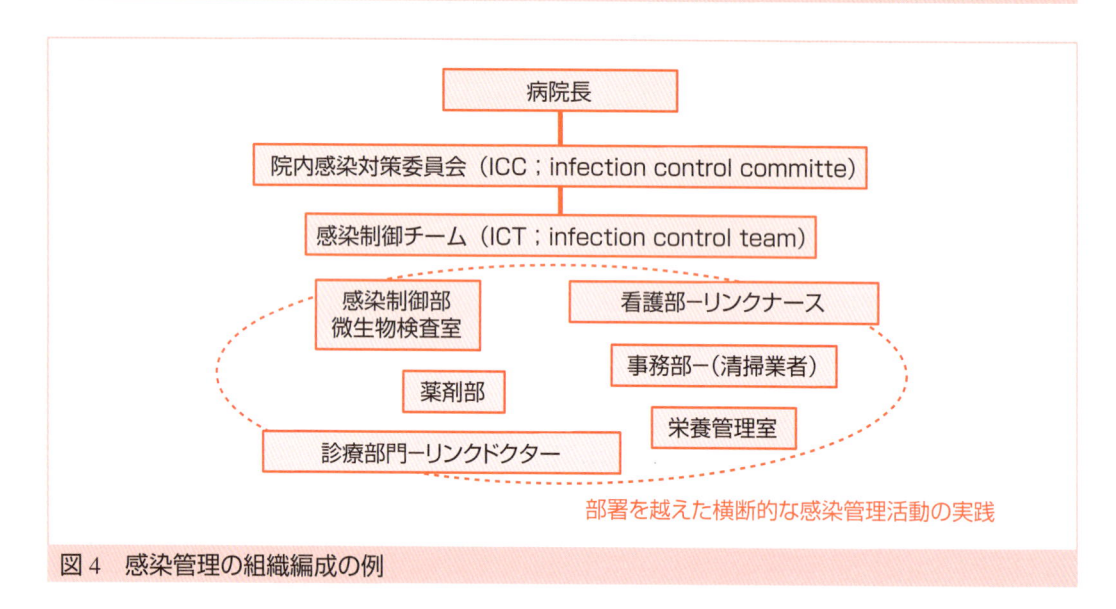

図4　感染管理の組織編成の例
部署を越えた横断的な感染管理活動の実践

組織である．このようなチーム医療を推進するためには，推進力のコアとなる人物が重要な役割を担う．

具体的な活動の例を示す．

① ICT活動をアピールする
　・定期的にICTラウンドを行い，抗菌薬の適正指導も含めて現場で直接指導する．
　・ICTニュースの定期発行
　・院内ホームページなど電子媒体の活用

② 手洗い遵守率を上げるための教育
　・手洗い実習（図5）を行う．
　　蛍光塗料入りクリームをまんべんなく手に塗り，手を洗った後，ブラックライトに手をかざすと，汚れに見たてた蛍光液が浮かび上がるので，自分で洗い残した部分を確認できる．

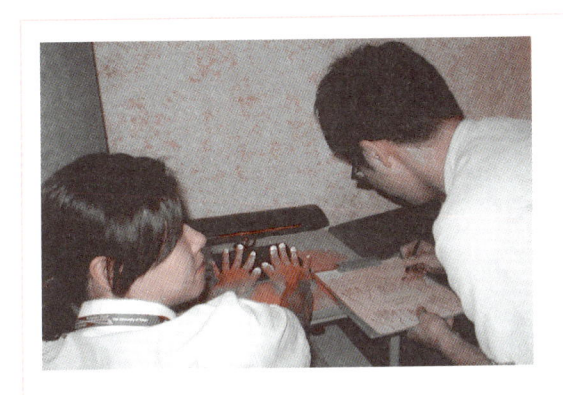

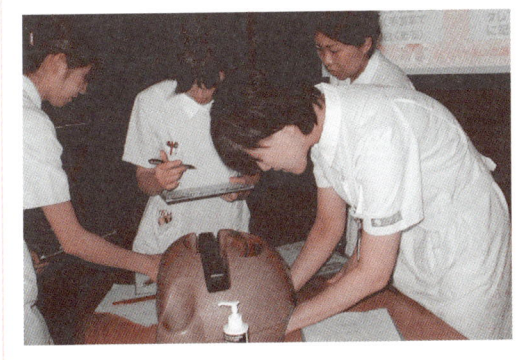

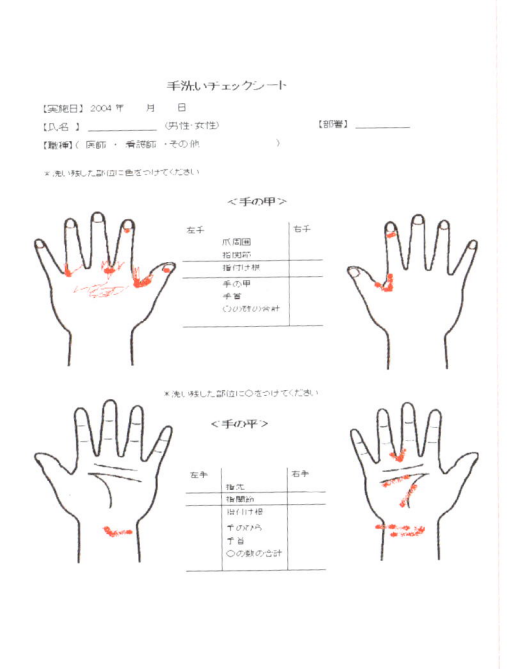

図5　手洗い実習（右はチェックシート）

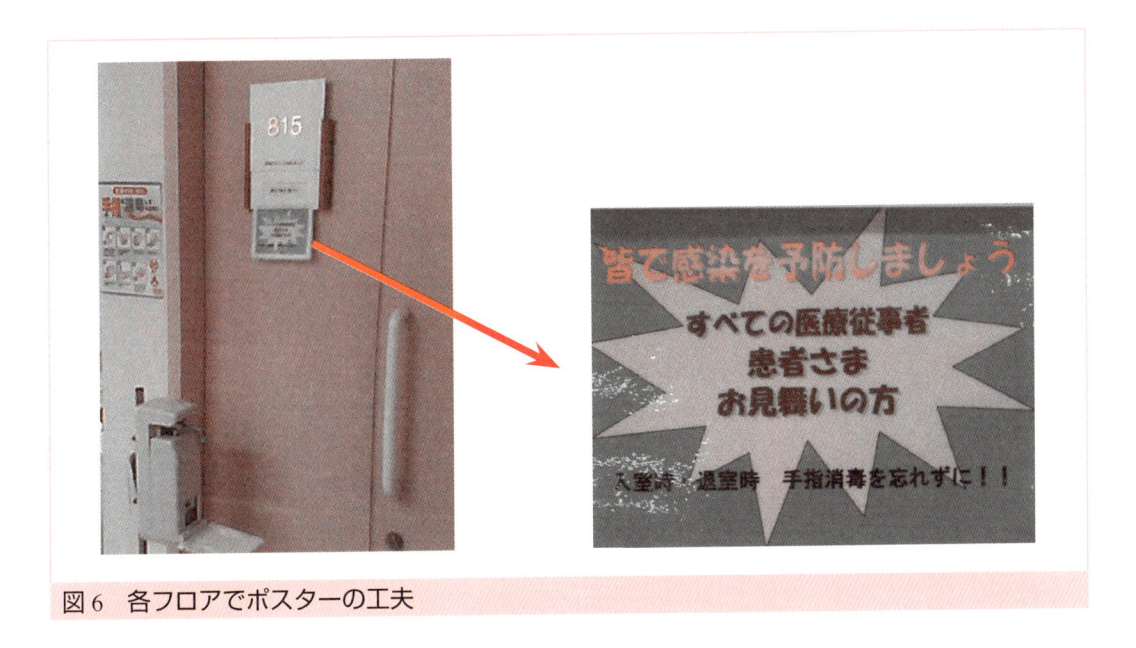

図6　各フロアでポスターの工夫

・手洗い遵守調査，相互チェックの実施
・ポスター掲示（図6）
・バッジ（図7）による意識づけ

図7　職員用バッジ

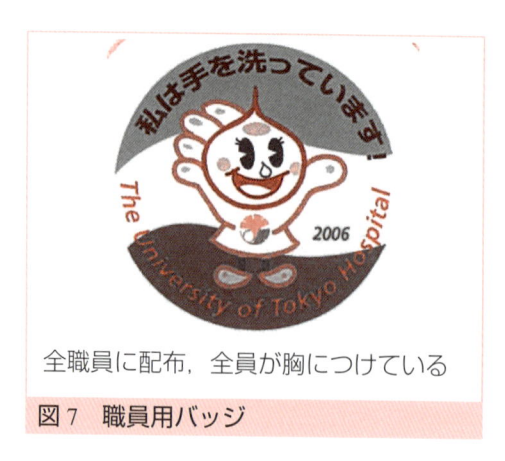

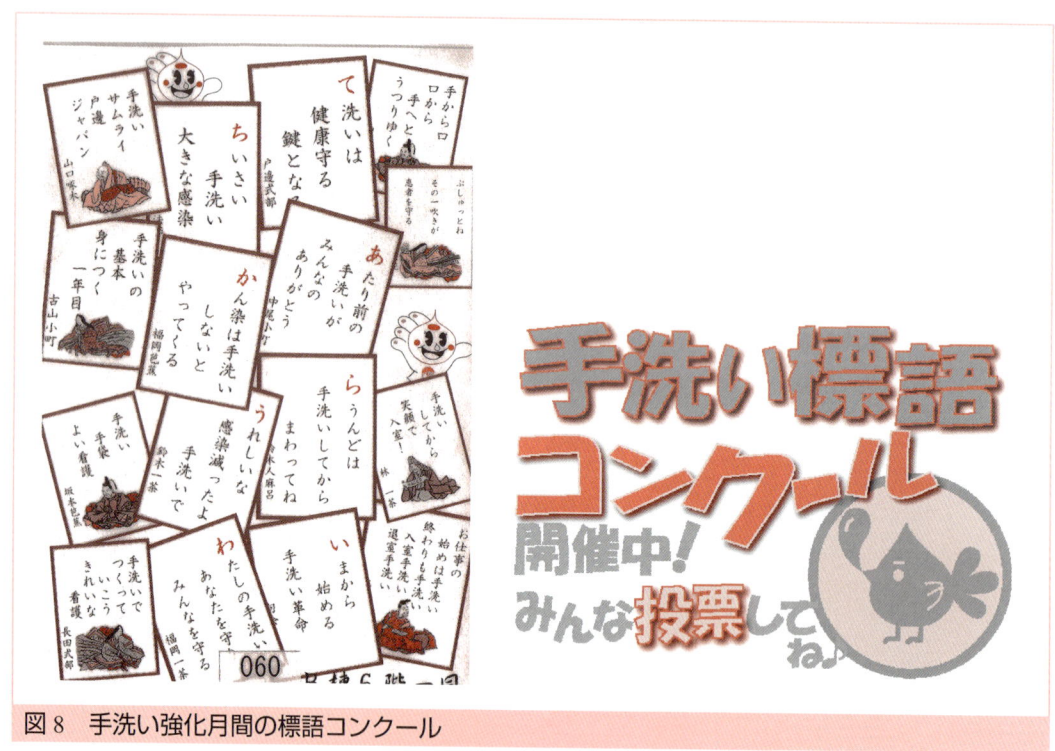

全職員に配布，全員が胸につけている

図8　手洗い強化月間の標語コンクール

　・手洗いコンクール（ポスター，標語）（図8）
③ 講習会・セミナー等の職員教育
　講習会を定期的に企画，開催し，わかりやすく興味を引くタイトルを工夫する．講義形式にとらわれず，DVD，ビデオ，デモンストレーションなど視覚教材を取り入れると効果的である．e ラーニングを活用すると受講確認をすることもできる．
　・全職員対象の講演会，セミナー（2〜3回／年）（図9）
　・職種別集合研修：看護部リンクナース勉強会（1回／月），リンクドクター会など

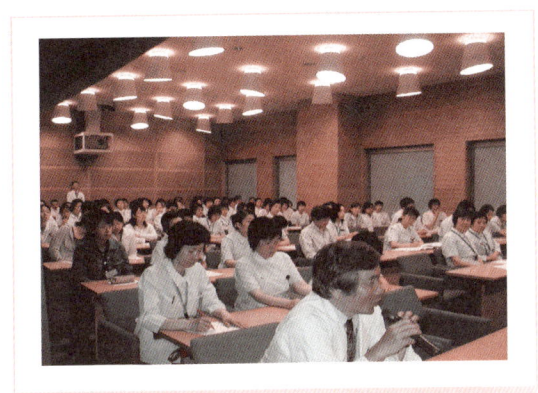

図9 感染制御セミナー

3) 感染管理看護師の役割

　日本においてMRSAの院内感染が社会的な問題となったのは1990年代後半であった．欧米に20数年以上も遅れ，日本で初めて日本看護協会が認定するICN 18名が誕生したのは2001年だった．現在，全国で1,358名（2012年4月現在）のICNが活動している．ICNは病院のリソースとして病院感染症の感染率の低減に努め，職員および患者・家族に安全で安心な医療環境を提供する役割を担っている．

＜ICNの役割＞
　① 病院感染症サーベイランス
　② 感染防止技術（侵襲的処置別，洗浄・消毒・滅菌など）
　③ コンサルテーション
　④ 感染管理教育
　⑤ 職業感染防止
　⑥ ファシリティマネジメント（安全な療養環境の確保）

　これらのそれぞれの内容については他項で述べる．

(内田美保)

■ 文献
1) 小林寛伊編，厚生労働省医薬品局安全対策課編集協力：改訂2版エビデンスに基づいた感染制御第1集基礎編，メヂカルフレンド社，2006.

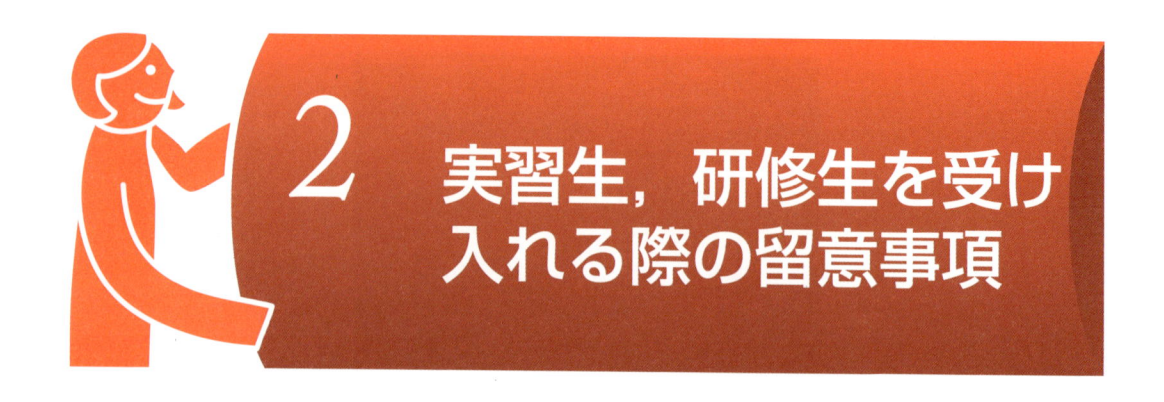

2 実習生，研修生を受け入れる際の留意事項

　実習生や研修生は「病院感染」の知識をもち，各自が媒介者にならないように，また自身が感染症の曝露を受けないようにしなければならない．

1) 教 育

　看護学生や医学生のカリキュラムには通常「病院感染対策」に特化した科目は少なく，学ぶ機会が少ない．「病院感染対策」は微生物学や感染症学または患者治療ケアといった知識を応用し実践する領域であり，臨地実習または臨床の場で初めて学ぶ（知る）ことも少なくない．

　感染管理担当者は，無資格の実習生，研修生を受け入れる場合，病院感染対策の基礎知識が希薄なことを念頭に入れておく必要がある．

　実習最初のオリエンテーションでは，「病院感染対策」をテーマとした内容をぜひ盛り込むべきである．たとえば「手指衛生を実践してください」と言うだけではなく「なぜ手指衛生を実施しなければならないのか」また「実習生であっても院内感染の媒介者になりうる，それはなぜなのか」といった「病院感染対策」を意識した説明が必要であり，それは医療の質を支える重要な実践の1つであることを学ぶ機会になると考える．

　例）
　感染管理担当者，実習生を受け入れている教育機関で，実習開始前に「感染対策の基礎」と題して講義を行っている．

2) 病院感染から身を守る

(1) ワクチン接種

　病院感染で重要なウイルス性疾患として，麻疹，風疹，水痘，ムンプス，血中ウイルス疾患（HBV，HCV，HIV）がある．このなかで，麻疹，風疹，水痘，ムンプス，そしてB型肝炎は，ワクチンを接種することで予防することができる．

この5種の抗体価検査およびワクチン接種は実習や研修に入る前に済ませておくべきである．抗体価の基準については，日本環境感染学会の「院内感染対策としてのワクチンガイドライン」（表1）を参照することができる．

■ 表1　検査方法と判断基準の目安

疾患名	基準を満たさない（陰性）	基準を満たさない（陰性ではない）	基準を満たす
麻疹	中和法で1：4未満 あるいはPA法で1：16未満 あるいはEIA法（IgG）で陰性	中和法で1：4 あるいはPA法で1：16，1：32，1：64，1：128 あるいはEIA法（IgG）で±および16.0未満の陽性	中和法で1：8以上 あるいはPA法で1：256以上 あるいはEIA法（IgG）で16.0以上
風疹	HI法で1：8未満 あるいはEIA法（IgG）で陰性	HI法で1：8，1：16 あるいはEIA法（IgG）で±および8.0未満の陽性	HI法で1：32以上 あるいはEIA法（IgG）で8.0以上
水痘	IAHA法で1：2未満 あるいはEIA法（IgG）で陰性 あるいは水痘抗原皮内テストで陰性	IAHA法で1：2，1：4 あるいはEIA法（IgG）で±	IAHA法で1：8以上 あるいはEIA法（IgG）で陽性 あるいは水痘抗原皮内テストで陽性
流行性耳下腺炎	EIA法（IgG）で陰性	EIA法（IgG）で±	EIA法（IgG）で陽性

脚注：このチャートは医療関係者を対象としたものであり，普遍的なものではなく，「基準を満たす」の欄については，値を高く設定している．検査結果はあくまでも検査時点での免疫状態を判断するものであって，長期の免疫状態を証明するものではない．EIA法については，陰性あるいは±の場合は，接種が必要であるが，陽性であっても，低いEIA値の場合は，発症を予防できない可能性が高く，医療関係者を対象としたチャートであることから，麻疹，風疹については，予防接種によりブースター効果が得られる値より高い値に設定した．

（日本環境感染学会：院内感染対策としてのワクチンガイドライン．2009）

（2）血中ウイルス感染防止

B型肝炎，C型肝炎，そしてHIV/AIDSは，鋭利器材事故による曝露の場面で問題となる．B型肝炎は予防ワクチンがあるが，C型肝炎，HIV/AIDSの予防ワクチンはなく，曝露しないよう正しい知識と技術を身につけなければならない．

実習生や研修生には事故を起こさないよう技術指導をするとともに，職業感染としての血中ウイルス感染症の知識を教授する必要がある．

また，清掃スタッフや事務員など患者と直接接する機会がある者に対しても，職業感染対策を含めた病院感染対策について知識の提供を行う必要がある．

（西川美由紀）

■ 文献
1) 日本環境感染学会：院内感染対策としてのワクチンガイドライン．2009．
2) 国立感染症研究所 感染症情報センター麻疹対策チーム：医療機関での麻疹対応ガイドライン（第三版）．2011．

3 看護師長が気をつける感染対策

　病棟師長として筆者が最も気をつけていることは，感染症が他の患者へ水平感染しないことである．一度アウトブレイクが起こると，病棟閉鎖となることもありうる．そのような事態が起こらないよう病棟の管理を日々行っていく必要がある．また，発生した感染症の種類によっては素早い対応が要求される．それらに対応できるように，他方面から情報を得ていくとともに，スタッフ全員が常に感染対策を意識し，日々教育を行っていかなければならない．「感染させない，発症させない」を目標に，効率的で効果的な感染対策が実施できれば，患者はもちろんのこと，患者の家族，医療従事者，病院，社会への負担（精神的，肉体的，経済的）を軽減することができる．そのことは医療者として社会的責任を果たすことになる．

　当院ではICTが組織され病院全体を網羅する活動が行われており，24時間の連絡体制もとれている．また，専任の感染管理認定看護師が配置され，困ったこと，不確かなことをすぐに相談したり確認をとったりすることで，適切な対応をとることができる．恵まれた環境にあるといえる．感染管理認定看護師が配置される前と後では，病棟における感染対策において雲泥の差があると感じている．

1）感染拡大を防止する

(1) 入院予定患者の感染症罹患の有無の確認と入室ベッドの決定

　入院前にできる限り検査データや担当医師から情報を得て，感染症の有無を確認する．その結果，感染症の原因微生物の種類，排菌量，検出部位や患者のADL，重症度を考慮して入室する部屋を決める．結核や水痘などの空気感染が疑われるときは必ず陰圧にできる病室を準備する．自分の管理するフロアの陰圧室が確保できない場合はICTや入院係に相談を行い，他フロアで陰圧室の準備ができるところに依頼する．MRSAなどの多剤耐性菌が検出されている場合は個室の準備が望ましいが，個室の数が少なく，時にはコホーティングも難しく，カーテン隔離によって分けるしかない状況もある．その場合でも，同室となる患者の病状（易感染性，免疫能低下常態者）を考慮し，できるかぎりリスクの少ない部屋を選ぶ．

(2) 感染対策に必要な物品の準備

❶ 感染症に罹患している患者の病室前の表示

　Mマークシール（院内ルールで，MRSA, MDRP, ESBL産生菌，メタロ-β-ラクタマーゼ産生菌検出患者を表示）をナースコール画面に掲示する（図1）．病室の前に感染予防対策カードを貼る（図2）など全職員がみてわかるように，特に医療従事者以外の職員にも予防策をとってもらうためにICTが出しており，全病棟で実施している．

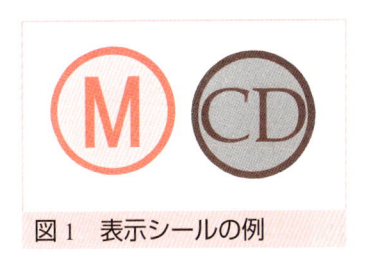

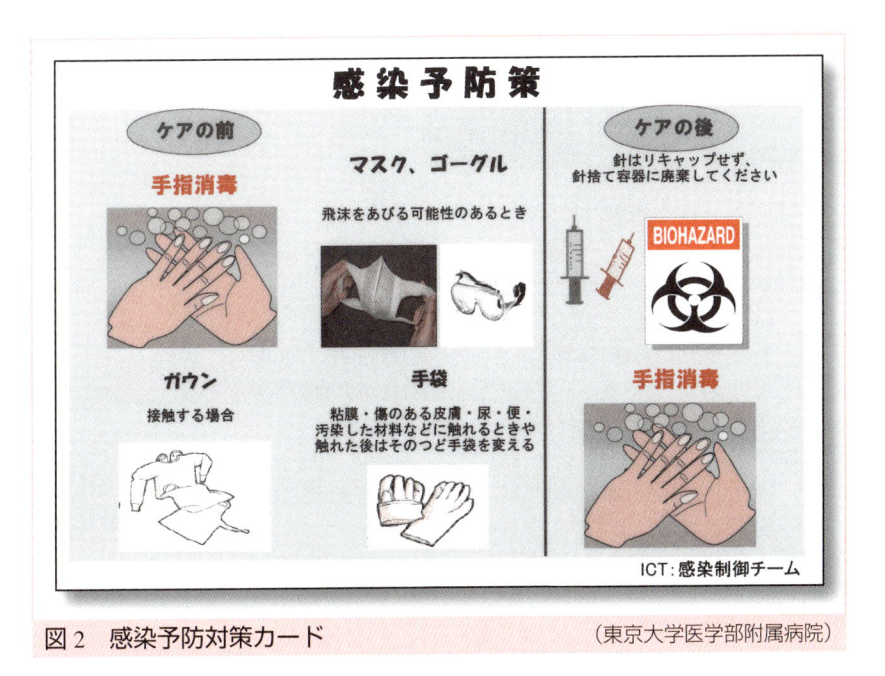

図1　表示シールの例

図2　感染予防対策カード　　　　（東京大学医学部附属病院）

❷ 感染対策カートの設置

　手袋，ガウン，マスク，エプロン，キャップ，フェイスシールド付きマスク，ビニール袋，アルコール綿，水溶性ランドリーバッグなどを収納しているカートを部屋の前に設置する（図3）．空気感染症ではN-95微粒子濾過マスクを加える．

　カートは，一度設置したらそのままではなく，適切に補充・点検が行われなければならない．

❸ 手指消毒に必要な物品の準備

　速乾性擦式手指消毒薬を病室の入り口，必要時は病室の中にも設置する．室内の洗面所には液体石鹸を準備する．

❹ ゴミ処理の準備

　多くの処置を要する場合，感染症の病室で使用した個人防護具（手袋，ガウン，マスク）や血液や体液の付着したガーゼを適切に処理するための準備が必要となる．

　ビニール袋を使用しやすい場所に設置して，処置の際に出る感染性廃棄物（血液付着ガーゼ，

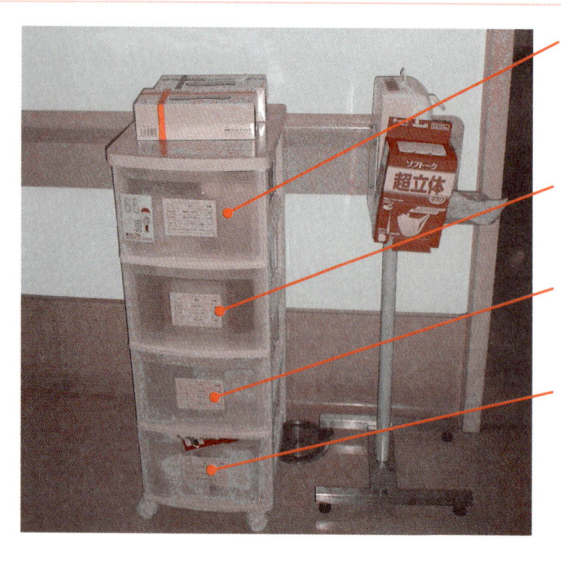

1段目	袖なしエプロン（1箱） 袖つきエプロン（20枚） ワンショットプラス（30枚入り） ショードックハンディ（30枚入り）
2段目	ソフトークI（1箱） シールドマスク（1箱） キャップ（20枚）
3段目	手袋S（1箱） 手袋M（1箱） 手袋L（1箱）
4段目	アクアフィルム（大）（1箱） アクアフィルム（小）（1箱） ビニール袋（No.14）（1箱）

〈例〉PPE専用カートの補充システム
- 感染対策カートが必要となったとき：
  SPDにご連絡ください．
  上の表の医療材料がセットされたものをSPDがお持ちします．
- 感染対策カートにセットされている医療材料の残数が少なくなったとき：
  各部署で補充してください．
- 感染カートの必要がなくなったとき：
  残数が少ない医療材料を取り除いた上，SPDにご連絡ください．
  SPDが回収にうかがいます．

（総台数：120台（2012年3月1日））

図3　感染対策カート（必要な防護具が入っている）

手袋，ガウン，マスク等）はビニール袋に入れ，口を縛ったあと，部屋から持ち出して汚物処理室の感染性廃棄物の箱に廃棄する．ゴミ箱を設置する場合は，汚染物に患者や面会者が触れることのないように配慮しなければならない．

（3）看護師の受け持ち患者の考慮

毎日の看護師の受け持ち（担当）患者を決めるときは感染症の有無を考慮して，感染症の患者と易感染患者を同時に受け持たないように配置をする．水痘や麻疹では看護師の抗体の有無を確認して抗体陰性のスタッフは担当から外す．

ナースコール画面にMマークを表示するとともに，検出菌やウイルスの種類，検出部位を表示したり，連絡ノート（勤務の引き継ぎ時に必ず読む）に記載するなど，スタッフ間の情報の伝達と共有を図る．

2）フロア全体の体制整備

❶ 滅菌物の管理
　有効期限内であるか，包装の破れはないかなど，医療材料の保管が適切に行われていることを定期的に点検する．

❷ 病棟の清潔環境の維持
　毎日の清掃や退院ベッドの清掃は委託の清掃業者に依頼している．感染症患者使用の病室は清掃担当者を別にし，教育指導を行い，ガウン，マスク，手袋着用にて清掃を行っている．感染症患者や長期入院患者が使用したベッドやマットレスは洗浄を依頼する．流しや清拭タオルの保温庫など湿度のある所は1日に1回乾燥を行う．病棟全体を細かく点検し埃の溜まりなどのような細菌の温床となる場所や物がないようにする．経験が浅い看護師は清掃の知識，技術が少ない人が多いので，環境整備の技術教育を行う．

❸ プライバシーの尊重
　隔離を必要とする多剤耐性菌などの検出が確認された場合，患者には，初めに医師が説明を行い，その後，看護師が手洗いやトイレの使い方など具体的な行動について説明する．患者の尊厳を傷つけないよう配慮し，原疾患の治癒とともに軽減することなどを説明しながら，患者が理解でき，また実践できるように丁寧に話をする．

❹ 緊急の連絡部署とその表示
　院内感染対策マニュアルを見やすい所に常に置き，連絡の電話番号を貼り出しておく．

❺ ICTとの連携・ICTラウンドの活用
　患者の状況やスタッフの健康状態などを把握し，早めにICTに連絡，相談を行う．毎週行われているICTラウンド場面も活用していく．

❻ 看護スタッフの安全と健康の維持
　師長は患者の安全を守るとともに，看護スタッフの安全を守る責務がある．感染症から身を守るためには健康であることが第一である．その基本として食事はバランスよくとっているか，睡眠はとれているかを観察し声かけを行う．また，入職時に感染症抗体の有無，ワクチン接種の確認を行う．インフルエンザワクチン接種を全員が受けるように促す．針刺し予防の安全器材の使用や感染に曝露しない技術を習熟するよう指導する．

3）スタッフの教育

❶ 手指衛生が指導できるスタッフの育成
　感染対策は「手洗いに始まり，手洗いに終わる」といわれる．確実な手洗いができるよう，入職時に手洗い指導を行い，各病棟における看護部感染対策委員会の活動として手洗い実習を看護師，看護助手，病棟クラーク全員を対象に年1回行っている．ブラックライトと蛍光塗料の使用により，自分の手洗いの弱点が目で見えるため，確実な手洗いを身に付ける有効な手段となっ

ている．チェック用紙をもとに前年度との比較も行う．水平伝播が疑われるときはICTと相談し，再度手洗い実習を行う．

また，病室の入退室時に擦式消毒薬による手洗いが励行されているかリンクナースとともにチェックを行い，スタッフを指導する．入退室時手洗い実施状況はICTでも抜き打ちで観察を行い，その結果が病棟別，職種別に病院内に公表される．

❷ 感染対策の標語の唱和による意識向上

スタッフの意識向上のため，朝の引き継ぎ後に感染や安全に関する標語を皆で唱和する．

例）・手洗いから始まるあなたの看護
　　・急いでも，一息ついて手指消毒
　　・持ち込むな，持ち出すな，入退室時手指消毒
　　・感染部屋はマスク・ガウン・手洗い基本，やらなければ感染の媒介になる
　　・手袋でスタッフゾーン（看護室）に入りません．手袋は必ず1人ごとに交換を

上記のほかにもいくつかあるが，1項目を選んで唱和し，注意を喚起している．

❸ その他病棟スタッフの指導

病棟では看護補助者やクラークなど，医療職以外のスタッフも常時働いている．勤務年数の短い人が多く，指導は師長が主に行っている．手洗いの方法，滅菌物の取り扱いや感染症室入室時の注意点など，現場で具体的に指導していく．

❹ 病棟におけるリンクナースの活動の支援

委員が研修に参加できるように勤務の配慮を行う．委員は年間目標と月々の目標を立てて活動しているが，内容の指導，確認とともに，実践できるように環境を整える．

❺ 院内研修，学会，院外研修参加の促進

全看護スタッフ参加必修の感染対策研修を年1回開催したり，看護部感染対策委員会がリンクナースを主な対象に，感染に関した講演会や実習を月1回開催している．基礎的な項目から全身性炎症反応症候群（systematic inflammatory response syndrome；SIRS），鳥インフルエンザなどトピックスも盛り込まれる．ICTでは抗菌薬の使い方などの講演会も開催される．院外でも有意義な研修が企画されている．スタッフに参加を促し，感染に対する知識，技術の向上を図る．また出席できるよう勤務表の作成にあたる．

（伊藤智恵子）

■ 文献
1) 藤田昌久 編：ステップアップ院内感染防止ガイド．Nursing Mook 35，学習研究社，2006．
2) 高野八百子，坂本史衣 編：ナーシングケアQ&A 5 患者さんとあなたを守るための院内感染対策Q&A．総合医学社，2005．
3) 国立病院機構大阪医療センター感染対策委員会ICHG研究会 編：新・院内感染予防対策ハンドブック．南江堂，2006．
4) 藤田直久 編：ICTがおさえておきたいMRSA対策のすべて．インフェクションコントロール（2007年春季増刊），2007．

4 リンクナースの役割

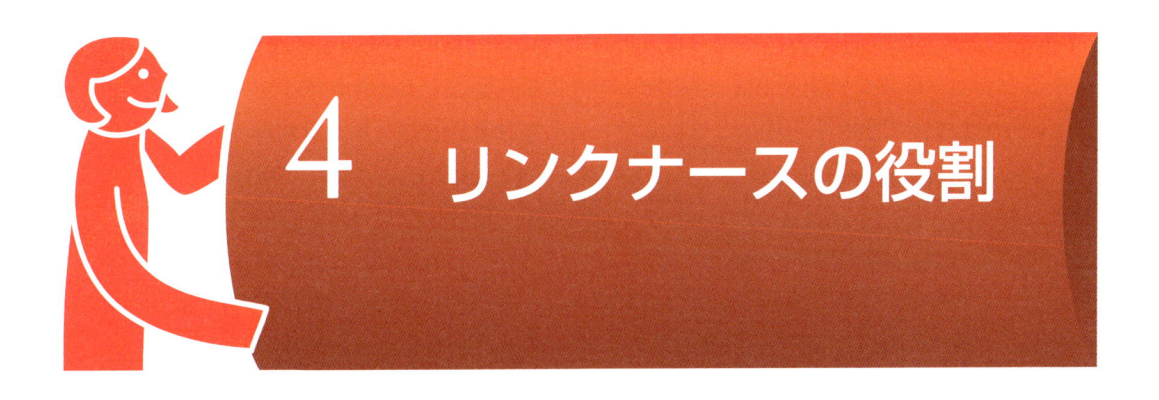

1) ICTと病棟をつなぐ架け橋

　院内の感染対策はICTと各病棟が連携して行われる．これをそれぞれの現場で支え，両者を結ぶ"架け橋"となるのがリンクナースである．

　リンクナースは，現場の感染担当として各病棟1～2名が選出される．病棟スタッフの一員でもあり，現場の実情をよく知っていることが，組織で感染対策を行ううえでの強みである．

　もし病棟で「病原微生物，封鎖できません！」という事態が起きたとき，それをすみやかに解決するには，いかに原因を明らかにして対処できるかにかかっている．ICTは現場に急行し，手がかりを探るべく聞き込みを開始するが，その際のもっともダメな一例はこうだ．

　ICT：「対策は院内感染防止マニュアルのとおり実施できていますか？」
　病棟：「実施できています」
　ICT：「……そ，そうですか．では，引き続き予防策の強化をお願いします」（終）
　ここでもし，リンクナースから具体的な情報があればどうなるか．
　リンク：「患者さんの陰部洗浄ボトルの消毒が，今の方法でよいのか気になります」
　ICT：「（！）実際にどうしてるか，見せてもらえますか？」

　リンクナースが日頃から感染の視点で業務にあたり，そこで得た情報をICTに伝えることで，ICTは現場に対し，より具体的で有効な対策を提案することができる．さらに，その対策を実際に行って問題のある場合，リンクナースがICTにフィードバックすることで，ICTは現場の実情により即した修正案を導き出すことができる．このように，現場にいるリンクナースが潤滑剤となり力を発揮することで，ICTと現場がガッチリ噛み合い，院内感染対策の歯車はスムーズに回り出す．

　一方，ICTと病棟の"架け橋"は，時に両者の板挟みとなるリスクをはらむ．というのも，ICTが"感染対策の強化"をすれば業務量は増え，忙しい現場はこれに反発する．リンクナースはICTの意向を受けて現場に働きかけるが，それにより現場からの突き上げを受けてしまう．

　筆者がリンクナースの時にこんなことがあった．手袋やマスクなどの防護用具を脱ぎ着する

際の感染リスクを回避するため,「複数の防護用具を着用した場合,1つ外すごとに手指消毒をすること」という新ルールをICTが提案した.すると現場は「患者が待っているのに,そんなこといちいちやってられない!」と反発した.そして仕舞いには「ICTは病棟の忙しさをわかっているのか.あなたはICTと現場,どっちの味方なの?」と詰め寄られ,何も言えなくなってしまった.

現場のスタッフに納得してもらうためには,リンクナースがICTと共通の認識をしっかりもち,なぜその対策が必要なのかを伝えることである.それだけでなく,実際に対策を行う現場の声をICTに届け,ICTと現場が感染予防の目標・ゴールを共有できるようにする.言いかえれば,どんなに手間がかかっても,感染を防ぐために譲ることのできない一線を決め,両者が"患者とスタッフを感染から守る"という同じ方向を向いて進めるよう働きかけることだといえる.

現場でナースに問い詰められたあのとき,今だったらこう言える「自分は感染防止の味方です」.

2) 病棟における指導的役割

リンクナースにはもう1つ,病棟での指導的役割がある.感染防止はスタッフ全員が取り組んでこそ効果が期待できるため,防止策を遵守できるよう周囲に働きかけることが重要である.しかし一口に指導といっても,現場では難しい場面に直面することも多い.

以前,筆者は廊下を歩いていたところで,あるスタッフが手指消毒をせずに病室を出るところをたまたま見かけた.「部屋を出る時は手指消毒してくださいね」と声をかけたところ,そのスタッフは「わかりました」と答えた.ところが翌日,そのスタッフがまた手指消毒せずに出てくるのを目撃してしまった.

もしその場で前日と同じことを言ったとして,このスタッフは行動を変えてくれるだろうか.もし逆の立場なら,同じ注意を受けて気分がよいはずがなく,手指消毒を"やらされている"と感じてしまうかもしれない.仮にその場は言われた通りに行動しても,自分の中で必要性を理解しなければ長続きしない.人に行動の変化を促すことは一筋縄ではいかない.

ここでも重要なことは,"患者とスタッフを感染から守る"というリンクナースの活動の目的を見失わないことである.その場限りの予防行動では感染を防ぐことはできない.目的達成への道は"急がば回れ"の諺のように,遠回りに見えても相手に自らの動機で行動を変えてもらうことが必要である.スタッフにその場で指摘するだけでは指導は不十分だ.ここはチェックマンよりも,まずはリンクナース自らが手指消毒を積極的に行ってみせることである.そのうえでスタッフに勉強会やミーティングへの参加を呼びかけ,そこで必要性をきちんと説明し"気づき"を得てもらうような働きかけこそが効果的な指導となる.

3) 感染は現場で起こってるんだ！

　リンクナースは病棟スタッフの一員として，患者とスタッフを守るために院内感染のリスクと常に最前線で対峙している．ICTは現場の実情に合った効果的な感染対策を打ち出すべく日々努力しているが，それで病原微生物を封鎖できるかは，対策を実際に行っているリンクナースはじめ，現場のスタッフの行動にかかっている．リンクナースが現場でロールモデルとして日々の実践を積み重ねていくことが，病棟全体で感染予防への気運を高めることへとつながっていく．

〔眞柄雄樹〕

5 医療安全と感染管理

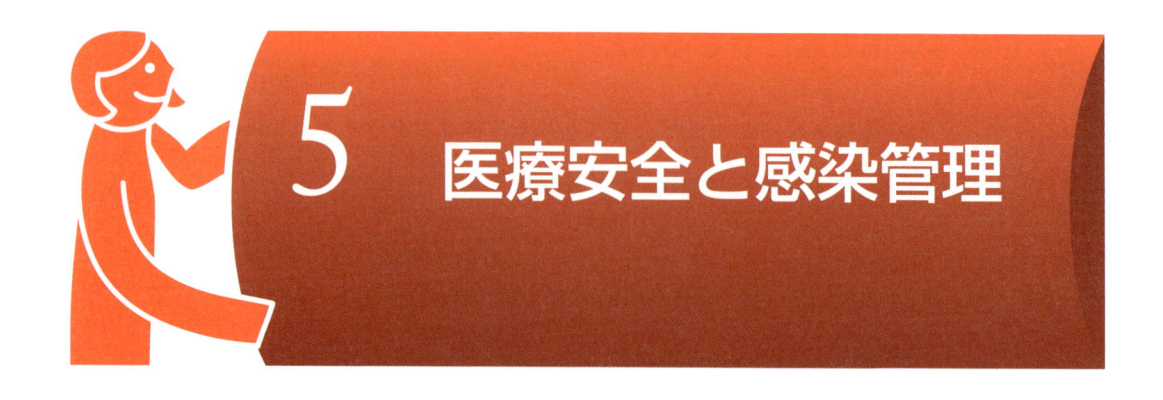

1) 医療安全体制の必要性

　1999年は医療安全元年といわれる．横浜市立大学医学部附属病院の手術患者取り違え事故がきっかけとなり，それまでの個人の問題としてとらえられていた安全性の問題が組織事故としてとらえられるようになった．以降，医療安全はマスコミで取り上げられ，社会問題として世間の注目を集めるようになった．

　また，特定機能病院に対しては一般の病院における医療安全対策に加え，専任の安全管理者の配置，安全に関する管理を行う部門の設置，医療機関内に患者からの相談に適切に応じる体制の確保の3項目が2003年4月1日から義務付けられた．

　組織として，医療安全体制を構築する際に，「人間の努力だけではエラーを完全に防ぐことはできない」という共通認識を土台とする．

　そのうえで「人による対策」として，インシデントレポート，電子媒体，会議，講習会などさまざまな方法で情報を伝え，手順書等を作成し，唱和など基本的確認行為を徹底するなどの対策を実践する．

　そして「システムとしての対策」として，より安全な医療機器の導入，システムの自動警告表示，リストバンドなどを導入する．それでも現状では事故をゼロにすることは難しい．全国的に医療安全への対策が取られている一方，近年は医療事故訴訟数が増加している．「医療事故の数の増加だけでなく，医療従事者・医療機関への患者の信頼が弱まり『訴訟を引き起こしやすい関係』となっていることが関与していると考えられる．この社会背景のもとで，危険性の高い先進的な医療を実施しながら，同時に高度な安全性確保の要求に応えていかなければならない．」[5]

2) 医療安全における感染管理

　感染管理が医療安全の一部であるようにとらえられることがあるが，安全文化の考えであり，問題解決の方法として「人による対策」と「システムとしての対策」を同時に行うという点が共通しているからである．

たとえば，針刺しをゼロにすることは難しいが，針刺し件数を減らすため，行為を振り返るために発生後のレポートを提出してもらい，オリエンテーションや研修の場を利用し，継続して教育する．「システムとしての対策」としては，安全装置付き器材や携帯用針捨て容器を導入する．

また，手洗い遵守率を上げるために，すべての病室の入り口に，速乾式擦式手指消毒薬と消毒手順のポスターを提示して，入室時・退室時処置の前後には必ず手指の消毒をするよう呼びかけることなども一例である．

3）医療の質向上のために

医療安全の目的は医療事故を減らすことであり，感染管理の目的は病院感染を減らすことである．その対象は，医療安全の場合は人とシステムであり，感染管理の場合はそれに微生物などが加わる．共通するのは両者とも組織文化を土台とし，医療安全の構築を目指している点である．

いまだ組織は縦割りのところが多い．あるライン，1つの組織の中で事故が起きたら，施設全体の協同責任になるという認識を広め，安全の土壌をつくることが重要である．組織内ではある程度のペナルティーは必要だが，その場合は個人ではなく，グループ責任を問い，成果を上げた場合にそのグループに褒賞を与える方法も対策を前進させる．

「医療安全と医療経営は比例しないが反比例もしない」といわれるが，感染管理においてはより具体的な数値を提示することで，むしろ医療経営にプラスに働くことを証明できる．

医療安全文化に学ぶべきことは多い．医療安全と感染管理のそれぞれの担当者同士が協力・補完し合うことで，医療の質の向上を実現していくことができる．

（内田美保）

■ 文献

1) Marrelli TM 著／細野容子・他訳：実務に生かす看護管理の基本．医学書院，1998．
2) 感染対策の理論と実際．現代医療，34(11)，2002．
3) 野尻　眞：医療を見つめて．医療経営最前線看護部マネジメント 編，p3，産労総合研究所，2002．
4) 原田賢治：大学病院における医療安全の取り組み．医学・医療安全の科学，pp35-42，日本医学会，2005．
5) 原田賢治：特定機能病院における医療安全対策．外科，67(3)：256-261，2005．

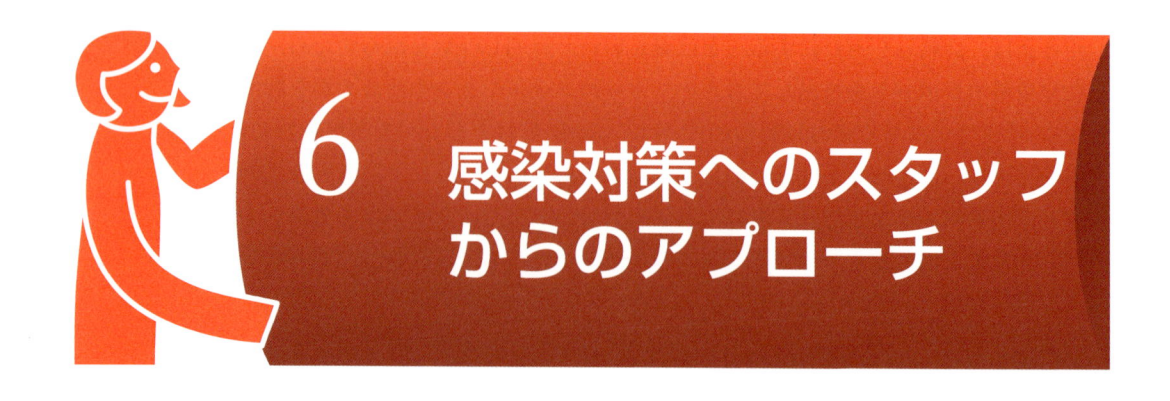

6 感染対策へのスタッフからのアプローチ

1) 必要な情報へのアクセス

　たいていの病棟には，多くのマニュアルや参考書などが置かれているが，ほとんど見たことがないという人も多いだろう．何かあると，感染管理担当者に頼ろうとすぐに考えるが，常に病棟にいるわけではなく，"来たら聞いてみよう"などというううちに後手に回ってしまう．せっかくマニュアルなどが整備されているのだから，しっかり活用すべきである．

　しかし，業務中に分厚い冊子をめくってというのはなかなかできない．そこで，自分たちの病棟で有用な情報だけを事前に抜き出し，簡易な表などにまとめ，出典を記しておくとよい．まずはきっかけをつくることである．そこに必要な情報があるとわかること，自ら調べる習慣をつけること，人任せにしないことである．

　筆者が以前いた小児病棟では，何らかの感染の疑いがある患児がしばしば時間外で入院してきた．そんなときも，以下のような項目が1つの表になっていれば便利である．

- 感染症名，原因菌・ウイルス
- 感染経路：空気・飛沫・接触・他，唾液，糞口経路など．どのような感染経路別予防策をとるべきなのか，振る舞いを決定する．
- 潜伏期間：接触・感染が疑われる際，注意深く観察できる．排泄期間と合わせ，隔離の適用期間に有用
- 菌・ウイルス排泄期間：隔離の適用．潜伏期間から排泄していることもあり，潜伏期間と合わせ，感染拡大防止に有用
- 症状：病態の基本的理解．また，症状から原因の逆引きにも使える．"かぜ気味""下痢"でとどまらず，感染症としてとらえ，対応することにもつながる．
- 治療法：ものによっては，○○時間以内に…　ということもある．それらはしっかり押さえておく．
- その他・備考：陰圧管理の必要，流行時期，予防接種の年齢，有効・無効な消毒薬など

　このほかにも，次のようなことをまとめておくと便利である．

- 微生物検査の検体の採取方法と保存方法：方法が統一されていなかったり，間違っていたりすることがある．
- 汚染物の洗浄・消毒・滅菌方法：通常の分類の他，この菌が検出されている場合は○○○ではなく△△△で，ということが示されていると有用である．
- 物品の交換頻度・基準：輸液・注射関連，呼吸器関連，経管栄養関連など種々の形であるより，"交換に迷ったらこれ"と1つ基準があるとよい．
- 廃棄分別に迷う物の一覧：分別表はよく見かけるが，シリンジや汚染ガーゼの分別を迷うことはまずないので，むしろ表の下のほうに書かれている意外なものだけをまとめておくと役立つ．
- リンクナースがスタッフによく聞かれる質問と回答一覧

すでにあるものも多いと思うが，それを定期的に整備し直すことが必要である．ポイント，注意点は下記のとおりである．自分たちの必要な情報は，自分たちが使える形にしておこう．

＜情報整理のポイント・注意点＞

- 書式をある程度統一する．
- 各資料の整合性を確保し，矛盾をなくす．
- つくり過ぎない，情報を増やし過ぎない．網羅しようとしない．
- 出典と作成日を明記する．

2) 感染予防策を守れる環境

手洗い，手指消毒，個人防御用具（personal protective equipment；PPE）の適正使用の重要性はよく理解されているが，なかなか完璧にはいかない．現場での遵守には，啓蒙，指導からのアプローチだけでなく，① 手洗い環境，水道の使い勝手，② 擦式手指消毒剤の配置，③ PPEの配置，④ 病棟の雰囲気など，環境面の整備も重要である．

❶ 手洗い環境，水道の使い勝手

手を衛生的に洗うということは本来手間のかかる作業である．その手間は水道水の出方ひとつでも随分異なる．最近は自動水栓が増えているが，"水の出が弱い""水が何だか飛び散る"と感じるものもある．水道下部の調節の問題であったり，蛇口のフィルタの汚れ，詰まりだったり，意外に簡単に修正できるので，何か問題を感じたらすぐに直すようにする．毎日の手洗いは気持ちよく行えたほうが洗う気にもなるし，しっかり洗える．洗っているふりになっていては意味がない．

❷ 擦式手指消毒薬の配置

病室の入り口や手洗い場には置かれているが，実際必要なタイミングごとにそこまで行くのは

困難であるため，その手順を飛ばしてしまうのである．

1人の患者に対して1回のラウンドで，輸液，ドレーン，尿量のチェック，吸引，体位変換，記録を行うとして，手指消毒のタイミングは5, 6回である．ラウンドを2時間ごとに行ったとすると，擦式消毒薬の1回使用量は多くの製品で3mlであるから，1,000mlのボトルは，

$$1000 \div (6 \times 24/2 \times 3) = 4.62\cdots$$

このように5日足らずでなくなる計算になる．もったいと考えることなく使うべき各場所に配置すべきであろう．

❸ PPEの配置

PPEは，必要なときにすぐに，ストレスなく，躊躇なく使えるようになっているかが重要である．擦式手指消毒薬同様に使うべき場所に配置したい．逆に，必要な場所に配置されていないと，"使わなくてもいいのかな"という気にもなりかねない．手袋，マスクくらいはいろいろな場所に配置されていても，ガウン，キャップ，ゴーグルというとどうだろうか．ものによっては，普段あまり使わない棚にしまわれているだけということはないだろうか．自分は使いたくても何だか使いにくい雰囲気になってはいないだろうか．コストの面もあるだろうが，感染予防のガイドラインや院内のマニュアルと矛盾した配置を是正するようにすべきである．

❹ 病棟の雰囲気

知識もハードも大事であるが，決め手のポイントは，その集団の文化や所作のレベルにあると考える．手術に入るのに手を洗わない外科医はまずいないし，処置の際，清潔野を侵した研修医は厳しく叱責される．これらは知識のレベルを超え，習慣化，常識化しているものだと感じる．病棟の雰囲気は看護師によって作られる部分が大きい．感染予防策を守らない人が1人いると，全員の行動が無駄になるというのは，細菌学的な意味だけではない．その集団の感染対策文化の形成に支障をきたすのである．何を当たり前だとするかが重要であり，感染対策の実際は，当たり前のレベルになれば実は何でもないことも多い．

現状に文句をいうだけでは何も変わらない．無理なら，なぜ無理かということを具体的に伝えよう．現場で働いているのは自分たちである．自分の職場環境なのだから，自ら整え，快適に働きたいものである．

（武内龍伸）

Appendix（付録）

1．情報収集に役立つ関連リンク

　感染管理に関する情報は，刻々と変化していく．私たちは常に新しい情報に目を向け，情報を入手する必要がある．以下に情報源となるサイトを紹介する．

　インターネットから情報を入手することは簡単であるが，その使用に際しては，情報の信憑性を常に吟味しなければならない．

海外 Web サイト

　各種ガイドラインや最新の情報など，有益で信頼できる情報を得たい．

　CDC（centers for disease control and prevention；米国疾病対策センター）

　http://www.cdc.gov/

　感染管理分野のグローバルスタンダードとして認知される各種ガイドラインをはじめ，さまざまな情報を世界に発信している．

- MMWR；morbidity and mortality weekly report　　http://www.cdc.gov/mmwr/
- EID；emerging infectious diseases　　http://wwwnc.cdc.gov/eid/
- NHSN；national healthcare safety network　　http://www.cdc.gov/nhsn/
- APIC（米国感染管理専門家協会）　http://www.apic.org/
- SHEA（米国病院疫学学会）　http://www.shea-online.org/
- IDSA（米国感染症学会）　http://www.idsociety.org/index.aspx
- NIOSH（米国職業安全研究所）　http://www.cdc.gov/niosh/
- HIS（英国病院感染学会）　http://www.his.org.uk/
- HPA（英国国立健康保護機関）　http://www.hpa.org.uk/
- NIH（米国国立衛生研究所）　http://www.nih.gov/
- WHO（世界保健機関）　http://www.who.int/en/

国内 Web サイト

国内の感染症や感染対策の最新情報を知りたいときは，以下のサイトを検索するとよい．
- 国立感染症研究所　感染症情報センター　　http://idsc.nih.go.jp/index.html
- 厚生労働省　　http://www.mhlw.go.jp/
- 成田空港検疫所　　http://www.forth.go.jp/keneki/narita/
- 地方衛生研究所ネットワーク　　http://www.chieiken.gr.jp/
- 日本感染症学会　　http://www.kansensyo.or.jp/
- 日本環境感染学会　　http://www.kankyokansen.org/
- 日本化学療法学会　　http://www.chemotherapy.or.jp/
- 職業感染制御研究会　　http://jrgoicp.umin.ac.jp/
- 国公立大学附属病院　感染対策協議会　　http://kansen.med.nagoya-u.ac.jp/

（間平珠美）

■ 文献
1) ICPテキスト編集委員会 編：ICPテキスト感染管理実践者のために．メディカ出版，2006．

2. 知っておきたいガイドライン

年	名　称
1994	医療施設における結核伝播予防のためのガイドライン Guidelines for Preventing the transmission of *Mycobacterium tubeculosis* in health-care facilities
1998	医療従事者の感染対策のための CDC ガイドライン Guidelines for Infection Control in Healthcare Personnel
1999	外科手術部位の感染予防のための CDC ガイドライン Guidelindes for Prevention of Surgical Site Infection
2001	慢性血液透析患者における感染予防のための CDC 勧告（2001） CDC：Recommendations for Preventing Transsmission of Infections Among Chronic Hemodialysis Patients. MMWR 2001
2001	HBV, HCV, HIV の職業上曝露への対応と曝露後予防のための CDC ガイドライン Guidelines for the Management of Occupational Exposures to HBV, HCV, and HIV and Recommendations for Postexposure Prophylaxis　2001
2002	医療現場における手指衛生のための CDC ガイドライン Guideline for Hand Hygiene in Health-care Settings
2002	血管内留置カテーテルに関連する感染予防の CDC ガイドライン Guidelines for the Prevention of Intravascular Catheter-Related Infections
2003	医療ケア関連肺炎防止のための CDC ガイドライン Guidelines for Preventing Health-Care-Associated Pneumonia
2003	歯科医療における感染制御のための CDC ガイドライン Guidelines for Infection Control in Dental Health-Care Settings
2003	医療保健施設における環境感染制御のための CDC ガイドライン Guidelines for Environmental Infection Control In Health-Care Facilities
2005	医療環境における結核伝播予防のためのガイドライン Guidelines for Preventing the transmission of *Mycobacterium tuberculosis* in health-care Seyyings（1994 年の改定版）
2006	医療環境における多剤耐性菌の管理のための CDC ガイドライン Management of Multidrug-Resistant Organisms Healthcare Settings
2007	隔離予防策のための CDC ガイドライン：医療現場における感染性微生物の伝播の予防 (CDC 2007 年 6 月 27 日公開)
2007	Guideline for Isolation Precautions: Preventing Transmission of Infectious Agents in Healthcare Settings
2008	医療施設における消毒と滅菌のガイドライン CDC ガイドライン Guidelines for Disinfection and Sterilization in Healthcare Facilities

2009	カテーテル関連尿路感染予防のための CDC ガイドライン Guideline for Prevention of Catheter-Associated Urinary Tract Infections
2011	血管内留置カテーテル由来感染の予防のための CDC ガイドライン Guideline for the Prevention of Intravascular Catheter-Related Infections 2011
2011	医療現場におけるノロウイルス胃腸炎のアウトブレイク予防と制御のための CDC ガイドライン Guideline for the Prevention and Control of Norovirus Gastroenteritis Outbreaks in Healthcare Settings

3. 日本における法律・ガイドラインなど

年	名　称
1992 (平成 14)年	廃棄物処理法に基づく感染性廃棄物処理マニュアル 改訂：平成 16 年 3 月，平成 21 年 5 月
2004 (平成 16)年	病院空調設備の設計・管理指針　HEAS－02－2004 (日本医療福祉設備協会)
2004 (平成 16)年	改訂　消毒と滅菌のガイドライン (小林寛伊編，へるす出版)
2007 (平成 19)年	感染症の予防及び感染症の患者に対する医療に関する法律 医療法施行規則第 1 条の 11 第 2 項「院内感染対策の体制の確保」
2008 (平成 20)年	感染症法改正 ハイリスク手術に用いた手術器具を介する CJD 二次感染予防について (厚生労働省)
2008 (平成 20)年	消化器内視鏡の洗浄・消毒　マルチソサエティガイドライン (日本環境感染学会・日本消化器内視鏡学会・日本消化器内視鏡技師会) Multi-society Guideline for Reprocessing Fleaible Gastrodntesting Endoscopes
2010 (平成 22)年	透析医療における標準的な透析操作と院内感染予防に関するマニュアル (三訂版) (厚生労働科学研究補助金研究事業)

(内田美保)

索引

■あ
アデノウイルス　34
アミノグリコシド耐性菌　19

■い
一次洗浄　129
医療安全　173
医療の質　156
医療廃棄物　71, 100
インシデントレポート　172
インフルエンザ　46, 114
　──ウイルス　46
　──ワクチン　46
飲料水　65

■う
ウイルス性胃腸炎　37

■お
汚染リネン　132

■か
開放式気管吸引　148
外来トリアージ　2
喀痰　8
　──吸引　98
肝炎ウイルス疾患　28
間欠的自己導尿　99
感染管理看護師　161
感染管理担当者　77
感染経路別予防策　67
感染症法　22, 50
感染性胃腸炎　37
感染制御チーム　156
感染性廃棄物　71
感染性廃棄物処理マニュアル　72

■き
気管吸引　148
気管挿管　143
吸入　149
菌量　12

■く
空気感染予防策　118
空調　56, 61
クオンティフェロン　51, 122
グラム染色　15
クロイツフェルト・ヤコブ病　40

■け
経腸栄養　152
血液　10
　──曝露　33
結核　50, 118
　──菌　50
　──予防法　50
血管内留置カテーテル　139
血流感染　84
検体の採取　7

■こ
抗菌薬　13, 20, 24
　──の適正使用　24, 157
口腔ケア　143
交差感染　102
抗体　111
　──価　112
後天性免疫不全症候群　31
個人防御用具　175
コホート　48

■さ
サーベイランス　80
　──シート　90
細菌性胃腸炎　37
採血　11
最小発育阻止濃度　13
在宅　97
採痰ブース　118

■し
室内圧　61
シャワーヘッド　66
手指衛生　102, 105, 106
手指消毒　102, 105, 175
　──薬　107
手術室　53
手術時手洗い　54
手術部位感染　91
消毒　124, 130
小児ウイルス性疾患　111
情報整理　175
除毛　53
真空管採血　146
人工呼吸器関連肺炎　89
人工呼吸機器関連肺炎　143
浸漬洗浄　126

■す
水質基準　64
水痘　112
　──ウイルス　42
水道水　55, 64
スタンダードプリコーション　4

■せ
清拭車　133
清浄度クラス　69
清掃　67
生体物質隔離　6
咳エチケット　2, 46
接触者リスト　119
セレウス菌　133
全血インターフェロンγ応答測定法　51
洗浄　124, 130
潜伏期間　112
全米医療安全ネットワーク　82

■そ
創部の被覆　56
創分類　91
ゾーニング　61, 69, 75
組織文化　173

■た
帯状疱疹　42
耐性菌　17, 26
多剤耐性菌　20, 77
多剤耐性結核菌　20
多剤耐性緑膿菌　18
単純ヘルペスウイルス　44
単純疱疹　44

■ち
中間尿採取方法　7
中心静脈ライン　141
腸球菌　17

■つ
ツベルクリン反応検査　122

■て
手洗い　102, 105, 175
　──水　64
伝達性海綿状脳症　40

■と
透析室　59

■に
尿道留置カテーテル　81, 99
　——関連尿路感染症　135
尿路感染症　81
二類感染症　118

■ね
ネブライザー　149

■の
ノロウイルス　37, 38

■は
バイオハザードマーク　72
排出事業者責任　76
曝露　129
針刺し　30, 33, 108
　——防止　146
バンコマイシン耐性腸球菌　17

■ひ
非感染性廃棄物　71
ヒト免疫不全ウイルス　31
飛沫　47
　——核　50
標準予防策　2, 4, 6, 29, 31, 54, 67, 97
日和見感染症　31

■ふ
風疹　112
普遍的予防策　5
プリオン病　40
フルオロキノロン耐性菌　19
糞便　9

■へ
閉鎖式気管吸引　148
ベータラクタマーゼ非産生アンピシリン耐性インフルエンザ菌　18

ペニシリン耐性肺炎球菌　18

■ま
マキシマルバリアプリコーション　141
マクロライド耐性菌　19
麻疹　112

■め
メタロ-β-ラクタマーゼ　77
　——産生菌　18
メチシリン耐性黄色ブドウ球菌　17, 27
滅菌　124
　——方法　125

■や
薬剤感受性試験　16

■ゆ
輸液調整　142

■よ
翼状針　146

■り
リスクインデックス　95
リスク調整　91
リネンの洗濯　132
流行性角結膜炎　34
流行性耳下腺炎　112
リンクナース　169

■ろ
ロタウイルス　37

■わ
ワクチン接種　30, 111, 114, 162

■欧文
AIDS　31
ASA　91
BCG　51
BLNAR　18
BSI　84
CAUTI　81, 135
CDCガイドライン　105
CF法　111
CJD　40
DOTS　50
EIA法　111
EKC　34
ELISA法　111
epidemic keratoconjunctivitis　34
ESBL　77
ESBL産生菌　18
eラーニング　160
HAV　28
HBV　28
HCV　28
HEPAフィルター　4, 62
HEV　28
HIV　31
　——感染症　31
HI法　111
ICN　161
ICT　156
　——ニュース　157
infection control team　156
MIC　13
MRSA　17, 27
N-95マスク　4, 119
NHSN　82, 92
PPE　175
PRSP　18
SSI　91, 95
TSE　40
t時間　91
universal precaution　5
VAP　89
VRE　17
βラクタマーゼ産生菌　22
γ-グロブリン　112

ナーシング・プロフェッション・シリーズ
感染管理の実践　　　　　　　　ISBN978-4-263-23787-8
2012年6月10日　第1版第1刷発行

　　　　　　　　　　　編著者　内　田　美　保
　　　　　　　　　　　発行者　大　畑　秀　穂
　　　　　　　　　　　発行所　医歯薬出版株式会社
　　　　　　　　　〒113-8612　東京都文京区本駒込1-7-10
　　　　　　　　　TEL.（03）5395-7618（編集）・7616（販売）
　　　　　　　　　FAX.（03）5395-7609（編集）・8563（販売）
　　　　　　　　　　　　　　　http://www.ishiyaku.co.jp/
　　　　　　　　　　郵便振替番号　00190-5-13816

乱丁，落丁の際はお取り替えいたします　　印刷・三報社印刷／製本・愛千製本所
　　　　　　　　　© Ishiyaku Publishers, Inc., 2012. Printed in Japan

本書の複製権・翻訳権・翻案権・上映権・譲渡権・貸与権・公衆送信権（送信可能化権を含む）・口述権は，医歯薬出版（株）が保有します．
本書を無断で複製する行為（コピー，スキャン，デジタルデータ化など）は，「私的使用のための複製」などの著作権法上の限られた例外を除き禁じられています．また私的使用に該当する場合であっても，請負業者等の第三者に依頼し上記の行為を行うことは違法となります．

JCOPY　<（社）出版者著作権管理機構　委託出版物>
本書を複写される場合は，そのつど事前に（社）出版者著作権管理機構（電話　03-3513-6969，FAX　03-3513-6979，e-mail：info@jcopy.or.jp）の許諾を得てください．

●スキルアップを目指すナースのための実務必携シリーズ！

ナーシング・プロフェッション・シリーズ／好評発売中

ナーシング・プロフェッション・シリーズ　ISBN978-4-263-23778-6
ストーマケアの実践

■松原康美 編著
■B5判　172頁　定価3,360円（本体3,200円 税5%）

皮膚・排泄ケア認定看護師の役割，資格取得プロセスを明記．ストーマを造設した患者とその家族に必要な情報を提供し，ケアの方法をアドバイスしていくために，必須の知識と技術を提供する手引き書．実際のケアの方法や留意点などをカラー写真や図表を用いてわかりやすく解説．

ナーシング・プロフェッション・シリーズ　ISBN978-4-263-23779-3
がん看護の実践-1
エンドオブライフのがん緩和ケアと看取り

■嶺岸秀子／千崎美登子 編
■B5判　212頁　定価3,780円（本体3,600円 税5%）

がん看護の臨床の場で「緩和ケア」や「看取り」の過程に取り組む看護職に必須の内容を，図・写真・イラストを多用し，事例紹介やポイントにはコラムなどを挿入しながらわかりやすくまとめた．

ナーシング・プロフェッション・シリーズ　ISBN978-4-263-23780-9
がん看護の実践-2
乳がん患者への看護ケア

■嶺岸秀子／千崎美登子 編
■B5判　202頁　定価3,675円（本体3,500円 税5%）

女性の部位別がん罹患数および壮年期女性のがん死亡原因の1位を占める乳がんについて，現状における課題から病期経過に応じた看護ケアのあり方までを，豊富な図・写真・イラストや事例，コラムなどを取り入れながら，わかりやすくまとめた．

ナーシング・プロフェッション・シリーズ　ISBN978-4-263-23782-3
がん看護の実践-3
放射線治療を受けるがんサバイバーへの看護ケア

■嶺岸秀子／千崎美登子／近藤まゆみ 編著
■B5判　182頁　定価3,780円（本体3,600円 税5%）

がんサバイバー・家族のパートナーとなって，看護ケアを展開するための実践書！　最新のがん放射線治療と身体面への影響や症状緩和，治療部位別の看護ケアについて，写真・イラストを多用しビジュアルな紙面で詳述した．具体的にイメージできる事例やコラムなども多数収載．

ナーシング・プロフェッション・シリーズ　ISBN978-4-263-23781-6
スキントラブルの予防とケア
ハイリスクケースへのアプローチ

■松原康美 編著
■B5判　164頁　定価3,360円（本体3,200円 税5%）

臨床エキスパートである皮膚・排泄ケア認定看護師が実際にケアを行う時にどのようにアセスメントし，ケアを実践しているのか，そのノウハウを豊富なカラー写真・図を用いて解説．スキントラブルの発生リスクが高い10ケースの予防からトラブルの対処法について具体例をあげて紹介．

ナーシング・プロフェッション・シリーズ　ISBN978-4-263-23783-0
地域高齢者のための看護システムマネジメント

■吉本照子／酒井郁子／杉田由加里 編著
■B5判　206頁　定価4,620円（本体4,400円 税5%）

地域高齢者看護システムを構成する「高齢者生活支援技術」「人材開発」「モノ開発」「サービス開発」などの考え方と方法を理解し，システム要素の開発およびシステム化の基礎となる考え方と知識を習得できるよう編集．ケアシステム構築のための活動（計画・実施・評価）の事例も盛り込んだ実践書．

ナーシング・プロフェッション・シリーズ　ISBN978-4-263-23785-4
腎不全・透析看護の実践

■松岡由美子／梅村美代志 編
■B5判　248頁　定価4,410円（本体4,200円 税5%）

病期，原疾患，病態ごとに必要となる知識・技術を解説．透析療法の継続により現れてくる合併症についてもくわしく扱った．また，身体的ケアのみならず，精神的・社会的ケアも重視し，導入期の看護，家族支援，社会保障についても収載．

ナーシング・プロフェッション・シリーズ　ISBN978-4-263-23786-1
手術室看護
術前術後をつなげる術中看護

■草柳かほる／久保田由美子／峯川美弥子 編著
■B5判　292頁　定価5,040円（本体4,800円 税5%）

主に術中看護に焦点を当て，手術室看護師に必須の知識と役割，手術室での看護展開を可視化した．患者家族の心理的ケア，術前・術後の継続看護の視点についても収載．

医歯薬出版株式会社　〒113-8612 東京都文京区本駒込1-7-10　TEL03-5395-7610　FAX03-5395-7611　http://www.ishiyaku.co.jp/